# Advances in One Health

# 全健康
# 科技进展

主 编 周晓农 郭晓奎 谢 青

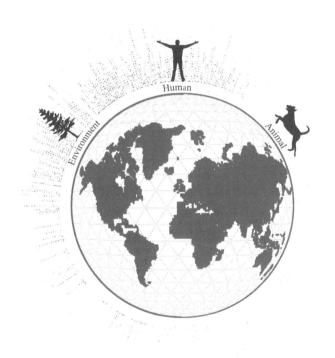

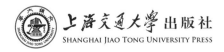

上海交通大学出版社
SHANGHAI JIAO TONG UNIVERSITY PRESS

**内容提要**

　　本书围绕全健康领域的科学问题和全健康治理体系建设,就我国新发与再发传染病面临的挑战与对策、全健康数据的挖掘与应用、全球食物链与食品安全的研究进展、微生物耐药防控面临的科技问题、应对特大型城市气候变化的健康对策等问题进行研究,探讨如何应用全健康理念,通过多层面、全方位的实践与合作,共建全健康全球网络来攻克当前全人类面临的危机。本书适合全健康以及公共卫生领域的研究生、教师以及与相关交叉学科的学生及教师使用,旨在加强全健康理念的传播和普及,在医学教育体系中全面融入全健康理念,助力全球视野医学人才成长。

**图书在版编目(CIP)数据**

全健康科技进展/周晓农,郭晓奎,谢青主编.—
上海:上海交通大学出版社,2021
ISBN 978-7-313-24948-7

Ⅰ.①全…　Ⅱ.①周…　②郭…　③谢…　Ⅲ.①健康—
科学进展—研究—中国　Ⅳ.①R161-12

中国版本图书馆 CIP 数据核字(2021)第 088120 号

**全健康科技进展**

QUANJIANKANG KEJI JINZHAN

| | |
|---|---|
| 主　　编:周晓农　郭晓奎　谢　青 | |
| 出版发行:上海交通大学出版社 | 地　　址:上海市番禺路 951 号 |
| 邮政编码:200030 | 电　　话:021-64071208 |
| 印　　制:上海景条印刷有限公司 | 经　　销:全国新华书店 |
| 开　　本:787 mm×1092 mm　1/16 | 印　　张:14 |
| 字　　数:294 千字 | |
| 版　　次:2021 年 6 月第 1 版 | 印　　次:2021 年 6 月第 1 次印刷 |
| 书　　号:ISBN 978-7-313-24948-7 | ISBN 978-7-89424-255-6 |
| 定　　价:68.00 元 | |

# 编委会名单

## 主　编

周晓农　郭晓奎　谢　青

## 编辑委员会

（按姓氏汉语拼音排序）

艾　琳　　陈福民　　陈木新　　方　圆　　费思伟

冯欣宇　　郭超一　　郭晓奎　　郭照宇　　韩乐飞

杭　添　　何　璐　　胡沁沁　　卡森［多哥共和国］

李慧敏　　刘　畅　　刘婧姝　　吕　山　　苗力元

钱门宝　　施春雷　　孙雅雯　　田　娜　　王多全

王向澄　　王心怡　　吴哲元　　夏　尚　　谢　青

修乐山　　许靖姗　　薛靖波　　殷　堃　　张　乐

张　仪　　赵翰卿　　郑金鑫　　周晓农　　朱泳璋

朱泽林

# 前　言

2020 年以来,新型冠状病毒肺炎(COVID‐19)疫情在全球肆虐,不但使各国人民生命受到严重威胁,而且使人们对健康问题有了新的认识。可以说,人类的发展史就是一部人类与传染病的斗争史。70%的新发或再发传染病是由媒介传播或人畜传播引发的,人类面临着复杂的健康问题,这表现在人类健康、动物健康和环境健康密切关联、相互作用的过程中,从而促进了人们去寻找解决这些健康问题的方案。进入 21 世纪,全球经济一体化发展的进程加剧了健康问题的复杂性,促使了"全健康(One Health)"理念应运而生,并逐步在越来越多的国际组织和国家的健康治理过程中实践和应用。"全健康"理念关注人类、动物和环境的关联性,强调从"人—动物—环境"健康的整体视角系统地解决复杂的健康问题,通过多部门、跨学科、跨地域的协作交流,汇聚影响人类健康、动物健康和环境健康的各类因素及信息,构建传染病综合预防网络,实现对新发和突发传染病的及时预警、有效防控、实时评价,从而提高公共卫生治理体系的整体效能,实现人类、动物和环境的协调发展和共同健康。与国际"全健康"事业发展相比,我国"全健康"领域的学术发展相对落后,也与当前解决重大公共卫生问题的需求、健康融入万策的要求不相适应,迫切需要政府及社会各界的广泛重视和大力投入,此次 COVID‐19 疫情在全球的蔓延表明了"全健康"的理论创新与实践研究迫在眉睫,也更加凸显了运用"全健康"理念整体优化、创新治理公共卫生体系的紧迫性和必要性。

面对严峻复杂的国际疫情,习近平总书记发出"携手构建人类健康共同体"的积极倡议,人类命运休戚与共,各国必须凝聚合力、协同行动,以集体的力量应对安全威胁,多部门联合解决复杂难题,而探索与实践

"全健康"理念正是贯彻习总书记积极构建人类健康命运共同体和关于重溯国家公共卫生防控体系重要指示精神的实际行动,是提升我国乃至全球传染病防控能力的现实需要,也是上海建设全球最健全的公共卫生体系的重要途径。为积极实践"全健康"理念,共同应对重大突发传染病,本着高起点、国际化、强强联合的原则,上海交通大学和英国爱丁堡大学于2020年5月联合建立了中英"全健康研究中心",与中国疾病预防控制中心和联合国世界粮食及农业组织、世界卫生组织、世界动物卫生组织等国际组织开展全面合作,立足上海,面向全球,为我国卫生健康体系的进一步完善、人类健康命运共同体的建设提供高水平的技术支撑和高质量的智库支持。

本书包括中国全健康发展战略、全健康基础知识及全健康研究进展等内容。由于时间仓促,各章节内容中仍可能存在不当与错误之处,希望广大读者不吝斧正。

本项工作得到了美国中华医学基金会李文凯、世界银行技术官员王昱等的支持,在此表示诚挚感谢。

周晓农　郭晓奎　谢　青

2021 年 4 月 1 日

# 目　　录

# 第四篇 政 策 服 务

# 第一篇

## 绪　论

# 第一章
# 中国全健康发展战略：从学术到政策

周晓农[1,2,3,4]

## 一、引　言

受经济全球化、生活城市化、人口老龄化和全球气候变暖等因素的影响，疾病谱和疾病传播途径变得更加多元化，从而加剧了健康问题的复杂性和疾病防控的难度。在全球范围内，已经证实的人类病原体有 1 415 种，人兽共患病约占 61％。其中多数病原体来源于野生动物，而尚未被发现的病原体可能高达 32 万种[1]。2020 年，新型冠状病毒肺炎（COVID - 19）疫情的暴发，造成了全球范围内巨大的经济损失和社会动荡[2]。同时，多重耐药细菌、粮食安全、生物安全和全球气候变暖引发的问题也不断威胁着人类健康和生态平衡，让人们认识到任何一个单一的学科已经无法独自、有效地解决现阶段这样复杂的健康问题，且没有一个国家或地区可以独善其身。另外，各学科的专业化发展，形成"筒仓式"结构限制了多学科的交流和合作。在这样的背景下，全健康（One Health）作为一种新的理论框架被社会各界逐渐普遍接受。全健康是一种在地方、区域和全球三个层面开展工作的跨学科和跨部门协作理念，核心目标在于探索人、动物和环境之间的复杂关系，通过兽医学、人类医学和环境科学等学科的交叉，以及经济、农业、政策和地理等领域的合作交流，使过去的人本主义发展为人与动物、自然和谐共生，实

1. 中国疾病预防控制中心寄生虫病预防控制所，国家热带病研究中心，科技部国家级热带病国际联合研究中心，上海（200025）
2. 世界卫生组织热带病合作中心，上海（200025）
3. 上海交通大学医学院—国家热带病研究中心全球健康学院，卫生部寄生虫病原与媒介生物学重点实验室，上海（200025）
4. 上海交通大学—爱丁堡大学全健康研究中心，上海（200025）

现个体健康、群体健康和生态健康。

## 二、全健康的发展阶段和研究领域

### 1. 全健康发展的历史阶段

全健康的历史可以分成 4 个时期进行叙述,包括古代、近代、现代和当代(图 1-1)。

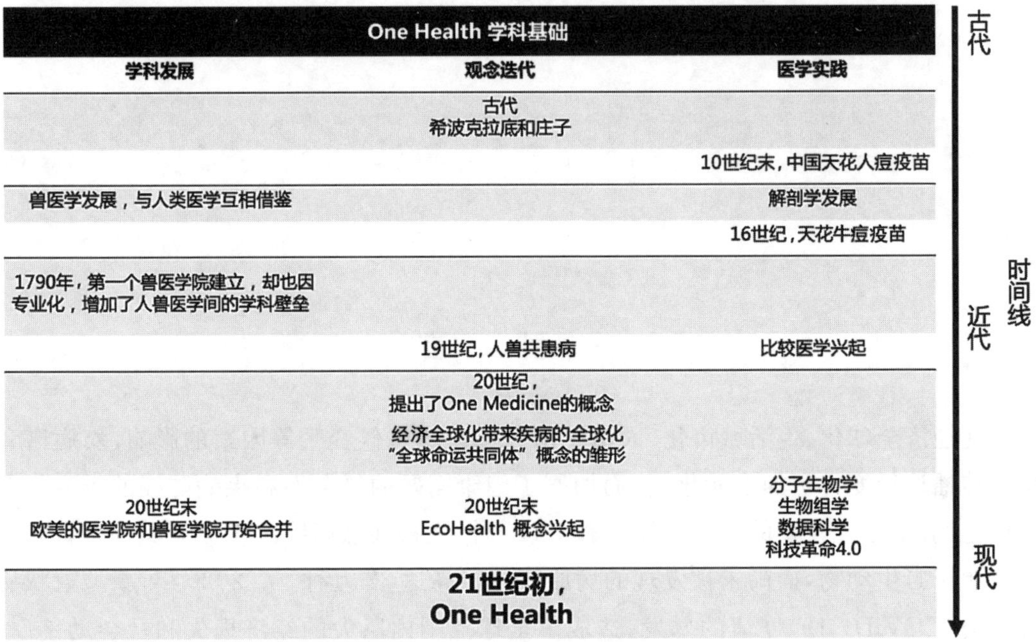

图 1-1　全健康的学科基础

注　One Health:全健康;EcoHealth:生态健康。

古代,医药之父希波克拉底(公元前 460—370 年)将"空气、水、土地"记载为可以影响人们健康的环境因素,并提出了"体液学说"。这一学说首次将人类和动物的健康问题置于同一语境下讨论。中国古代哲学家庄子也提出了"天人合一"的概念,"万物与我为一"。随着 17 世纪和 18 世纪早期新自然哲学的兴起,活体动物实验被越来越多的研究者接受,比较解剖学的进步推动了兽医学的发展,动物医学的理论和实验也逐渐被人类医学接受。18 世纪,维克德阿兹尔医生提出了人类和动物流行病和气候与地理条件相关,人类、动物和环境的学科间联系变得越来越紧密。另外,值得注意的是,10 世纪末中国就出现了天花人痘疫苗,疫苗的诞生为公共卫生早期预防方向打下了基础。

近代,随着解剖学的发展,兽医学蓬勃发展,与人类医学相互借鉴。1790 年,第一个兽医学院建立,但随着学科发展的专业化和理论化,增加了人类医学和兽医间的学科壁垒,双方的跨学科交流逐渐减少。医生着重于人类健康的处理,而兽医倾向于优先处理动物和农业的健康。随着结核病、炭疽、牛海绵状脑病（俗称疯牛病）和狂犬病越来越得到社会的重视，德国病理学家鲁道夫·魏尔肖（Rudolf Virchow，1821—1902）提出"人兽共患病"一词，并指出"人类医学和动物医学之间没有，也本不应该有明显的界限"，期望促进学科间的交流和讨论。

现代，随着比较医学和公共卫生学科理念的更新，兽医学在医学研究中的地位产生了很大的变化。卡尔文·施瓦贝教授在《兽医学和人类健康》中多次提到了"One Medicine"的概念，比较医学逐渐兴起。早期殖民时期的人口流动、国际卫生援助和殖民后重建等历史因素也影响了兽医和人类医学观念上的改变，增加了跨学科交流、早期预防理念和全球合作的必要性。

当代，人们越来越认识到"事物间存在普遍联系，事物及事物各要素之间是相互影响、相互制约、相互作用的系统"。欧美国家的部分医学院和兽医学院开始推进学院合并，促进了学科交叉和资源共享。这种针对学科基础教育的交流极大地改变了科研人员的固有思维模式，催生了全健康理念。与学科发展并行的还有医学实践的进步，从疫苗和解剖学的应用到比较医学的兴起，再到如今分子生物学、生物组学和数据科学的迭代和发展，为全健康理念的实践和兴起打下基础。

2. 全健康的研究领域

由于单一扁平化的解决问题思路已经不足以应对当前国际上的复杂健康挑战，全健康理念指导人们以一种更立体的方式看待问题。全健康针对交叉学科的研究性质，其定义和边界仍在迭代和探讨的过程中。现阶段，全健康研究方向主要分为 3 个层次，包括研究、实施和治理。全健康理念的核心研究领域包括耐药溯源、食品安全和气候变化（图1-2）。另外，双学科的交叉也必不可少，是三学科交叉的基础，故衍生出了 8 项研究子项目，包括：生态与人道灾难、生态与健康修复、环境变化与昆虫迁徙、环境与动物疾病、生物多样性、食源性疾病监控、人兽共患病防治和新发传染病应急处理。以上这些基础研究和应用技术为治理提供了理论基础。治理方式主要有预警模型的构建与应用、全健康战略政策研究、全健康生物安全保护、全健康传播与大众行为、大数据分析、人工智能和云计算技术应用。

## 三、全健康理论相关的技术发展

1. 全健康系统动力学模型技术应用

数据的收集和整理是全健康理念的重要组成部分。通过系统动力学框架分析数据间的复杂关系并讨论其中的科学问题，是全健康相关课题中的重要组成部分。系统动力学是一门分析研究系统反馈互动作用过程的流行理论，也是一门认识系统问题和解决系统问题的综合学科。从系统论的观点看，系统动力学是结构方法、功能方法和历史方法的统一。它基于系统论，吸收了控制论、信息论的精髓，是一门综合自然科学和计算机模拟技术发展起来的学科。系统动力学最早由麻省理工的福瑞斯特（Forrester）教授于 1956 年

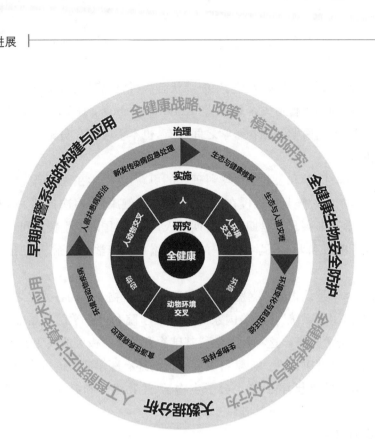

图 1-2　全健康研究方向

创立,初期是用来解决生产管理及库存管理等问题的仿真模型,后来随着应用场景增大,可以用来分析各种传染病传播、生态系统变化、政策与实际效果的验证等情况[3],后由国内复旦大学王其藩教授等人将其引入国内[4]。近几年,系统动力学应用于传染病学和生态学的研究开始增多。其原因可能是数据平台的完善、监测技术的进步和病因网相关研究的深入,针对干预机制的研究也是其特点,经典案例有 COVID-19 和登革热[5-6]。在中国,系统动力学在全健康理念下的应用尚处于起步阶段,完整的系统动力学研究项目较少,需要科研人员一同建设和发展。目前,系统动力学模型主要靠 VensimPLE 或通过 R 语言建构。传染病类系统动力学模型的底层框架主要有两种。一类是易感人群、感染者及康复者(SIR)基础模型,包括易感人群、感染人群和暴露人群等参数;另一类是在 SIR 基础上扩展的模型,比如易感人群、传染者、感染者、康复者及死亡者(SEIRD)模型(图 1-3),包括易感人群、暴露人群、感染人群、恢复人群和死亡人群等参数,该两种模型结构是传染病系统动力学模型的基础框架之一[7]。

2. 环境 DNA 技术应用

1947 年,美国生态学家道本迈尔(Daubenmire)将环境因子分为三大类:气候类、土壤类和生物类。其中非生物因子已经被研究得比较充分,有着较完善的监测网络,但生物类环境因子的检测还较为薄弱[8]。传统监测系统和系统动力学模型给全健康提供了基础框架,结合这些预测模型和客观事件,可以定位出传染病、外来入侵生物和耐药基因的低流行区,即"脆弱区域",这也是监测框架中的关键区域。对脆弱区域进行的研究可以建立

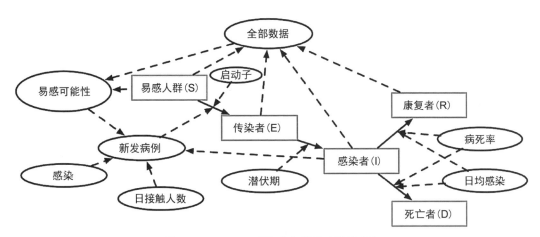

图 1-3 SEIRD 系统动力学基础模型框架

有效的早期预警模式。环境 DNA 条形码技术可以对真实世界进行针对性的实践，检验现有模型的可靠程度，是一个从宏观到微观的研究过程。比如，现有的传染病早期监测技术专注于在现有风险区域的易感生物和传播途径研究，缺乏针对真实世界"脆弱区域"的监测研究。以真实数据为基础的监控系统，能够得到更多的政策支持，真正实现早期监测预警框架的前移。环境 DNA 是从各种环境样板（如土壤、河水、雪和空气）中收集的DNA。结合现代测序技术，基于环境 DNA 的研究提供了一种非侵入性的方法，用于识别与 DNA 环境相关的物质或群落[9]。环境 DNA 最早应用于环境微生物学领域，被用于分离和纯化沉积物中微生物的 DNA。自 2003 年环境 DNA 第一次被用于检测环境样本中的大型生物后，环境 DNA 的应用发展迅速，现已涉及食品微生物、人兽共患病监测和入侵生态学等多个领域[10]。

（1）在外来入侵生物研究中的应用：2012 年，Takahara 等率先采用环境 DNA 对日本淡水湖中的鲤鱼进行生物量分析[11]。2015 年，Michelle 等评估了环境 DNA 技术对水生外来入侵植物检测的可能性，结果表明环境 DNA 对水生植物监测可行[12]。2017 年，Alba 博士的研究表明环境 DNA 条形码技术可应用于外来入侵生物的鉴定和分类，可以提供足够的信息帮助当地进行保护规划和管理[13]。

（2）在生物监测中的应用：2019 年，哥本哈根大学 Mita 教授的研究表明，环境 DNA技术能够在水样中检测到钉螺和血吸虫，并且能够检测到血吸虫的不同生长阶段（毛蚴、尾蚴和虫卵）[14]。该实验结果表明，环境 DNA 检测的灵敏度和特异性均较高，适合真实世界的应用和实践（图 1-4）。2020 年，哥本哈根大学针对牡蛎相关寄生虫的实验也表明，可以从水环境 DNA 样本中检测到牡蛎包纳米虫的 DNA[15]。Merou 研究员关于牡蛎的论文对其检测灵敏度进行了更深入的研究，超过 90% 的寄生虫残留物在牡蛎离水 2 d后无法被检测出来[16]。

（3）在耐药基因监测中的应用：细菌的耐药最早大多由医疗中的药物滥用导致，随着农业的集约化生产，兽医学也引入了抗生素，细菌对抗生素的耐受很快出现了。耐药

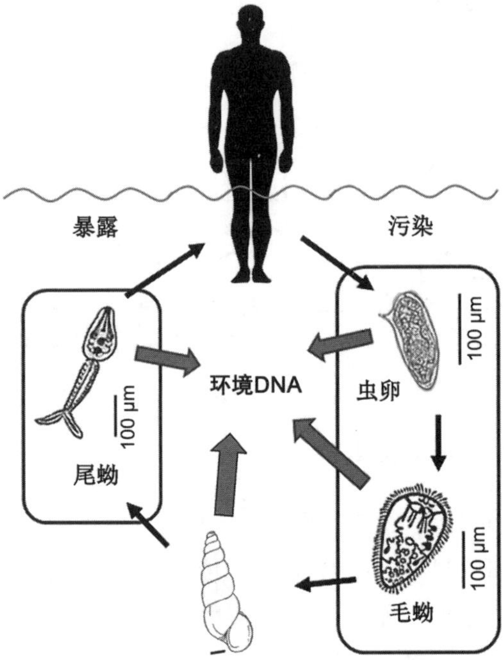

图 1-4 血吸虫生活史示意图与环境 DNA

基因存在水平基因转移,研究表明通过环境 DNA 也可以对抗生素耐药基因(antibiotic resistant gene,ARG)进行检测和溯源[17]。这方面的研究集中于农业和污水处理,对 ARG 进行检测和溯源有助于维护粮食安全和食品安全,并且为可能存在的水平基因转移提供预警。

(4) 环境 DNA 的测定:主要有聚合酶链反应(polymerase chain reaction,PCR)和 DNA 宏基因组两种方法。现有研究大多基于 PCR 进行特异性扩增,使用 DNA 宏基因组技术的较少,可能是基于敏感度和成本两方面的考虑。虽然,目前 DNA 宏基因组测序的单次检测成本较为昂贵,但随着技术进步,成本将有望变得可以接受。尽早建立操作标准和实验分析,进行可操作性强的基础研究有助于扩大环境 DNA 在国内的影响力,推动行业发展。如果能够实现单次抽样检测多种类对象,将显著提升工作效率并降低检测成本。

## 四、全健康政策

### 1. 全健康政策制定的主体

全健康这一概念的提出和发展与兽医学和人兽共患病密切相关,也与一些非政府组织的推动密切相关。因此,除了政府组织,非政府组织往往也成为全健康政策制定的主体之一。全健康一词首次见于 2003 年,有文字记录的第 1 次使用记录是第五届世界公园大会,其提出和推广与严重急性呼吸综合征(severe acute respiratory syndrome,SARS)和高致病性禽流感 H5N1 造成的危害息息相关。新发传染病的不断暴发让人们认识到:

(1) 未知的病原体可能在任何时间、任何地点、从任何动物源中暴露、感染、传播和扩散,威胁地球上所有个体和群体的健康、福祉和经济。

(2) 亟须一个国际性的针对病原体进行早期预警的框架系统,进行有效的预警和反应,迅速、高效和透明地共享疫情相关信息。

(3) 全健康理念符合地区、国家和全球的利益,也需要各个国家的一同建设和推广。

2004 年,野生动物保护协会提出了名为“曼哈顿十二原则”的战略目标,扩充和细化了全健康的核心理念。这些原则强调了人类、动物和环境之间的联系,如何理解这些联系和疾病间的复杂关系,以及跨学科对于预防、教育、行动和政策制定的重要性。随后,美国兽医协会开始努力地推广全健康理念,促进了全健康理念的普及。2007 年,美国医学会成立了基于全健康的特别行动小组,这也是有文字记载的第一个全健康官方组织(图1-5)。

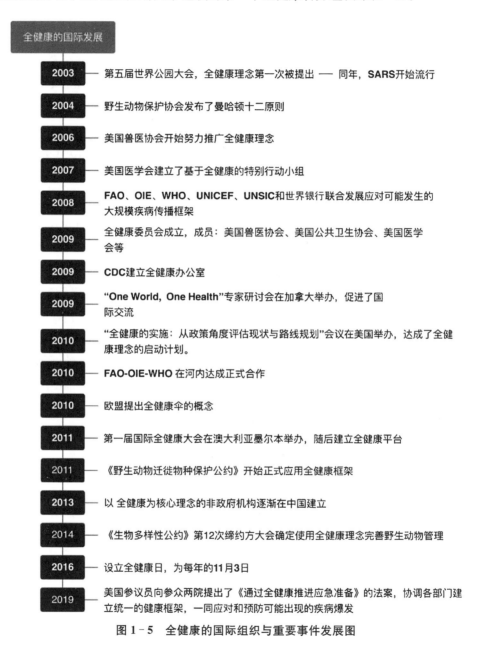

**全健康的国际发展**

| 2003 | 第五届世界公园大会,全健康理念第一次被提出 ── 同年,SARS开始流行 |
| 2004 | 野生动物保护协会发布了曼哈顿十二原则 |
| 2006 | 美国兽医协会开始努力推广全健康理念 |
| 2007 | 美国医学会建立了基于全健康的特别行动小组 |
| 2008 | FAO、OIE、WHO、UNICEF、UNSIC和世界银行联合发展应对可能发生的大规模疾病传播框架 |
| 2009 | 全健康委员会成立,成员:美国兽医协会、美国公共卫生协会、美国医学会等 |
| 2009 | CDC建立全健康办公室 |
| 2009 | "One World, One Health"专家研讨会在加拿大举办,促进了国际交流 |
| 2010 | "全健康的实施:从政策角度评估现状与路线规划"会议在美国举办,达成了全健康理念的启动计划。 |
| 2010 | FAO-OIE-WHO 在河内达成正式合作 |
| 2010 | 欧盟提出全健康伞的概念 |
| 2011 | 第一届国际全健康大会在澳大利亚墨尔本举办,随后建立全健康平台 |
| 2011 | 《野生动物迁徙物种保护公约》开始正式应用全健康框架 |
| 2013 | 以 全健康为核心理念的非政府机构逐渐在中国建立 |
| 2014 | 《生物多样性公约》第12次缔约方大会确定使用全健康理念完善野生动物管理 |
| 2016 | 设立全健康日,为每年的11月3日 |
| 2019 | 美国参议员向参众两院提出了《通过全健康推进应急准备》的法案,协调各部门建立统一的健康框架,一同应对和预防可能出现的疾病爆发 |

**图 1-5　全健康的国际组织与重要事件发展图**

2008 年,联合国粮食及农业组织(Food and Agriculture Organization of the United Nations,FAO)、世界动物卫生组织(World Organization for Animal Health,OIE)、世界卫生组织(World Health Organization,WHO)、联合国系统流感协调员(United Nations System Influenza Coordination,UNSIC)、联合国儿童基金会(United Nations Children's Fund,UNICEF)和世界银行(World Bank)联合发展了应对可能发生的大规模疾病传播

框架,随后于 2010 年促成了全球早期预警系统(Global Early Warning System,GLEWS)的建立。2009 年,全健康委员会成立,成员包括美国兽医协会、美国公共卫生协会和美国医学会等,同年美国疾病控制与预防中心(Centers for Disease Coutrol and Prevention, CDC)也建立了全健康办公室。在与病原体的持续拉锯战中,微生物的药物耐药性得到了越来越广泛的关注,可能影响许多传染病的控制。随后由微生物威胁论坛发起,美国国家科学院三院也共建成立了全健康行动小组(The One Health Action Collaborative, OHAC)。2011 年,第一届国际全健康大会在澳大利亚墨尔本举办,并建立了全健康平台(One Health Platform),全健康大会到 2021 年已举办了 6 届,第六届由英国爱丁堡大学承办,分享了有关全健康研究和治理的相关经验,并重点讨论了关于新型冠状病毒的相关研究进展。2011 年,《野生动物迁移物种保护公约》开始应用全健康框架,带动了生态与环境方向的专家学者开始基于全健康理念进行共同讨论和交流。2014 年,《生物多样性公约》第 12 次缔约大会确定使用全健康理念,至此全健康已经成为大部分人类、动物和环境相关国际组织的推荐理念。

在此之前,各个学科提出过许多与全健康类似但不相同的理念。比如,"Eco Health" "One Medicine"和"Global Health"等,但大多以自己的学科为基础进行延展。公共卫生(Public Health)侧重于关注预防人类疾病的研究,包括人的身体、心理和社会福祉健康。一个医学(One Medicine)侧重于人类医学与动物医学的合作交流;生态健康(EcoHealth)侧重于环境和社会经济问题;热带医学(Tropical Medicine)形成于殖民地时期,关注人口流动带来的热带区域特殊疾病的扩散与控制。其中全球健康(Global Health)和全健康的理念最易混淆,具体区别见表 1-1。全健康理念的包容性较好,且具有明确的研究方向,被越来越多的相关行业从业者所接受。几次重大传染病的流行给全健康理念的推广带来了契机,共同的"敌人"促进了以全健康理念为基础的跨学科国际团队合作。

表 1-1  全健康和全球健康理念的异同

| 项 目 | 全球健康(Global Health) | 全健康(One Health) |
|---|---|---|
| 定 义 | 以促进全人类健康、保障健康公平为宗旨,关注跨越国界和地域的健康问题 | 是一种在地方、区域和全球三个层面开展工作的跨学科和跨部门协作理念,核心目标在于探索人、动物和环境之间的复杂关系,通过兽医学、人类医学和环境科学等学科的交叉,以及经济、农业、政策和地理等领域的合作交流,从过去的人本主义发展为人与动物、自然和谐共生,实现个体健康、群体健康和生态健康 |
| 目 标 | 从国际和跨学科的视角理解公共卫生 | 探究人、动物和环境之间的复杂关系,期望从宏观(系统动力学下的全球视角)和微观(关于三者交叉点的深入研究)两方面认识世界 |
| 内 容 | 全球传染病、全球妇幼健康、全球慢病、全球食品安全及全球心理健康 | 核心研究领域为人兽共患病、细菌耐药性、粮食安全、媒传疾病和环境污染 |

| 项　目 | 全球健康（Global Health） | 全健康（One Health） |
| --- | --- | --- |
| 涉及学科 | 流行病学、公共卫生、人口统计学、社会学、经济学、公共政策、环境因素及文化研究等 | 人、动物和环境方向的相关学科，需要广泛的知识储备 |
| 方　法 | 主要衡量标准为：失能调整生命年、质量调整寿命年和病死率 | 期望通过跨学科和国际交流合作建立全健康因子和全健康国际示范区 |
| 领导主体 | WHO | WHO、FAO 和 OIE |
| 参与者 | 主要为公共卫生领域的专家和政府相关部门 | 人类领域：临床、公共卫生和流行病学领域从业人员<br>动物健康：兽医、农业和动物学相关专家<br>生态环境：生态学、环境学和地理学等相关专家和机构<br>各国政府部门和非营利型机构 |
| 影　响 | 对全球的健康事业、产业等产生促进作用，解决跨边境、跨区域的全球性重大健康问题 | 使多部门合作更加顺畅，使预期结果更为经济有效，促进社会经济的可持续发展 |

2016 年 11 月 3 日，全健康大会设立当天为全健康日，期望各国科研人员共建全健康。2019 年，美国在国家层面提出了《通过全健康推进应急准备》的法案，期望协调各部门建立统一的健康框架，共同应对可能出现的疾病暴发。相信自此之后会有越来越多的地区在国家层面支持全健康的发展。根据全健康委员会的联络地图 2021 年的数据显示，全球现在有 16 个全健康理念的政府部门、16 个以全健康理念为发展目标的学院、85 个非营利组织和 10 个私人组织，大部分集中在美国东海岸和欧洲地区。但其信息有一定的滞后性，中国地区应有 5 个全健康理念相关组织，而联络地图记载了其中 3 个（见图 1-6），上海交通大学全健康研究中心已递交相关申请。

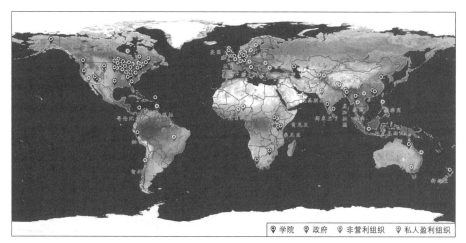

图 1-6　2021 年全健康理念相关组织在全球的分布情况［国审字（2021）第 3248 号］

2. 全健康政策与治理实践的发展

近年来，将全健康理念与方法应用于健康治理实践，已经成为越来越多的国家和国际组织的共识。在国际层面,为了加强全球努力发现和处理潜在疾病威胁,FAO、OIE 和 WHO 联合开发了一个框架,用于国家进行对话和谈判来解决人类-生物-生态系统界面的健康风险与挑战。为了确保协调机制畅通,这 3 个组织将它们的预警和反应机制结合起来,形成了"全球主要动物疾病早期预警和反应系统(GLEWS)"。此外,OIE 和 FAO 这两个处理跨界动物卫生问题的主要机构发起了《跨界动物疾病逐步控制全球框架》。在这一框架下,FAO/OIE 区域动物卫生中心向成员国提供技术支持,并评估国家和区域项目。这种区域和国家的联合努力通常会为综合疾病预防提供更强有力和可持续的政治支持,并促进彼此的信任、透明和合作。

在国家层面,各国政府在应用全健康理念与方法的实践中,根据各自的国情采取了各有侧重的模式,主要分为两类。

第一类是加强原有政府治理体系中的各部门在全健康领域的协作,制定旨在解决人类-动物-环境健康细分领域和交叉领域挑战的全健康政策、法规和规划,实施以目的为导向、运动式治理为形式的全健康治理。比如,澳大利亚提出采用全健康方法控制流感,建立包括临床监测、实验室监测、兽医监测、人医和兽医合作的控制网络。秘鲁开展人医与兽医同步行动,采取寄生虫控制、人和动物流行病学监测、法律支持、人兽共患病研究及持续培训等措施降低片型吸虫病的患病率。泰国为了应对沙门菌和弯曲杆菌等禽肉中出现的高水平的食源性病原体,由地方政府、学术界和养殖业共同协商,从公共卫生、政策支持、兽医和人类卫生、社会经济和社区参与等层面出发,运用全健康方法制定食品安全政策。卢旺达于 2015 年制订了全健康战略计划,以减少跨部门碎片化运行机制的影响,最大限度整合利用公共资源以促进综合疾病监测、预防和应对,特别是在卢旺达发展委员会联合卫生部、农业部、动物资源部等部门出台全健康政策时,解决贫困问题的目标也融入了全健康政策制定中,充分反映了卢旺达根据自身国情应用全健康理念和方法。

第二类是设立全健康治理机构或协调机构,制订国家级全健康战略规划,成立全健康咨询委员会和各级别监测实验网络,实行综合性、常态化的全健康治理。比如,蒙古在 2012 年成立人兽共患病跨部门协调委员会,组织动物医学、公共卫生、实验室、研究机构和学术部门的专家对人兽共患病进行危险评估。越南在与 FAO、WHO、OIE、世界银行等国际机构合作的基础上,建立了由农业和农村发展部、卫生部和财政部组成的领导小组,运用全健康理念与方法,形成了针对 H5N1 型病毒多管齐下的疾病控制方法,在国内预防和应对一种新出现的传染病以及促进区域生物安全方面的技术能力有了显著提高,并且也协调了越南和东南亚区域伙伴与国际机构之间的利益。新西兰于 2007 年发布了《保护新西兰:新西兰生物安全战略》。该战略指出了适应和改变以应对新威胁的必要性,认为实现良好的生物安全成果依赖于运用多学科、多部门的全健康方法以及负责生物安全的不同政府机构之间的合作,新西兰政府运用全健康理念和方法应对影响人类和动物的禽流感病毒,建立了由初级产业部牵头,生态保护部、环境部、卫生部、社会发展部、毛利人发展部、地区和地方议会以及新西兰鸟类学会等机构共同协作的整体政府系统,并相继出台了《危险生物应对政策》和《禽流感病毒应对政策》等政策法规。

另外，还有一些其他的实例。比如，澳大利亚提出采用全健康方法控制流感，建立包括临床监测、实验室监测、兽医监测、人医和兽医合作的控制网络。采用全健康方法控制亨德拉病毒，开展多部门联合管理、跨学科联合研究等手段，以及马匹疫苗、人员防护等多种控制途径。蒙古在 2012 年成立人兽共患病跨部门协调委员会，组织动物医学、公共卫生、实验室、研究机构和学术部门的专家对人兽共患病进行危险评估。秘鲁开展人医与兽医同步行动，采取寄生虫控制、人和动物流行病学监测、法律支持、人兽共患病研究、持续培训等措施降低片形吸虫病的患病率。2006 年，"促进动物健康和改善生活"（Health for Animals and Livelihood Improvement，HALI）在坦桑尼亚的 Ruaha（鲁阿哈）地区开展全健康项目。测试了全健康方法在坦桑尼亚乡村地区的可行性，为人兽共患病造成的卫生和家畜问题提供创造性解决途径。

3. 全健康政策相关技术的发展

从政策和治理的角度，加强生物安全是很必要的，包括生物资源的生产、运输和研发。打破公共卫生、农业和其他相关部门的仓筒式管理结构也是必要的。跨部门合作的全健康理念可以从源头进行控制，比常规的应对框架更高效，其内容包括但不限于：① 在监测和诊断方面进行合作，更快、更精准地进行诊断；② 现在各部门都有独自的数据库，其中很大一部分数据是重复收集的，建立规范化的数据整合平台能减少人力资源成本；③ 在预防措施上进行合作（比如，疫苗接种）；④ 进行相关知识的社区科普，可以有效减少病例数。以细菌抗性为例，表 1 - 2 从人类医学、食品和农业、环境三方面在全健康理念下描述了可能的应对措施。基因突变是超级细菌产生的根本原因，滥用抗生素是产生超级细菌的第二大原因，所以对耐药基因监测和对现有抗生素使用溯源并记录显得尤为重要。目前，对抗细菌耐药性的前沿研究有抑制 β-内酰胺酶、泰斯巴汀（teixobactin）、细菌 RNA 聚合酶改造和噬菌体疗法。这些科研项目的发展也需要政策方面的支持。

表 1 - 2  细菌耐药性的应对措施

| 临床/健康 | 食品和农业 | 水、卫生和环境 |
| --- | --- | --- |
| ● 新疗法和诊断策略的研究 | ● 处方规范 | ● 改善卫生条件 |
| ● 耐药基因数据库的建立 | ● 精确编辑和育种 | ● 清洁水源的获取 |
| ● 抗生素相关信息的科普 | ● 微生物组研究 | ● 分级水处理模式 |
| ● 对新型抗生素的研究 | ● 疫苗/疾病根除 | ● 抗生素排放在生产过程中的监管 |
| ● 志愿者团队的建设 | ● 免疫调节 | ● 农场废物处理膜过滤、活性炭生物过滤器、光驱动技术和臭氧化、湿地处理 |
| ● 药物用量的规范化 | ● 饲料中的酶含量 | ● 感染预防和控制 |
| ● 对药物用量的溯源和统计 | ● 植物化学物质的研究 | |
| ● 药物组合疗法 | ● 动物福利 | |
| ● 独特的标签 | ● 对从业人员的专业化培训 | |
| ● 患者的筛查和隔离 | ● 改善农村的生物安全标准 | |
| ● 引导主流舆论对相关话题的关注 | ● 快速廉价的诊断 | |
| ● 人类微生物组学的研究 | ● 减少农场废水 | |
| | ● 对关键抗生素进行区域性限制 | |
| | ● 新型抗菌剂的研究 | |
| | ● 噬菌体和溶素 | |

实施全健康理念需要各种工具和资源的辅助,包括法规框架类、专家技术网络类、能力评估类、信息分享与报告类和计划工具。世界银行在这方面已经有了较为成熟的经验,表1-3中列举了世界银行全健康项目组推荐的工具与资源,这些资源帮助了很多国际项目的实施和运营。世界银行全健康领域的相关报告有:全球禽流感控制与人类禽流感流行应急准备和行动计划(2005)、人畜共患病防控(2010)、全健康的经济学(2012)、非洲区域疾病监测体系建设项目(2016)、国家层面筹资应对大流行疾病(2017)、气候变化与健康(2017)、全健康试验框架(2018)、全健康应对抗生素耐药性(2019),这些经验和知识成果能帮助大家更好地学习全健康的基础理念。

表 1-3  实施全健康可参考借鉴的国际工具与资源

| 工具与资源类别 | 工具与资源名称 |
| --- | --- |
| 法规框架 | 国际卫生条例(International Health Regulations)<br>生物多样性公约(Convention on Biological Diversity)<br>食品法典(Codex Alimentarius) |
| 专家技术网络 | 国际卫生条例委员会和专家名册(IHR Committees & Roster of Experts)<br>国际组织相关工作组与专家委员会(Working Groups,Commissions)<br>国际自然保护联盟委员会[International Union for the Conservation of Nature (IUCN) Commissions] |
| 能力评估 | 兽医服务能力评估体系(Performance of Veterinary Services)<br>灾害风险管理能力评估工具[Disaster Risk Management(DRM) Capacity Assessment tools] |
| 信息分享与报告 | 世界动物卫生信息系统(World Animal Health Information System)<br>全球早期预警信息系统(Convention on Biological Diversity)<br>ProMED 邮件列表(ProMED Mail) |
| 计划工具 | 国家卫生安全行动计划(National Action Plans for Health Security)<br>人畜共患病优先评估工具(World Animal Health Information System)<br>兽医体系效能差距分析(Performance of Veterinary Services Gap Analysis)<br>遏制细菌耐药国家行动计划(National Action Plans on Antimicrobial Resistance) |

建立完善的人、动物和环境的监控系统是全健康理念的基础之一。在建立监控系统的时候,经常会接触正式信息和非正式信息,其主要区别见表1-4。当下,许多网络监控系统还是用非正式信息进行疾病的早期监控和预警。WHO的全球疫情警报和反应网络就是一个很好的例子。它在与多个国家的官方机构合作的同时,也使用了非传统的信息资料。使用非传统资料的监控系统还有 HealthMap、ProMED-mail、EMPRES-i 和 GPHIN 等。使用非正式信息进行科学研究是具有一定可行性的,但进行科学实践的同时要认识信息的局限性[18]。

表 1-4  正式和非正式信息来源的区别

| 项　目 | 正　式　信　息 | 非　正　式　信　息 |
| --- | --- | --- |
| 区别 | 主动和被动的传统监测系统和基于网络的官方监测系统 | 基于网络的监测系统 |
| 举例 | 各国卫生部报告、WHO 报告、实验室数据和临床数据 | 论坛、博客、邮件列表、媒体、社交网络、互联网文章、目击者报告 |

续　表

| 项　　目 | 正　式　信　息 | 非　正　式　信　息 |
|---|---|---|
| 信息的可靠性 | 确认过的信息更可靠 | 假新闻会使整个数据库变得不可靠 |
| 时效性 | 报告可能因需要官方确认和批准而延迟 | 经常过早地发布 |
| 案例分析 | 经常基于实验室数据 | 通过实验室数据确认不是必需的，偶尔会基于误导性信息和非正式信息 |
| 疫情调查 | 适用于严重的病症和官方报道的疾病，比如具有重大社会经济影响的疾病 | 适用于新发传染病或官方未报道的疾病 |
| 局限性 | 需要大量人力资源；需要多层级的专业人员；病例较少的疾病可能缺乏报道；可能不包括不可报道的疾病；获取信息的成本较高 | 有虚假报道的风险（错误或造谣）；可能存在偏见 |

　　与全健康相关的健康平台有很多，且倾向性各有不同。表1-5对其侧重点进行了整理和归纳。其中谷歌流感趋势是基于用户的搜索习惯进行大数据分析的网站，与美国CDC的数据进行对比分析，可以发现2003—2008年谷歌流感趋势的数据与美国CDC的数据有强关联性，且能够提早1～2周进行预警。社交网站，如推特（Twitter），也是进行早期预警系统的有力工具，有研究基于Twitter通过机器学习分析了甲型H1N1流感在美国的扩散[18]。另外，随着COVID-19的影响扩大，移动通信运营商和手机厂商开发了"暴露通知"技术（比如，中国的通信大数据行程卡），通过手机定期进行蓝牙搜索可以记录使用者周围同样打开"暴露通知"的用户，如果接触的人群里出现新型冠状病毒感染者，通信公司则会予以通知。这是一种新型的数据收集技术，使用互联网技术进行流行病学溯源工作，显著提升了工作效率，并具有较高的准确性[19]。然而，这一技术与用户的个人信息隐私保护有一定的冲突，其弊端与局限性值得重视。

表 1-5　全健康理念相关的监控平台

| 名　　称 | 网　　址 | 动物 | 人类 | 环境 |
|---|---|:---:|:---:|:---:|
| 全球疫情警报和反应网络（WHO） | https://extranet.who.int/goarn/ | √ | | |
| BioCaster全球健康预警监控系统 | Biocaster.nii.ac.jp | √ | √ | √ |
| 全球生物多样性信息网络（GBIF） | https://www.gbif.org/ | √ | | √ |
| 全球动物疾病信息系统 | empres-i.fao.org | √ | √ | |
| 欧洲和地中海植物保护组织（EPPO） | www.eppo.int/QUARANTINE/Alert_List/alert_list.htm | | | √ |
| GeoSentinel | https://www.istm.org/geosentinel | √ | | |
| 谷歌流感趋势 | www.google.org/flutrends | √ | | |
| 全球公共健康智能网络 | www.gphin3.net | √ | √ | √ |
| 健康地图 | www.healthmap.org/en/ | √ | √ | √ |
| 国际植物保护公约（IPCC） | www.ippc.int | | | √ |

续　表

| 名　称 | 网　址 | 动物 | 人类 | 环境 |
|---|---|---|---|---|
| MedISys | https：//medisys. newsbrief. eu / medisys/homeedition/fr/home.html | √ | √ | √ |
| proMED - mail | www.promedmail.org | √ | √ | √ |
| 公共卫生科学数据中心（中国） | http：//www.phsciencedata.cn/Share/ | √ | | |
| 国家农业科学数据中心（中国） | https：//www.agridata.cn/♯/home | √ | | √ |
| 国家统计局（中国） | http：//www.stats.gov.cn/ | √ | √ | √ |
| 国家生态系统观测研究网络生态网络云系统（中国） | http：//www.nesdc.org.cn/ | √ | | √ |

注　GBIF：Global Biodiversity Information Facility；EPPO：European and Mediterrane an Plant Protection Organization；IPCC：International Plant Protection Convention；√：该监控平台包含此元素。

近年来，政府注重运用计量经济学和实验与准实验设计来对政策效果进行评估，将政策评估问题转化为因果推理问题，探讨政策是否实现了预期的效果，政策与效果之间是否存在因果关系，以及如何能使政策产生预期效果。因此，政策评估被看作是"干预—效果"问题，而研究设计成为了对"干预—效果"进行无偏估计的基础。近年来，政府愈加注重运用行为经济学分析方法与大数据技术相结合，力图进行更加客观和准确的政策评估。行为经济学克服传统经济学的理性人假设，利用心理学和社会学的研究方法和理念，关注人们的有限理性和社会的现实准则，而大数据技术则为行为经济学分析方法提供了数据信息的坚实保障。政府运用行为经济学和大数据分析技术，可以显著提升全健康政策评估的质量。

政府公共政策制定的核心目标是改变社会行为和社会预期，大数据技术恰好提供了理解社会需求和偏好的工具。大数据将有效提高全健康政策评价的事前评估能力。在大数据技术支撑下，全健康政策评估开始向事前评估的重心转变，政府在制定政策过程中，甚至在制定政策之前，通过分析大数据，完成深度数据挖掘，进而判断是否有必要推行新的政策方案，以减少甚至避免政策出台后的失误，提高政策执行效率。与传统样本数据参与政策评价的过程相比，大数据技术为全健康政策评估进入新阶段提供了重要契机。大数据要求对全健康相关的所有数据而非样本数据进行分析，使对全健康政策方案所作出的评价更加接近事实本身；在全健康政策方案评估过程中，运用分类或聚类的方法分析庞杂数据，对备选方案的经济、政治、社会影响等方面作出判断。通过挖掘全健康大数据的内在关系和可视化技术，可快速知晓政府政策资源的状况和备选方案所需资源，从而及时评估各备选方案在社会经济方面的可行性，并掌握整治过程中各行为体对备选方案的支持和接受程度；在全健康涉及的政府部门中存储的固化数据有时无法发挥有效作用，大数据能够使这些数据在全健康体系内实施关联并有效管理，从而产生巨大社会价值。大数据时代的政策评价改变了政府与公众的关系，公众由过去的数据接受者成为数据的提供者，政府通过高度细分、数据挖掘，根据工作的行为模式为公众配送个性化的信息，有利于新时期全健康政策评估的迅速发展。

近年来，世界主要国家相继出台了关于将大数据分析作为政府决策评估方法的计划和战略。2012年初，美国政府出台《大数据研究与发展计划》，并率先将其视为国家战略。它涉及国家科学基金会、国家卫生研究院和能源部等多部门之间的合作，主要侧重于大数据技术的研发和数据共享。美国成立"美国联邦政府网站管理者委员会网站量化分析分会"，旨在通过挖掘大数据下的国民行为，提供对政策评估的技术服务。美国国家科学基金会新拟的扶持项目中包括开发大数据应用，进行演示和评估，以改善医疗卫生和生态环境等领域的工作。美国政府以大数据应用支持政务活动，在公共政策、公共卫生、环境质量和舆情监控等活动中积极运用大数据；在人口、医疗、环境、交通等政策评价中挖掘海量数据，实现对人口流动、传染病蔓延、环境变化等状况的实时监控。2013年，英国发布《把握数据带来的机遇：英国数据能力战略》，着重强调加强国家基础设施建设，以确保大数据对卫生和环境治理在内的公共事务等方面的支持。同年，法国政府发布《数字化路线图》，重点扶持卫生、环境、交通和教育等行业的大数据项目。同年，澳大利亚也发布《公共服务信大数据战略》，将政府部门间以及政府与产业间应共享技术、资源和能力作为重要原则，制订了大数据应用于政府决策的行动计划。

## 五、中国全健康的发展现状和趋势

### 1. 中国全健康的发展现状

随着全健康理念在全球范围内的传播和应用，国内一些高校和相关领域专家也积极投身于倡导和推动全健康理念在中国的应用与发展（图1-6）。

2020年，陈国强院士将"One Health"译为"全健康"，"一即是全，全即是一。"如果想要建立人类健康相关因素的整体系统性思考框架，那么交叉点的研究必不可少，一旦完成了对交叉点的研究，那么对整体的研究也是突破性的。但回顾早期全健康概念在中国的发展路径，可以发现：一是我国全健康起步较晚；二是全健康起步主要是以科技为引领，但力量较为分散。例如，复旦大学上海医学院闻玉梅院士及其先生宁寿葆老师于2013年1月发起"一健康基金"，以基金的方式，每年奖励在微生物、传染病、公共卫生及药学等领域为"一体化健康"研究与教学做出突出成绩的品学兼优的学生和教师，通过鼓励青年教师和学生投身跨学科的综合性医学研究，学以致用，更好地解决人类健康问题。南京农业大学动物医学院于2014年1月与美国加州大学戴维斯分校签署协议共建"全球健康联合研究中心（One Health Center）"。同年11月，中山大学公共卫生学院"One Health"研究中心成立，并举办首届"One Health研究国际论坛"，论坛以"食品安全、新发人兽共患病、环境科学、抗生素耐药性和野生动物生态学"为主题，吸引了全球十多个国家和地区的专家学者参加。2016年，昆山杜克大学和香港城市大学分别成立了全健康相关的研究中

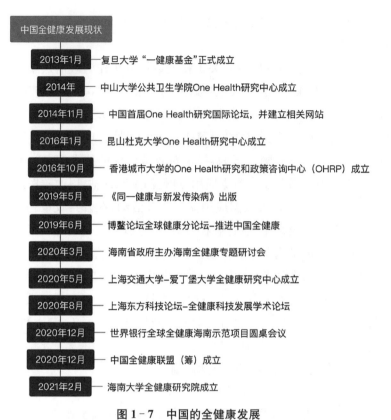

**图 1 - 7　中国的全健康发展**

注：OHRP (Centre for Applied One Health Research and Policy Advice)；

"一健康""同一健康""全健康"是"One Health"的不同译法。

心。2019 年 5 月，全健康理念的首部中文译作《同一健康与新发传染病》由人民卫生出版社出版。2020 年，上海交通大学与英国爱丁堡大学合作成立了上海交通大学全健康研究中心，致力于培养具有全健康理念的优秀人才。2020 年 8 月，上海市政府、中国科学院和中国工程院合办的上海东方论坛举办了"全健康科技发展学术论坛"。2020 年 12 月，在上海交通大学召开了"世界银行全球全健康海南示范项目圆桌会议"。同月，中国全健康联盟（筹）初步成立，致力于分享和交流全健康理念下的研究。

总之，全健康在中国的发展尚属起步阶段，亟须加强多学科、多领域间合作平台的发展，加大交叉学科间的产学研合作，以推进从理论向真实世界应用并推进政策的落实，才能实现全健康投入少、收益大的效果，从而获得全健康在社会经济领域发展中应有的地位。

2. 中国全健康发展趋势

全健康理念可能对中国的社会经济可持续发展有着特殊的意义。一是研究层面上，更要求倡导产学研的发展，形成多学科间的合作研究，搭建质量更高、技术更先进、合作领域更大的平台，如推进大科学装置的建设和全健康技术产业的建设，从而在一些"卡脖子"技术方面有所突破，这些关键技术包括疾病多点监测预警、人兽共患病链式溯源、新发传染病疫苗介质材料研发、安全兽用疫苗研发、生物芯片实验室、生物安全保护、耐药基因链式监测技术、粮食安全监控、绿色养殖系统、全球气候与健康指数关联预报等。二是在实施层面上,需倡导多学科融合交叉的人—动物—环境界面的全球健康安全、粮食安全、环境安全监测控制等领域的共同推进,使我国在疾病防控、粮食安全保障、绿色环境保护等交叉领域方面的应用水平进一步提升,达到相关健康产业的升级换代效果。三是在政策层面上,要求倡导跨部门合作和沟通,通过大数据、模型和机器学习等技术,构建现代化的解决方案。

2021 年,《生物多样性公约》第 15 次缔约方大会将在中国昆明举办。未来"生物多样性"不再只是一个环保概念,而是涉及自然与文化多层面的生命共同体。我国一直提倡生态文明的发展理念,并持续对山水田林湖草综合规划系统进行系统的研究和实践。中共"十八大"把生态文明建设提高到前所未有的战略高度,提倡"生态产业化,产业生态化"。产业生态化是通过仿照自然生态的有机循环模式来构建产业的生态系统,在使资源得以高效循环利用的同时将生产活动可能产生的环境生态负担减轻到最小的限度,强调产业应主动适应环境,生态与产业的渗透与融合是一个渐进的过程。生态产业化则是以生态资本为研究的逻辑起点,以市场化运营与社会化生产的方式促进生态产品与服务的经济价值得以变现,从而实现产业经济与生态环境良性循环发展。这一切的基础是对人、动物和环境间复杂关系的研究,而全健康理念可以引入系统性思维框架,进行基础科研和系统整合性研究。

## 六、中国全健康实施战略

近年来,全健康理念已经成为越来越多的国家和国际组织共识,许多国家都将全健康理念应用于健康治理过程中。与国外相比,我国全健康发展较为落后,迫切需要政府和社会各界的广泛重视与大力投入。2021 年 1 月 29 日,海南省人民政府颁布了海南"十四五"规划要求,明确指出要打造具有世界影响力的"全健康"标准体系和"全健康"先行先试实践范例。全健康体系的发展需要各界人士共同努力,带动健康海南建设、生态文明建设、食品安全保障以及农业和畜牧业等相关产业发展[20]。2020 年 12 月 14—15 日,由海南省发展和改革委员会、上海交通大学—爱丁堡大学全健康研究中心、上海交通大学医学院—国家热带病研究中心全球健康学院共同主办的"2020 全球'全健康'海南示范项目专家圆桌(上海)会议"在上海交通大学医学院举行,对中国全健康海南示范项目的发展进行了深入讨论和交流。会议以系统思维(systems thinking)方法,认为全健康从理念到真实世界的实践,需从 4 个步骤来推进,包括真实世界问题的发现、科学问题的凝练与研究、实施层的研究成果转化与应用、治理层的法律技术科技保障四大体系的构建(图 1 - 7)[21]。因此,全健康研究、实施和体系建设 3 个层面的不断推进,成为今后我国全健康发展战略的主要内容。

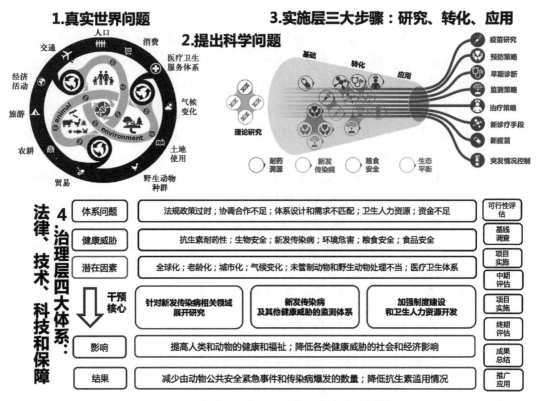

图 1-8　全健康从理论到政策的实施路径图[21]

### 1. 全健康研究

全健康关注人类、动物、环境健康的交叉问题,COVID-19疫情在一定程度上加速了全健康理念在中国的落地和实施,示范项目需要科研工作者通过学科交叉推动学术研究向政府政策的转化,通过推动全健康理论和实践在中国的发展,为我国政府治理理念、治理模式、治理内容和治理手段的创新提供理论依据和智库支持,希望全健康相关领域的专家学者能够抓住海南自由贸易港建设的战略机遇,勇于打破常规,紧密协同合作,拿出既有理论高度,也具可行性的全健康实施方案和实践路径,真正解决面向人民生命健康的重大问题。

人民日益增长的美好生活需要与"不平衡"和"不充分"之间存在矛盾,其包括生态环境保护与经济发展的不平衡、生态产品和环境服务供给的不充分、经济短期快速增长与长期可持续、高质量发展的不平衡。而全健康理念下的绿色高质量发展是解决这些不平衡和不充分的基础之一,实现健康、环境和发展的三赢。全健康海南示范项目拟以公共卫生领域改革创新为重点,改变政府在公共卫生领域传统的治理模式,实施"一人一法一平台",打造全健康先行先试实践范例,以点带面,加强顶层设计,在跨学科联合研究、人才培养、国际合作等方面,全域全方位构建全健康体系。全健康研究需要在整体性、综合性和系统性思维的基础上进行跨学科协调合作。其中核心研究内容包括人兽共患病、细菌耐药、气候变暖、生物多样性和食品安全。

全健康涉及的学科、技术和行为体的多样性和复杂性决定了其研究范式的独特性。首先，必须以数据科学为支撑基石，这样才能将错综复杂的要素数据汇聚为模拟真实体系，建立技术核心体系；其次，全健康研究在现有的生物医学实验室无法得到圆满的结果，必须在真实的自然界，包括人本身的社会实践，并在干预和完善过程中进行；另外，前人在100年前提出的系统控制论应该是解决全健康问题的核心理论。

2. 全健康实施

全健康教育是全健康的基础，良好的学术环境能带来通畅的跨学科交流模式，为全健康的研究和治理输送新鲜血液。人才培养不应局限于本科、研究生的传统培养思路，对涉及人体、人群健康、动物健康和环境健康的科研人员、管理者的再培训和职业路径的重新规划将扩充全健康团队。COVID-19疫情防治工作以实际案例阐述了公共卫生干预措施带来的巨大效果，也凸显了人兽共患病早期预警机制的重要性，全健康治理体系能够显著降低一次疾病暴发累计的社会成本。全健康下食品安全的治理难点，包括畜牧产业、水产养殖产业链长监管环节多；不发达地区小规模生产者多，难以有效监管；城市化转型引发食品安全风险高发；畜产品国际贸易激增带来的跨国食品安全风险；国际食品安全标准存在较大差异；不同经济发展水平的地区面临不同的食品安全问题；相关法律法规的不健全；依托互联网的新型经济体带来了新风险。在畜牧业，人兽共患病、抗生素滥用、草原荒漠化和高甲烷排放量，是当下需要改善的问题。全健康理念致力于研究交叉学科间的复杂关系，基于大数据和人工智能的技术能够帮助科研人员和从业者优化实施方案。系统动力学理论也可以帮助科研人员进行干预机制的研究，理解其中的复杂关系。另外，建立基于全健康理念的政府智库是必要的，将科研成果进行转化并生成政策报告，为全健康治理体系的建设提供依据。

3. 全健康治理体系

健康融入万策（Health in All Policy）和"善治"对全健康治理至关重要。《海南自由贸易港建设的总体方案》明确了其法制方面的关键节点。海南自由贸易试验区被赋予较大的改革自主权，这也让法律、法规的顶层设计显得更为重要，需要稳步推进改革创新。政策是法律的依据和内容，法律是政策的规范化体现，需要加强全健康治理相关法律、法令、条例、规定、政策及规划的建设与制定，利用法律和政策手段确保海南省全健康治理体系的构建。目前，是多重转型的时代，全健康理念下的治理体系需要在中央政府的支持下建立完善的府际关系，升级现有的健康行动推进委员会，建立全健康工作领导小组，通过智能化、精细化技术构建新型政府、市场和社会的关系。将会遇到的挑战主要有难以形成统一的、能对全健康有效问责的治理体系和机制，功能相互分离和缺乏响应。需要通过公共政策提高健康福祉；加强对不健康产品的立法、管制和税收；将财政政策作为强有力的工具，增加对健康福祉的投资；建立健全的公共卫生系统；加强全民健康覆盖；增加政策透明度和社会问责制度，提高社会参与度；增强跨国的交流和合作；发掘传统医学在促进健康可持续发展中的重要性和价值等。另外，行为经济学等新兴学科也将在全健康治理领域进行实际应用。

政府是推动国家治理体系和治理能力现代化的重要主体力量,在国家治理体系中,社会既是主体,也是客体。作为主体,社会是共同参与国家治理的重要依托力量;作为客体,社会是国家治理的重要领域。这就意味着要根据社会结构的不断变化和国家治理的内在需求,着力优化社会治理。要深化对社会运行规律和治理规律的认识,善于运用先进的理念、科学的态度、专业的方法、精细的标准,提升社会治理效能。

# 参 考 文 献

[ 1 ] Zinsstag J，Schelling E，Crump L，et al. One Health：the theory and practice of integrated health approaches[M]. Cambridge：Cambridge University Press，2020.

[ 2 ] Velavan T P，Meyer C G. The COVID‐19 epidemic[J]. Trop Med Int Health，2020，25(3)：278‐280.

[ 3 ] Forrester J W. System dynamics — the next fifty years[J]. System Dynamics Review，2007，23(2‐3)：359‐370.

[ 4 ] 王其藩.系统动力学(2009 年修订版)[M].上海：上海财经大学出版社,2009.

[ 5 ] Venkateswaran J，Damani O. Effectiveness of testing，tracing，social distancing and hygiene in tackling COVID‐19 in India：a system dynamics model[C]. ArXiv Pre-print Server，2020：1‐33.

[ 6 ] Respati T，Raksanagara A，Djuhaeni H，et al. Ecohealth system dynamic model as a planning tool for the reduction of breeding sites；proceedings of the IOP Conference Series：Materials Science and Engineering，F，2017[C]. IOP Publishing.

[ 7 ] Casas P F I，Carrasco V G I，Subirana J G I.[J]. Applied Sciences，2020，10(15)：5162.

[ 8 ] Daubenmire R F. Plants and environment. A textbook of plant autecology[M]. New York：Cambridge University Press，1948.

[ 9 ] Taberlet P，Bonin A，Zinger L，et al. Environmental DNA：for biodiversity research and monitoring[M]. New York：Oxford University Press，2018.

[10] 彭居俐,王绪桢,何舜平.DNA 条形码技术的研究进展及其应用[J].水生生物学报,2008,32(6)：916‐919.

[11] Takahara T，Minamoto T，Yamanaka H，et al. Estimation of fish biomass using environmental DNA[J]. PLoS One，2012，7(4)：e35868.

[12] Geerts A N，Boets P，Van den Heede S，et al. A search for standardized protocols to detect alien invasive crayfish based on environmental DNA (eDNA)：a lab and field evaluation[J]. Ecological Indicators，2018，84：564‐572.

[13] Ardura A，Planes S. Rapid assessment of non-indigenous species in the era of the eDNA barcoding：a Mediterranean case study[J]. Estuarine，Coastal and Shelf Science，2017，188：81‐87.

[14] Sengupta M E，Hellström M，Kariuki H C，et al. Environmental DNA for improved detection and environmental surveillance of schistosomiasis[J]. Proc Natl Acad Sci U S A，2019，116(18)：8931‐40.

[15] von Gersdorff Jørgensen L，Nielsen J W，Villadsen M K，et al. A non-lethal method for detection of Bonamia ostreae in flat oyster (Ostrea edulis) using environmental DNA[J]. Sci Rep，2020，10(1)：1‐9.

[16] Mérou N，Lecadet C，Pouvreau S，et al. An eDNA/eRNA‐based approach to investigate the life

cycle of non-cultivable shellfish micro-parasites：the case of Bonamia ostreae, a parasite of the European flat oyster Ostrea edulis[J]. Microb Biotechnol, 2020, 13(6)：1807 – 1818.

[17] Sivalingam P, Poté J, Prabakar K. Extracellular DNA (eDNA)：Neglected and potential sources of antibiotic resistant genes (ARGs) in the aquatic environments[J]. Pathogens, 2020, 9(11)：874.

[18] Atlas R M, Maloy S. One Health：people, animals, and the environment[M]. Reston：ASM Press, 2014.

[19] Kleinman R A, Merkel C. Digital contact tracing for COVID – 19[J]. CMAJ, 2020, 192(24)：E653 – E656.

[20] 海南省国民经济和社会发展第十四个五年规划和二○三五年远景目标纲要(摘要)[R/OL]. [2021 – 01 – 29]. http://zw.hainan.gov.cn/hainan/ldhd/202101/e5e52f6678c74478bea957a1b5dd2280.shtml.

[21] Strategic Research Agenda[M]. NCOH；NCOH. 2016.

【致谢】本文撰写参考了 2020 年 12 月 14 日"世界银行全球全健康海南示范项目圆桌会议"咨询专家的建议,参会专家包括陈国强、钱莺娟、方箐、高福、郭晓奎、胡加祥、胡薇、刘光远、江帆、马中、王冰、王云屏、汪力斌、汪洋、邬堂春、许兰、杨俊、姚宇、张录法、周晓农等。本文写作得到了郭照宇和王向澄的协助,在此一并致谢。

第二篇

# 科 学 理 论

# 第二章
# 全健康科学基础与关注领域

韩乐飞[1,2]　孙雅雯[3,4]　张　乐[1,2]　谢　青[5]　郭晓奎[1,2]

## 一、引　言

在全健康领域开展研究与治理工作,需要我们深入认识人与动物,人与环境,人、动物、环境和社会等交叉界面上错综复杂的关系。这样,我们才能从宏观和微观层面有效地识别在人-动物-生态环境的交叉界面产生的健康问题,进而开展研究和治理工作,提高三者的整体健康。本章将对全健康的科学基础与关注领域做一个详细的探讨,内容包括全健康的理论问题、人与动物的关系,以及全健康视角下对环境与生态系统的认识。

## 二、全健康的理论问题

### (一) 全健康的定义

全健康寻求的是广泛的跨部门、跨区域、多学科合作。由于学科交叉的属性,对于全健康的定义和研究范围的边界仍然比较模糊。目前全球多个全健康组织与研究机构给出了相关的全健康的描述或定义,如表 2-1 所列[1]。尽管这些表述不尽相同,但本质上是

---

1. 上海交通大学医学院-国家热带病研究中心全球健康学院,卫生部寄生虫病原与媒介生物学重点实验室,上海(200025)
2. 上海交通大学-爱丁堡大学全健康研究中心,上海(200025)
3. 中国疾病预防控制中心寄生虫病预防控制所,国家热带病研究中心,科技部国家级热带病国际联合研究中心,上海(200025)
4. 世界卫生组织热带病合作中心,上海(200025)
5. 上海交通大学医学院附属瑞金医院,上海(200025)

希望通过跨学科研究和行动促进所有人类和动物物种的整体健康。对全健康定义的不同表述,反映了各个组织倾向的使命和愿景。例如"全健康倡议(One Health Initiative)"将全健康视为一种全球战略,旨在扩大人、动物和环境卫生保健各个领域的跨学科合作和交流。该定义比大多数定义更广泛,涵盖范围更广。尽管还没有一个统一的定义,但全健康的概念正在吸引众多寻求通过加强跨学科合作来改善动物和人类健康的研究热情。而正是由于对全健康领域的弹性理解,它也在吸引不同的群体对人、动物和环境整体健康的关注。

表 2 - 1　各机构对全健康的描述

| 机 构 名 称 | 对全健康的描述 |
| --- | --- |
| 全健康委员会 | 全健康是多个健康科学专业及其相关学科和机构的共同努力,在本地、国家和全球范围内开展工作,以提升人、家畜、野生动植物、植物和环境的整体健康 |
| 联合国粮食及农业组织(FAO) | 一种国际的、跨部门、跨学科的协作机制,在动物—人—生态系统界面上应对并减少传染病的风险 |
| 世界动物卫生组织(OIE) | 虽未给出明确定义,但认为全健康是一种协作的且包罗万象的方法,用以解决全球动物和公共卫生问题。这种合作不仅限于国际层面,还必须转化为国家层面的基础性新范式 |
| 全球卫生网络 | 在人类、动物及其各种环境之间的交叉界面上,通过预防风险和减轻健康威胁的影响,改善健康和福祉 |
| 世界小动物兽医协会下属的全健康委员会 | 全健康或全医学提出通过在临床医学、监测、跨物种疾病控制、教育以及疾病发病机制、诊断、治疗和疫苗研究方面建立合作机制,以整合人类医学和动物医学。该概念涵盖了人、家畜和野生动植物,以及全球变暖等环境变化("环境健康")对这些物种的影响 |
| 全健康倡议 | 在人、动物和环境领域的各个方面扩大跨学科合作和交流的全球战略 |

## (二) 全健康的理论框架

在全健康理念被积极推进之前,还有一些类似的理论框架。其中一个是兽医公共卫生,它描述了人和动物健康的相互作用,在国际组织、政府管理部门和学术界都有广泛的应用。兽医公共卫生最初由 Jamesh Steele 在亚特兰大疾病控制中心构思形成。与全健康相比,兽医公共卫生主要服务于人类界面的公共卫生问题。从概念上讲,它不考虑公共卫生下给动物健康带来的共同利益。

另一个更广泛的概念是"生态系统健康方法"或"生态健康"(Eco Health)。生态健康考虑了生态系统、社会和健康之间不可分割的联系。它寻求深入了解生态过程及其与人和动物健康的关系[2]。例如,使用生态健康方法可以证明,在亚马逊河流域因发生鱼类汞中毒事件而对人类健康造成威胁的根本原因,并非源自上游金矿开采,而是毁林后的土壤侵蚀[3]。生态健康已成为国际生态与健康协会(International Association for Ecology and Health)组织的一项国际学术运动。生态健康是一种系统方法,从数量和质量上解决了非线性系统动力学中的复杂问题。它融入了跨学科方法,在相互学习的过程中连接学术和非学术知识。生态健康涉及从社区到政府当局的所有利益相关者,即研究过程中的参与者。生态健康特别关注性别和社会公平,并通过政策变革、干预和实践改进将理论转化为行动[4]。从这一角度来看,全健康是生态健康概念的一个组成部分。

随着医学科学知识和信息水平的不断发展与深入,学科研究逐渐细化。动物医学研究和人类医学研究逐渐走向了两条不相交的道路,而这种分裂却无法解决现实中的复杂问题。例如,在复杂环境中应对抗菌药物的耐药性,需要重新思考现代动物和人的健康理论,而全健康提供了各自的概念基础和操作前景[5-6]。

有迹象表明,在系统生物学、社会科学和生态学者网络(如恢复力联盟,Resilience Alliance)的各个领域都有趋同的迹象。人、动物和环境之间的相互作用并不简单,它们也是人类环境系统或社会生态系统的重要组成部分[7]。经济学家 Elinor Ostrom 认为,社会生态系统是复杂的、多变量的、非线性的、跨尺度的和不断变化的[8]。人、动物与生态系统有着千丝万缕的联系,无论是自然的还是人为的,都被称为文化和社会系统。生物医学健康科学需要与社会学、经济学、政治学、人类学和宗教等所有与社会系统相关的学术领域互动。同样,也需要与生态学、地理学和所有与环境相关的科学相互作用。所有这些过程跨越多个维度,如从分子到群体。健康可以被认为是社会生态系统的产物,因此我们才会谈论社会生态系统下的健康(图 2-1)。社会生态系统下的健康显然超越了上述的全健康概念。将健康视为社会生态系统的结果,这一点与复杂性理论和系统理论有关。目前,自然资源和生态系统正遭受一些尚未被研究清楚的因素破坏,如气候变化或核灾难等,这些因素无法通过正常的还原论科学方法进行解决。

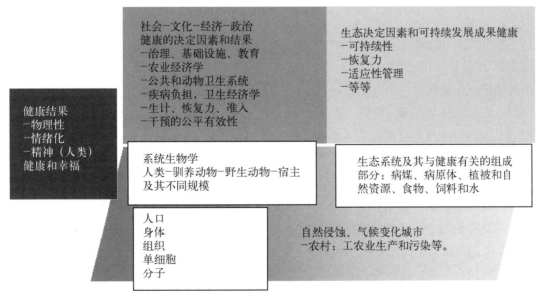

图 2-1 社会生态系统下的人类和动物健康的广义框架,从分子到群体
(斜面)以及社会(深灰色)和生态(浅灰色)相关概念[6]

### (三)全健康的跨学科性

如前所述,全健康是一个科学概念。由于其系统的复杂性,需要开展多部门、跨学科、跨地区的合作。在发展中国家开展卫生服务和动物疾病控制的过程中,研究人员与社区、政府和其他利益相关者需要不断交流沟通。研究人员需定期将研究结果传达给所有利益相关人员,如当地社区、健康工作者、公共卫生和兽医公共健康从业人员,这使得研究过程更加全面,确保了其有效性和社会相关性,也带来较大的影响力[9-10]。全健康研究可有效结合研究过程中学术和非学术知识的融合,研究目的在于改善牧区群众和动物的健康状况,增加其获得保健的机会。学术和非学术利益相关者与知识的接触是一种"跨学科"研究的形式,它是"跨学科方法"的进一步发展,通常结合了不同的学科,即医学和社会科学。Mittelstrass 将"跨学科性"定义为一种超越学科界限的研究形式,可以解决与现实世界相关的问题。总之,"全健康"代表了传统兽医公共卫生和人类健康在跨学科背景下的共同发展。我们的星球正面临着人类和家畜的共同威胁,而全健康概念也受到其挑战[11]。因而,全健康涉及的问题不仅涵盖对比较医学传统概念的理解,也涉及文化、经济发展和生态可持续性之间激烈、不稳定和复杂的相互作用问题。

## 三、全健康视角下人与动物的关系

### (一)人类医学与动物医学的关联

20 世纪以前,通过观察法和比较研究,一些科学家认为对人和动物健康的关注重点将逐渐趋于一致。很多关于全健康的结论均基于推论、经验观察、类比特定疾病和比较解剖学。

16 世纪,Giovanni Filippo Ingrassias 认为,动物医学与人类医学密不可分。18 世纪,徐大春在《论医学的起源与发展》一文中指出:"兽医学的基础和人医学一样全面和微妙,不可能把一个凌驾另一个之上。"18 世纪,里昂第一所兽医学校的创始人推荐在兽医课程中加入人类临床训练时,受到了严厉的批评。然而,19 世纪,随着细胞病理学的出现,Rudolf Virchow 等科学家发现人类和动物发病过程类似,在此基础上,他们对将人医学和兽医学相联系,形成一种比较医学的概念产生了浓厚的兴趣[7,12]。

19 世纪末的病理学研究者,即 Cellular 公司创始人 Rudolf Virchow 和 20 世纪著名的兽医流行病学家和先驱 Calvin Schwabe 是第一批提出"全健康"概念重要观点的科学家。在普鲁士元老院处理牛肺结核的听证会上,Virchow 指出:"兽医学和人医学之间没有科学上的屏障,也不应该有。一种科学经验应该用于发展其他科学。"[12-13]受其与苏丹丁卡族牧民合作的经验影响,Schwabe 创造了"全医学(One Medicine)"这一术语,以此说明人医学和兽医学"没有区别"。这两门科学在解剖学、生理学、病理学以及各物种的疾病起源方面有着共同的知识体系[14]。

人类医学和动物医学所使用的比较医学方法密切相关，也产生了极大的健康互利。人类医学中的大多数治疗干预措施可在动物领域进行改进和试验。但是，随着专业化程度加深，人类医学和动物医学的研究产生了分歧，即使关注的是同一疾病，相互之间却没有建立联系。例如，毛里塔尼亚爆发的裂谷热疫情起初被误认为是人类的黄热病。但是公共卫生服务机构在调查了牲畜服务机构并了解牛流产状况后，才发现是由同一种病毒引发的[12]。

对人、动物和生态环境的全面认识，能帮助我们理解三者的关联方式。人类医学和动物医学通过紧密合作不仅可以直接改善动物和人类的健康和福祉，还可节省资金、缩短发现疾病暴发和采取公共卫生行动的时间。例如，由人医和兽医组成的一个联合小组在乍得的流动牧民社区检查人和动物的健康状况时发现，大多数儿童无法接种全部预防疾病的疫苗。而相较于儿童，更多的牛都接种了疫苗。鉴于此，当地开展了人和动物联合疫苗接种运动，为本来无法获得健康服务的儿童提供预防性疫苗接种。这个案例表明，动物医学和人类医学的密切合作可以产生比单打独斗更好的效果[9,15]。

对人和动物健康给予同等关注是全健康不同于其他概念（如兽医公共卫生、复原健康和生态健康）的重要特征之一，全健康的独特性体现在组织、战略和实践上。复原健康和生态健康则更多考虑了生态恢复力和可持续性。

基于上述特点，我们面临的全健康的挑战在于如何通过高度迭代的过程和行动，展示两种服务方式：医生直接或间接地为动物健康服务，以及兽医为公共卫生服务。我们需要寻找可以定量和定性地测定人和动物健康相互作用程度的办法。目前，一些相关的方法已被开发并应用于调查设计、卫生服务，以及人畜共患病的研究之中。

## （二）人与动物关系中的规范

把人与动物的健康作为提升整体健康的目标，必然需要更深入地理解人与动物之间的关系和纽带。人与人之间的关系受到文化和宗教的规范和价值观的制约，人与动物之间的关系也应如此。驯化野生动物是人类最基本的文化成就之一，利用动物狩猎和饲养牲畜对人类的发展和文化建设至关重要。全健康概念也面临着一系列挑战性问题，如动物观的文化差异及相关评价。因此，全健康需要思考人与动物关系的规范问题（价值观），重点是改善动物保护和福利。全健康意味着人、动物和环境要相互作用，这需要应用系统研究方法来研究生态环境和社会环境的复杂性[8]。

古埃及人将人和动物视为"上帝的同一信徒"，当代的富拉尼人在西非的创造神话中也表达了类似观点。印度医学则受到关于动物和人之间轮回和转世的信仰的影响。根据印度教灵性的各种流派，人和其他生命形式之间没有区别。所有的生命形式，包括植物和动物，都拥有灵魂。这意味着人可以作为动物重生，反之亦然。这种思维方式极大地影响了人对动物的认知和处理方式。与印度教和耆那教相比，佛教要求尽量不要伤害动物。佛教徒平等地对待人和非人动物的生命。在这个方面，观察一个简短的历史和文化演变过程最让人深受启发[16-18]。《圣经》称人类和陆生动物是在同一天被创造的,安息日的规定也暗示了牲畜的休息,这表明了犹太教—基督教《圣经》中强烈的共同创造的态度。在《古兰经》中,动物被认为与人的关系密切[12]。综上,当代人与动物的关系是两极分化的,即对牲畜的无情剥削和宠物的人性化。在全球化经济发展、社会发展和动物福利相矛盾的困境中,文化、宗教及经济因素在很大程度上影响着人与动物的关系,进而影响着人与动物健康更密切合作的潜力。

当代社会,动物被视为是具有高情感价值的人类亲密伴侣,如猫、狗等宠物,或是具有经济价值的简单猎物,如鸡、鸭、鱼、猪等家禽牲畜。从动物的角度,如大型食肉动物,人类也可被它们视为猎物,这是人类对一些野生动物产生恐惧情绪的原因之一,这种恐惧导致了世界上大部分地区的食肉动物已灭绝或濒临灭绝。关于人类是否应该将他们周围被驯服的动物和野生动物视为亲近伙伴的问题正在引起广泛的关注。目前,全球化的畜牧业生产正在不断追求实现利润的最大化。集约化的畜牧业生产,让千千万万的小农摆脱了贫困。然而,人类却很少去关注养殖动物的生存方式。另一方面,人和一些动物又有着非常密切的关系,如宠物猫、狗,人类将这些动物拟人化,视其为家庭成员。我们需要认识到动物也应有权利,而不是单纯被视作没有特定权利的商品。

在不同的文化下,要实现全健康的目标需要理解多种多样合法的观点。我们可以思考:是什么样的个人文化/宗教背景塑造了我们眼中的动物与人的关系?我们对动物的态度影响着我们在经济上或情感上对动物生命的评价。报告全健康研究时,我们还需要从社会、文化和宗教背景等各个视角解释发现的问题。从这些视角来看,动物与人的关系决定于经济框架和社会背景中的价值[19,20]。然而,全健康实践的总体方法显然不应受到任何具体观点的驱动,而应由实际方法的驱动,这种方法有效地汇集了不同学科的资源,以解决有关人和动物群体的优先事项。

### (三) 动物伦理和福利

人类有权利,并不断寻求实现福祉的最大化。我们同样需要思考:动物是否有权利?如果有权利,我们应如何看待它们的福祉。尽管大多数文化和宗教都采取了全面的保护态度,现实情况是世界范围内,跨越不同的文化和宗教,数以百万计的动物正处于可怕且非人道的条件下被饲养、运输和屠宰,因此迫切需要加强对动物保护和福利的监管。

动物多样性有助于生态系统的稳定,广泛饲养牲畜有助于半干旱地区的碳吸收。人类可能会因耕地减少而失去动物。而如果不能适度地饲养牲畜,世界上大部分地区无法供人居住。另一方面,一些疾病会在人和动物之间传播,动物疾病威胁着人类健康和粮食安全。当前一些生态系统正受到不合理的牲畜饲养方法和人类过度开发活动的严重威胁。要维持稳定的生态系统,我们不能对人和动物健康的密切联系和相互依赖视而不见。

耶鲁大学 Rabinowitz 等提出,人类应该改变对动物的看法,从"我们对它们"转变为人与动物"共同承担风险"的态度[21,22]。例如,我们可以思考加拿大萨格奈湾比卢加鲸的癌症高发率的原因。当地白鲸不断地暴露在由人类产生的工业废水中,而白鲸的癌症发病率已成为评价环境质量的一个指标。从"共同承担风险"的角度,人类应在不影响鲸鱼和人类健康的状态下保护环境质量。

从健康、保护生物学和/或生态系统的综合角度来看,动物应该得到更多的重视,并被视为维护和维持生态系统完整性以及全面福祉环节的一部分,相关内容包括动物饲养、动物运输、屠宰实践、动物牵引和野生动物保护。

在全球范围内,大多数牲畜饲养者都能善待着他们的牲畜。然而,在半集约型和集约型生产体系中,动物福利保障显然不足。家畜饲养者应接受一定的培训,为饲养系统中的动物提供一定的福利保障。从动物福利的角度来看,目前的一些做法需要改善。从将牲畜徒步从爱尔兰运送到法国。同样,在发展中国家,小型反刍动物和家禽经常在拥挤的条件下被运输数百公里,途中它们没有水喝,还要遭到毒打。此外,我们需要考虑减少动物在屠宰过程中的痛苦。肉类消费在过去几十年里不断地增长,但从全健康的角度,我们不会单纯提倡素食主义,因为牲畜在亿万小农户的生活生产中发挥着重要作用。

在发展中国家,动物还被用于农业耕作、运输和牵引马车。尽管用于耕作或运输的牛和骆驼通常受到优待,但在运输过程中,马和驴遭受了巨大的痛苦。驴可能是世界上受虐待最严重的动物之一,它们需要更好的治疗和饲养条件。发展中国家对家畜、宠物和野生动物的研究越来越多。然而,我们仍极其缺乏动物试验的有关立法。

从全健康角度来看,疾病负担的概念范围应考虑动物,以反映人和动物生命损失和痛苦的综合值。如道路交通事故造成了数十万野生动物的死亡。道路事故应表述出造成伤亡的人和动物数量。在现代公路规划中,通过建设保护围栏、桥梁和隧道,有效地保护动物的生命安全,确保其安全活动。虽然动物的寿命可以估算,但由于受到不同文化和生产系统规范及价值观的差异,我们无法充分评估公牛犊或育肥猪的预期寿命。关于人和动物疾病负担的综合衡量标准的研究仍在进行,改善动物福利是一个永恒的主题[12]。

## (四) 法律中的人和动物关系

法律对人和动物关系的讨论是一个存在已久的话题。诸多法律规范都有涉及人和动物关系的调整。然而,法律如何界定动物在法律关系中的属性,如何界定动物的法律属性,具体的人和动物之间的法律关系如何处理,仍在不断讨论中。

其实在法律上,人和动物的法律关系是由法律怎么区分人和动物决定的。从一般意义上来说,法律将法律的客体和主体区分开来。人类是法律的主体,具有主体的权利和义务。动物作为法律的客体没有权利。动物的权利取决于人类如何行使人类的权利。然而人类与其他动物不同的独特性越来越受到质疑,人类如何处理动物在法律上变成了一个具有争论性的话题。

动物在法律上的属性是什么?仅仅是一个普通的物体,还是具有某种生命特征的特殊的物品?如何在法律上定义动物的属性,直接关系到了人和动物在法律上的关系。其实作为一种具有生命特征的物体,动物的法律属性不仅仅是简单的物。动物其实是介于人和普通的物体属性之间的某一个程度的"物"。动物的法律属性是更加靠近人这一端的属性,还是更加靠近于普通的物这一端的法律属性决定了法律保护动物的程度的不同[23-25]。法律保护动物的一个基本出发点是承认动物的健康和人类的健康之间具有密切的关系。

### 1. 瑞士法律中的动物保护

瑞士法律可谓有关于动物保护法律的典范。在瑞士联邦宪法中,有多处对保护动物或者说动物的福利进行了规定[12]。截至 2014 年,瑞士是唯一的一个,也是第一个将这项新课题纳入到宪法保护范围的国家。尽管在法律条款中,生物尊严是基于基因编辑和生殖医学技术而言的,但是这个概念不只限定在这两个领域当中,它是建立了一项普通的宪法原则,需要在整个法律体系中得到遵守。尽管生物的尊严没有在宪法当中被定义,但是学者们认为生物的尊严指的是承认某一种动物具有遗传的价值。尽管宪法是基于以人类为中心的视角而编撰的,也就是说人类是站在所有法律关系的中央并且具有主体权利,但是在瑞士联邦宪法当中,非人类的动物也确实具备了一些类似人类的权利,而不仅仅是给予动物法律上的保护。

在瑞士私法中,也就是调整平等主体的法律关系之中,也有一些关于动物保护方面的法律规定。直到 2003 年在瑞士民法典中,动物还是被视作一种普通的物体来进行归类的。从 2003 年以后,瑞士民法典明确表示动物不是普通的物品。这种改变旨在提高动物的法律地位,以及人和他们的宠物发展出的特殊的关系。通过这一项改变,原先传统的二分法就变成了现在的三分法,也就是自然人(法人)、物品和动物。然而这种新的分类法并没有创造出一种关于动物的新的法律地位,动物在普遍意义上来说,还是被作为一种普通物体来对待的。不同的私法,例如在继承法和破产法当中,对动物法律属性的规定不同。

在瑞士,动物的福利是由动物福利法和动物福利条例来规定的,和大多数的欧洲动物福利法一样,瑞士的动物福利法是基于动物保护伦理的概念。动物福利的范畴包括了,如何处理动物、如何饲养动物、如何使用动物以及动物受到人类的侵害。动物福利法主要适用于脊椎动物。动物福利法实际上是平衡人类受益和动物保护之间的利益关系。如果没有合法的利益,那么侵害动物就是不正当的。动物遭受痛苦、恐惧、侮辱、外形发生重大变化、身体功能严重受损,或者超过必要限度的开发利用等情况,是人类对动物进行侵害的主要表现形式。

### 2. 国际法的动物保护

国际法中也有一些对动物保护的法律规定。在欧盟层面关于动物保护的法律有很多。欧盟作为一个超国家的机构,具备一些主权国家的特征。在欧盟层面上,关于动物保护的法律规定很多,覆盖范围也很广,欧盟成员国都有遵守这些法律规范的义务[26-28]。

《关税及贸易总协定》也有一些关于保护动物的法律规定。在《关税及贸易总协定》中有关于动物保护的法律规定,其实是在平衡一种利益,这种利益就是对贸易的限制以及对动物福利的保护。具体说来,一种贸易限制措施,是否可以基于饲养、保存、杀害动物过程中对动物福利保护程度的不同而采取。这其中最有名的就是金枪鱼案。

世界动物卫生组织(OIE)在其规范性文件中,也有一些关于动物福利的规定,例如OIE 的动物卫生法典。世界卫生组织(WHO)的国际卫生条例中也有一些关于动物保护方面的规定,但是在这个条例中,关于动物保护的规定是基于保护人类健康和防止传染病流行的。除此之外,还有一个国际公约《关于濒危野生动植物国际贸易的公约》,该公约的175 个成员国都同意对国际贸易中可能会涉及的濒危动植物进行保护。

通过全健康的视角来观察人与动物的关系是我们加强动物福利保护立法的一个理由。加强动物福利保护立法,将会提升动物的健康,最终促进人类的健康。Wettlaufer 等对法律中的动物保护提出 3 点需要:① 人类健康和动物健康之间的关系需要被法律确认。② 国内各部门之间的合作需要达成。③ 国际组织/国家间的合作需要实现[29]。

## 四、全健康视角下的环境与社会生态系统

人类社区发展出的许多与全健康相关的概念同样适用于生态环境中,反之亦然。由于人类和动物健康之间存在相似性,我们逐渐认识到病原体不仅存在于人与生态环境联系的系统中,同样也存在于动物和生态环境联系的系统中。在这个整体系统内,人类社区或其他动物社区的健康状况变化可能会产生连锁反应。例如,双氯芬酸是一种家畜抗炎药物,在印度地区曾经因为使用双氯芬酸治疗牛的疾病,导致了当地秃鹰数量减少。而秃鹰数量减少导致老鼠和野狗数量增加。由于老鼠和野狗是多种人类病原体的传播媒介,进一步引发了当地狂犬病等相关人类疾病的患病率增加。同时,腐烂动物尸体数量的增加也对水质产生影响,进一步对人类健康构成威胁[12]。

Lackey 认为生态系统健康是一种价值驱动的政策构建[30]。他在著作中写道:某些被认为是"受损"的生态系统可能是另一部分群体眼中"改进"了的生态系统。一个"健康"的生态系统可以是蚊虫肆虐的沼泽地,也可以是同一块被改造成集约化稻田的土地。抛开个人价值观和政策偏好来看,这两种情况都不能被视为"健康的"生态系统。对于淡水生态系统而言,蓄水库的建设可能是"不健康的",但对附近的人类社区供水是至关重要的。在全健康理念下,单一视角的生态健康需要在整体健康视角下进行重塑。

### (一) 生物多样性和传染病传播

生物多样性和疾病发生、传播有着一定的关联。1957 年 Elton 指出,在诸如作物、果园和人工林等简化的生态系统中,病虫害暴发的频率更高,但热带森林的物种和结构多样性比较高,病虫害暴发很少发生[31]。美国对莱姆病的研究表明,宿主的多样性可能会降低该病人类的传播风险。而生物多样性的丧失很可能加大了传染病向人类传播的可能性。但是,Begon 使用分析模型和实证研究发现,由于存在多种宿主物种而导致稀释效应

的可能性微乎其微[32]。尽管生物多样性与疾病风险之间的联系仍需要进一步研究,但在其他一些疾病与生物多样性关系的研究中,也发现了由于宿主多样性增加而导致的稀释和/或扩增效应的证据。例如,Kilpatrick 等发现,美国西南部的知更鸟是西尼罗河病毒的偏好宿主,作为"超级传播者",知更鸟可能提高了西尼罗河病毒的感染率,并最终导致西尼罗河热的流行[33]。

### (二) 全球化、新发疾病、生物多样性和食品安全

新发疾病对生物多样性和全球性食品安全的影响也需要引起关注。Fisher 等的调查表明新兴真菌疾病对动植物和生态系统健康可能带来威胁。例如,真菌引起了 72% 与疾病相关的动物宿主区域性灭绝或全部灭绝,以及 62% 的植物宿主区域性灭绝或全部灭绝[34]。2000 年以后,物种灭绝事件的数量也急剧增加。稻瘟病、小麦茎锈病和马铃薯晚疫病严重影响全球的粮食安全。爱尔兰的马铃薯饥荒是疾病、粮食安全与社会破坏之间联系的经典案例[35]。

### (三) 生物地球化学循环、健康及地球界限

全球环境变化和社会的发展对也能对生态系统产生影响,例如,城市人口增长,机动车数量增加,大气中二氧化碳、一氧化二氮和甲烷浓度增加,肥料消耗,水资源过度利用,热带森林减少,生态系统中营养负荷以及碳、氮和磷大幅增加,导致生态系统发生变化,这些变化影响了传染病和非传染病的发生。同样,有害藻类大量繁殖,释放出多种肝脏、神经和胃肠道毒素,营养负荷增加,对淡水和海洋系统产生了广泛的生态系统和健康影响[12]。

### (四) 社会生态系统及其恢复力

由于人、动物和生态环境是相互作用的,对于他们之间的研究需要关注物理环境及社会环境层面,运用系统性研究的方法,即社会生态系统(social-ecological system, SES)。社会生态系统由"生物-地球-物理"单位及其相关的社会参与者和机构组成[36]。它基于的观点是,人或动物是自然的一部分,而不是与自然分离。因此,社会系统和自然系统的界线是任意且复杂多变的,可因为认识不同而有所变动[37]。

社会生态系统与疾病的潜在关系并不局限于通过患病率来描述的影响;也可以通过适应、调整来应对疾病带来的冲击,这种恢复力能用以对抗外界威胁而维护自身系统的稳定。恢复力较少关注系统内疾病的绝对水平,而关注更高级别的生物多样性系统是否能够更好地抵御疾病相关的冲击。恢复力被定义为:① 系统可以承受的变化量,也可理解为系统可以承受的外部力量,同时在相同的吸引力范围内,并保持对结构和功能的相对控制。② 系统能够自我组织的程度,这是相对于缺乏组织或由外部因素强迫的组织。③ 该系统可以在多大程度上增强学习和适应能力[38]。

　　然而在社会生态系统中,在不同发展尺度与发展进程中,时间与空间的变化和差异,可以由量变到质变,引发整个系统的变化。即使是一个细小且缓慢进展的变量,当它的变化达到系统无法维持现有组织方式时,复杂系统就会因此发生改变。就好比移除一棵树对全球环境整体而言几乎没有影响,但是如果每个人每周砍伐一棵树,这样的影响将会是巨大的。同样,如果任由一种新兴传染病在某地自由传播,而不加以控制,这种传染病很可能会不断扩散,甚至造成全世界大流行。正是由于这些影响,全世界密切关注着每一次地方性高致病性禽流感的新暴发,以判断它是否仅为区域性普通流行或是可能引发全球大流行[39-41]。

　　随着时间的推移,我们将更加深入地了解环境因素和疾病之间的复杂关系。传染病和非传染病的流行病学和生态学新范式也将得到快速发展。生物多样性的作用,被改变的生物地球化学循环及逐渐增多的新造化合物可能对环境带来的普遍影响,以及人类和动植物的疾病和健康动态系统将会是全健康视角下的优先研究领域。此外,人们逐渐意识到,我们正在复杂的自适应系统框架内处理健康问题。从恢复力和社会生态系统的可持续性的角度探讨健康管理(动物、植物和环境),有望为发展中的全健康范式带来新的见解,并推动全健康的发展。

# 五、小　　结

　　全健康是应对全球化时代人类、动物和环境挑战的最佳方式。全健康利用系统思维模式,基于系统动力学建模,将人类社会系统与自然系统结合在一起综合考虑,通过协同干预,促进人、动物和环境共同健康。回顾本章,介绍全健康的理论基础与学科关注的领域。它是人类和动物健康方面的一种附加值,将两类医学结合实现的财政节约或环境服务行为。全健康揭示了人与动物之间的关系和纽带,它应反思人与动物关系的规范层面内容(价值观),强调在跨文化背景下改善动物保护和福利。全健康理念体现了人与动物关系的社会、文化和宗教背景。对于全健康而言,改善动物福利仍然是一个永久的挑战。全健康以跨学科的方式与公众接触,它融入了各种形式的学术和非学术知识,以解决动物-人类-生态环境之间的实际问题。全健康方法嵌入到了生态健康概念思维中,之后进一步扩展到"社会生态系统健康"中,以此解决人类-环境系统的复杂问题。我们正逐步学习在复杂的系统框架内解决健康问题,这将为全健康理论与实践带来新的机遇。

　　全健康是基于"天人合一"的哲学理念,是对"人本主义"的发展和修正。全健康能很好应对地方社区健康问题、城市健康问题、农村健康问题,更是在全球健康领域具有不可或缺的优势。全健康重点关注人、动物和环境界面的健康问题的难点和盲点,其理论核心是健康问题具有整体性、系统性、交互性、协调性和可持续性,所以全健康干预策略注重预警,强调多部门、多学科协同参与解决关注对象的科学、技术和治理难题。未来,全健康运动需要推动更广泛的实践,完善理论体系,实现政策转化。

# 参 考 文 献

[ 1 ] Gibbs E P. The evolution of One Health: a decade of progress and challenges for the future[J]. Vet Rec, 2014, 174(4): 85 - 91.

[ 2 ] Rapport D, Böhm G, Buckinghamn D, et al. Ecosystem health: the concept, the ISEH, and the important tasks ahead[J]. Ecosyst Health , 1999, 5(2): 82 - 90.

[ 3 ] Forget G, Lebel J. An ecosystem approach to human health[J]. Int J Occup Med Environ Health, 2001, 7(2 Suppl.): S3 - S38.

[ 4 ] Charron DF. Ecosystem approaches to health for a global sustainability agenda[J]. EcoHealth, 2012, 9(3): 256 - 266.

[ 5 ] Cardiff R D, Ward J M. and Barthold S W. 'One medicine - one pathology: are veterinary and human pathology prepared[J] Lab Invest, 2008, 88(1): 18 - 26.

[ 6 ] Zinsstag J, Schelling E, Bonfoh B, et al. Towards a One Health research and application tool box [J]. Vet Ital, 2009, 45(2, 1): 121 - 133.

[ 7 ] Zinsstag J, Schelling E, Waltner-Toews D, et al. From "one medicine" to "One Health" and systemic approaches to health and well-being[J]. Prev Vet Med, 2011, 101(3 - 4): 148 - 156.

[ 8 ] Ostrom E. A diagnostic approach going beyond panaceas[J]. PNAS, 2007, 104(39): 15181 -15187.

[ 9 ] Schelling E, Wyss K, Diguimbaye C, et al. Toward integrated and adapted health services for nomadic pastoralists and their animals: a North-South partnership [M]. Dordrecht, the Netherlands: Springer, 2007.

[10] Zinsstag J. Convergence of Ecohealth and One Health[J]. EcoHealth, 2013, 9(4): 371 - 373.

[11] Hirsch Hadorn G, Hoffmann-Reim H, Biber-Klemm S, et al. Handbook of Transdisciplinary Research[M]. Dordrecht, the Netherlands: Springer, 2008.

[12] Zinsstag J, Schelling E, Roth F, et al. Human benefits of animal interventions for zoonosis control [J]. Emerg Infect Dis, 2007, 13(4): 527 - 531.

[13] Saunders L Z. Virchow's contributions to veterinary medicine: celebrated then, forgotten now[J]. Vet Pathol, 2000, 37(3): 199 - 207.

[14] Schwabe C W. Veterinary Medicine and Human Health[M]. Maryland. Sow, A. I. : Williams & Wilkins, Baltimore, 1966: 285 - 335.

[15] Schelling E, Bechir M, Ahmed M A, et al. Human and animal vaccination delivery to remote nomadic families, Chad[J]. Emerg Infect Dis, 2007, 13(3): 373 - 379.

[16] Ryder A W. The Panchatantra[M]//Translated from the Sanskrit by Arthur W. Ryder. Chicago, Illinois: University of Chicago Press, 1964.

[17] Sangave, Adinath V. The Jaina Path of Ahimsa/Vilas Sangave[M]. Solapur: Bhagawan Mahavir Research Centre, 1991.

[18] Digoutte J P. Present status of an arbovirus infection: yellow fever, its natural history of hemorrhagicfever, Rift Valley fever[J] .Le Bulletin de la Société de Pathologie Exotique, 1999, 92 (5): 343 - 348.

[19] Narrod C, Zinsstag J, Tiongco M. A one health framework for estimating the economic costs of zoonotic diseases on society[J]. EcoHealth, 2012, 9(12): 150 - 162.

[20] Zinsstag J, Weiss M. Livestock diseases and human health[J]. Science, 2001, 294(5542): 477.

[21] Rabinowitz P M, Conti L A. Human - animal medicine. Clinical approaches to zoonoses, toxicants

and other shared health risks[J]. Emerg Infect Dis，201，16(6)：1050.

[22] Rabinowitz P M，Odofin L，Dein F J. From 'us vs. them' to 'shared risk'：can animals help link environmental factors to human health[J]. EcoHealth，2008，5(2)：224 – 229.

[23] European Commission (2012) Communication from the Commission to the European Parliament，the Council and the European Economic and Social Committee on the European Union Strategy for the Protection and Welfare of Animals 2012 – 2015[EB/OL]. [2014 – 03 – 18]. http://eur-lex.europa.eu/legal-content/EN/NXT/? uri＝celex%3A52012DC0006

[24] European Commission. Animal Health and Animal Welfare[EB/OL]. [2014 – 03 – 18]. http://ec.europa.eu/food/animals/health/regulatory_committee_en

[25] Favre D S. An international treaty for animal welfare[J]. Journal of Animal & Natural Resource Law，2012，8：237 – 280.

[26] Federal Supreme Court (1989) BGE 115 IV：248 – 255.

[27] Federal Supreme Court (1990) BGE 116 IV：364 – 370.

[28] Federal Supreme Court (2009) BGE 135 II：384 – 405.

[29] Garcia K K，Gostin L O. One Health，One World – the intersecting legal regimes of trade，climate change，food security，humanitarian crises，and migration[J]. Laws，2012，(1)：4 – 38.

[30] Lackey R T. Normative science[M]. Fisheries，2004，29：38 – 39.

[31] Elton C. The ecology of invasions by animals and plants[M]. London：Methuen，1957.

[32] Begon M. Effects of host diversity on disease dynamics[M]//Ostfeld R S，Keesing F，Eviner V T. Infectious disease ecology：effects of ecosystems on disease and of disease on ecosystems. Princeton，New Jersey：Princeton University Press，2008：12 – 29.

[33] Kilpatrick M，Daszak P，Jones M J，et al. Host heterogeneity dominates West Nile virus transmission[J]. Proc Biol Sci，2006，273(1599)：2327 – 2333.

[34] Fisher M C，Henk D A，Briggs C J，et al. Emerging fungal threats to animal，plant and ecosystem health[J]. Nature，2012，484(7393)：186 – 194.

[35] Fraser E D G . Social vulnerability and ecological fragility：building bridges between social and natural sciences using the Irish potato famine as a case study[J]. Ecology and Society，2003，7(2)：9.

[36] Glaser，M，Krause，G，Ratter，B，et al. Human-nature-interaction in the anthropocene. Potential of social-ecological systems analysis[EB/OL]. [2008 – 03 – 01]. https://www.ingentaconnect.com/contentone/oekom/gaia/2008/00000017/00000001/art00018? crawler=true.

[37] Fikret B，Carl F. Linking social and ecological systems：management practices and social mechanisms for building resilience[M]. New York：Cambridge University Press，1998.

[38] Carpenter S，Walker B，Anderies J M，et al.From metaphor to measurement：resilience of what to what[J] Ecosystems，2001，4：765 – 781.

[39] Pickles H. Avian influenza - preparing for the pandemic - using lessons from the past to plan for pandemic flu[J]. BMJ，2006，332(7544)：783 – 786.

[40] Morens D M，Folkers G K，Fauci A S.Emerging infections：a perpetual challenge[J]. Lancet Infect Dis，2008，8(11)：710 – 719.

[41] Krauss S，Webster R G. Avian influenza virus surveillance and wild birds：past and present[J]. Avian Dis，2010，54(1 Suppl)：394 – 398.

# 第三章
# 全健康关键技术的发展前景

艾　琳[1,2,3,4]　田　娜[1,2]　费思伟[3,4]　刘婧姝[3,4]

修乐山[3,4]　胡沁沁[3,4]　殷　堃[1,2,3,4]*

## 一、引　言

　　全健康研究、实施和治理体系建设依赖于关键技术的发展。多机构、跨学科、跨地域的协同合作是全健康"附加值"实现的基础,通过成本效益测量指标的量化,可以评估、优化基于协同合作的全健康研究所产生的"附加值"。社会学决定人类生活和行动能力的社会、经济和文化因素,影响人类追求健康的行为以及为人和动物的健康采取预防措施的能力。综合运用社会学调查与干预技术能够进一步提高全健康方法设计、实施的有效性和可接受性。

　　全健康关注人类、动物和环境的关联性,强调从"人类—动物—环境"健康的整体视角解决复杂的健康问题。其中,人与动物的健康互动可用于教育环境中的动物辅助干预,改善儿童的社交行为和能力;同时,使用动物相伴辅助治疗也有助于缓解人类与压力相关的疾病。食源性疾病监控是全健康领域的重要研究方向之一。目前,风险评估与预警技术

1. 上海交通大学医学院—国家热带病研究中心全球健康学院,国家卫生健康委员会寄生虫病原与媒介生物学重点实验室,上海(200025)
2. 上海交通大学—爱丁堡大学全健康研究中心,上海(200025)
3. 中国疾病预防控制中心寄生虫病预防控制所,国家热带病研究中心,科技部国家级热带病国际联合研究中心,上海(200025)
4. 世界卫生组织热带病合作中心,上海(200025)
* 通讯作者

已成为判定健康风险的标准。全健康视角下的风险评估,要求在动物、人类和生态健康的整体层面上,通过多维度的监测活动和国际间多学科的交叉合作获得更全面的数据,推动食源性疾病综合风险评估的发展。环境卫生是影响人类健康的重要因素之一,通过综合分析环境卫生、健康和社会之间的相互关系,明确关键控制点,可以建立干预措施和反馈过程的动态调节系统,从而选择促进健康、对环境和资源消耗最小的最佳方案,实现全健康的"附加值"。

本文将通过具体实施例分析,阐述包括成本效益测量指标、社会学调查与干预技术、健康教育与健康促进、疾病风险评估与预警技术和环境卫生干预措施在内的 5 个关键技术在全健康研究中的应用。

## 二、成本效益测量指标在全健康研究中的应用

不同学科之间的合作需要时间、财政资源和智力上的投入,这就要求合作需要产生附加值或协同效应。全健康概念中最核心的附加值是拯救人和动物的生命、节省资金和改善生态系统服务。不同的成本效益测量指标在量化全健康研究的附加值发挥重要作用,同时又密切合作产生最大化的附加值(图 3-1)。

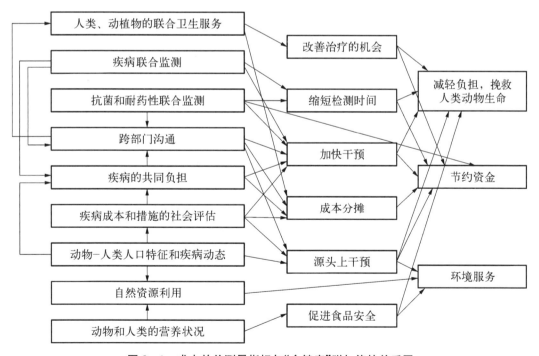

**图 3-1　成本效益测量指标与"全健康"附加值的关系网**

1. 减少疾病确诊时间

跨部门沟通,缩短疾病检测和确诊时间,并在源头进行早期干预。例如,布鲁菌病和

Q热的动物—人疾病横断面研究可以更快地确定人疾病的动物来源[1-2];在乍得的流动牧民中[3],可以证明人血清维生素A的水平取决于牛乳维生素A和β-胡萝卜素含量;评估卫生相关病原体和重金属等污染物的来源[4];加拿大抗微生物耐药性监测综合方案(http://www.phac-aspc.gc.ca/cipars-picra/index-eng.php)同时监督人、动物和环境中抗微生物耐药性。这种综合监测不仅涉及技术能力、设备和人力资源共享,最重要的是需要跨部门沟通和决策。

2. 疾病同分担和成本分担

多部门协作、合理分担疾病成本,进而节约社会成本。跨部门研究疾病,一个部门采取的干预措施可能会给其他部门带来好处,与单一部门相比,跨部门能更全面地了解如何降低社会成本和控制疾病,可增加效益[5-6]。在联合疾病监测系统中,通过共享实验室资源、昂贵的设备和人力资源,可以进一步节约成本。如乍得的结核病实验室可同时处理人和牲畜样品[7-8],因此,节省了管理两个分枝杆菌实验室的财务和人力资源成本。

3. 效益最大干预

有效的评估疾病成本和措施,以实现最大效益的干预。动物和人之间的疾病传播通常是动态的,需要数学模型来解决其非线性过程,这种模型可以结合经济分析模拟不同部门的干预[9-10]。通过该方式,可以在所有相关部门之间确定具有最高杠杆、最大收益和最佳成本效益的干预措施。例如,在一个非洲城市进行的犬—人狂犬病传播模型清楚地表明[10],与单独的人类预防相比,大规模地给犬接种疫苗会在6年后显示出更有效、更优成本效益的结果,而这些效益无法从单独对犬和人进行预防中获得。

## 三、社会学调查与干预技术在全健康研究中的应用

1. 社会科学方法及理论

社会科学是对社会和人类行为方式及其对周围世界影响的研究。它包括一系列学术或科学学科,如社会学、心理学、人类学、经济学、政治学和历史学。社会学决定人们生活和行动能力的社会、经济和文化因素,影响着人们追求健康的行为以及为人和动物的健康采取预防措施的能力。同样,如图3-2所示,社会学方法及理论来源也是多领域的,主要源自共病定义、多物种人种志、食品人类学、生态人类学和民族生态学、经济学、心理学、健康服务系统、兽医人类学以及本土知识。这些科学领域为全健康干预措施的制订提供了更多的方法。

2. 应用综合社会科学方法解决全健康问题

综合应用社会科学方法可以很好地解决全健康问题。科学家运用社会科学方法分析了尼帕病毒的传播模式、解决方案等,从全健康角度看待尼帕亨德拉病毒的出现和管理[11]。为了保证尼帕病毒控制的有效性,提出不仅需要了解导致自然环境变化的社会因素,人类对经济、农业、土地的使用以及驱动这些行为的因素,人类对专家及政治建议的行

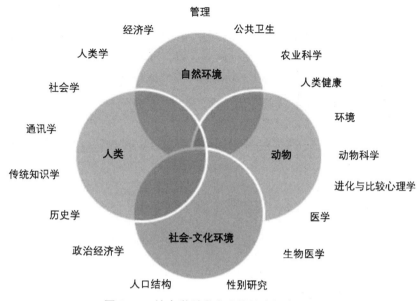

**图 3 - 2 社会学科学方法的综合概念组成**

为反应,以及对蝙蝠、狐蝠的已有看法,还需要从社会科学的视角了解受病毒影响的社区对管理方案的反应,如此才能进一步提高加强全健康方法的有效性、可接受性。

社会科学为全健康干预措施的识别、设计和实施增加了价值,全健康社会科学方法在斐济钩端螺旋体病中的运用就是一个典型的案例。钩端螺旋体病政策和研究框架正是从全健康的角度出发,考虑人—动物—环境背景、社会科学研究所获取的证据,考虑不同年龄、职业和社会群体以及干预时机,而得出的不同干预策略。

## 四、健康教育与健康促进在全健康研究中的应用

人与动物的互动对人类健康和教育产生了诸多积极的影响,此外,使用动物进行辅助治疗比仅由人类采取疾病干预更为有效。

1. 健康教育在全健康研究中的应用

动物在家庭和学校的儿童教育中发挥重要作用,为良好的学习环境、积极的氛围、友好的交流、集中的注意力和放松做出了贡献。人和动物互动可促进儿童的社会情感和认知发展的潜力[12],改善儿童的社交行为和能力[13],提高儿童的自信心[14],增加儿童的同情心[15-17],提升儿童的学习能力和专注力[18]。人与动物互动的积极作用可用于教育环境中的动物辅助干预措施,如用于社交能力的提升、阅读技能的改进等。

2. 健康促进在全健康研究中的应用

动物相伴辅助治疗效果更佳,与动物互动可以缓解与压力有关的疾病。在慢性精神分裂症患者的治疗中,动物的陪伴可以缓解患者的过激情绪,促进积极的情绪,减少沮丧和孤独感[19];在养老院中,老年人与犬相伴可减轻紧张感、混乱感[20];犬的陪伴可缓解痴

呆症患者的烦躁不安情绪[21],并保持镇定;动物陪伴可改善疼痛管理[22],特别是有动物存在的情况下,可减少疗养院和养老院中患者的止痛药用量。研究证实,养宠物的人比不养宠物的人就医频率低、睡眠问题少,且参加体育锻炼更多[23-24];与动物的互动可导致人血浆和唾液中皮质醇的减少,从而缓解不安的情绪[25-26];受试者与宠物犬只进行身体接触会导致催产素水平升高[27-28],从而改善压力反应的调节、稳定情绪和增加彼此的信任度。

## 五、疾病风险评估与预警技术在全健康研究中的应用

风险分析是全健康概念应对食源性疾病的重要组成部分。风险分析包括风险评估、风险管理和风险沟通。其中,风险评估是风险分析的核心部分,包含风险识别、分析以及暴露接触情况评估(图3-3)。目前,风险评估已经成为判定健康风险的标准,尤其是评定国际贸易中可能存在的风险。

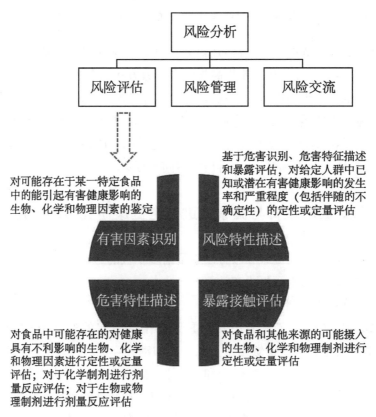

图3-3 风险评估的组成

1. 风险评估程序

风险评估程序并非一成不变的。每一个风险评估过程都是特殊的,需要依据具体情况而定,因此需要不同的评估方法来满足特定需求。而且,风险评估不仅包括终端消费

者,还包括生产商、经销商、社区以及生态系统等。一个理想的风险评估甚至需要在食品生产与分配过程中对风险进行不同权重的评估。例如,对生产者健康、收入、幸福感的评估,对水资源、燃料资源、土地使用以及对微生态、生态的评估等。其中对土地使用的评估还要考虑对生态系统的影响。目前来说,风险评估方法包括定性与定量两种。方法选择取决于具体风险问题、数据可用性以及可获得的资源,例如人力资源与兽医卫生数据等。

2. 疾病风险评估在全健康研究中的应用

克雅氏病是由朊病毒感染引起的神经退行性疾病,其潜伏期较长[29],因此克雅氏病的风险评估需要综合考虑朊病毒传染源、环境、公共卫生、兽医系统、进出口、经济刺激、消费以及食品加工处理的复杂关系。这些复杂关系的特征分析需要在全健康视角下进行概念重建[30],对其中关键利益相关者进行利益权衡。

与变异克雅氏病不同,沙门菌引发的食源性疾病可以在短时间内导致食源性疾病的大面积暴发。沙门菌可能存在于鸡蛋、肉类、牛奶和蔬菜等各种食物中,其对食品的污染可能存在于食品供应量的各个环节。所以,需要从动物饲养到最后上餐桌前的烹饪等各个环节来发现污染源头,以此获得数据后进行风险评估。

用全健康视角进行风险评估是一个多维度问题,需要考虑土地使用、农牧场主幸福感、贸易政策、野生生态、人类健康等诸多方面,需要科学家、政府与直接消费者三者之间的有效沟通才可以实现。为了实现这个目标,需要在动物、人类和生态健康的整体层面上进行评估。风险评估数据需要多维度的监测活动来获得,通过国际间多学科的交叉合作获得更为全面的数据,一起推动全健康领域食源性疾病综合风险评估的发展。

## 六、环境卫生干预措施在全健康研究中的应用

环境卫生是影响人类健康状况的重要因素。随着自然资源的广泛使用以及日益枯竭,如何有效利用自然资源和环境资源已成为最优先考虑的问题。目前尚缺乏改善健康和环境状况的综合方法。全健康方法为研究人类、动物和环境之间复杂的相互作用提供了潜在可行的解决方案,通过研究人类和动物健康的相互作用而获得的延长人类和动物生命、节省资金和改善生态系统服务的附加值。在健康框架下,也在确定关键控制点(critical control points,CCP)的基础上,通过比较评估干预措施,选择可以促进健康、对环境和资源消耗影响最小的最佳方案。通过反馈过程,可以根据任何给定环境的需求调整干预措施。图3-4显示了框架组成部分与干预之间的动态关系。

1. 综合评估框架的应用

越南河南省作为综合评估框架应用的试点,为综合人类和动物卫生系统的研究提供了良好的环境。在该地区,人畜排泄物和废水一起用于农业和水产养殖业。使用物料流分析(material flow analysis,MFA)环境卫生和农业系统中氮和磷的营养流动[31];采用流行病学方法和定量微生物风险评估(quantitative microbial risk assessment,QMRA)

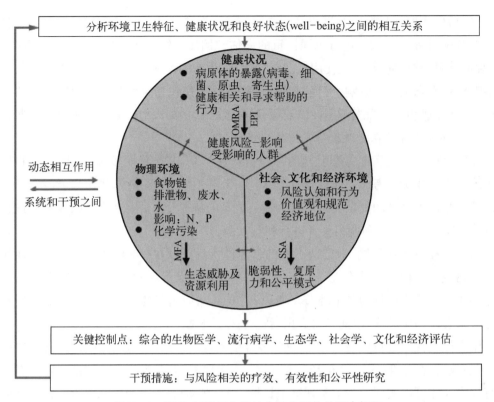

图 3-4 健康、环境卫生和社会综合评估的概念框架

研究废水和排泄物再利用对健康的影响[32-33];利用社会科学研究方法调查人们对健康风险的认知[34],评估人们对废水和排泄物循环利用所造成的健康风险的应对能力。

2. 全健康对环境卫生的益处

越南农业和民用土地的混合使用,凸显了管理人类和动物排泄物对健康和环境风险的重要性,因此需要改良人畜排泄物管理方法,即将废水、人畜排泄物以及农业径流的管理整合到一起,但此项任务需要所有的利益相关者、机构和政策制定者协同完成。人类和动物排泄物的联合处理,彰显了全健康对环境卫生的益处。实现改善人类健康的目标,同时保护生态环境可持续发展,需要多部门协作、各方力量共同完成。全健康办法为管理发展中国家的人畜排泄物提供了一个可行的概念和操作框架,有益于环境、健康和经济的可持续发展。

# 参 考 文 献

[ 1 ] Schelling E, Diguimbaye C, Daoud S, et al. Brucellosis and Q - fever seroprevalences of nomadic pastoralists and their livestock in Chad[J]. Prev Vet Med, 2003, 61(4): 279 - 293.

[ 2 ] Bonfoh B, Kasymbekov J, Durr S, et al. Representative seroprevalences of brucellosis in humans and livestock in Kyrgyzstan[J]. Ecohealth, 2012, 9(2): 132 - 138.

[ 3 ] Zinsstag J, Schelling E, Daoud S, et al. Serum retinol of Chadian nomadic pastoralist women in

relation to their livestocks' milk retinol and beta-carotene content[J]. Int J Vitam Nutr Res, 2002, 72(4): 221-228.

[4] Forget G, Lebel J. An ecosystem approach to human health[J]. Int J Occup Environ Health, 2001, 7(2 Suppl): S3-S38.

[5] Roth F, Zinsstag J, Orkhon D, et al. Human health benefits from livestock vaccination for brucellosis: case study[J]. Bull World Health Organ, 2003, 81(12): 867-876.

[6] Zinsstag J, Schelling E, Roth F, et al. Human benefits of animal interventions for zoonosis control [J]. Emerg Infect Dis, 2007, 13(4): 527-531.

[7] Diguimbaye C, Hilty M, Ngandolo R, et al. Molecular characterization and drug resistance testing of Mycobacterium tuberculosis isolates from Chad[J]. J Clin Microbiol, 2006, 44(4): 1575-1577.

[8] Diguimbaye-Djaibe C, Hilty M, Ngandolo R, et al. Mycobacterium bovis isolates from tuberculous lesions in Chadian zebu carcasses[J]. Emerg Infect Dis, 2006, 12(5): 769-771.

[9] Zinsstag J, Roth F, Orkhon D, et al. A model of animal-human brucellosis transmission in Mongolia[J]. Prev Vet Med, 2005, 69(1-2): 77-95.

[10] Zinsstag J, Durr S, Penny M A, et al. Transmission dynamics and economics of rabies control in dogs and humans in an African city[J]. Proc Natl Acad Sci U S A, 2009, 106(35): 14996-145001.

[11] Degeling C, Kerridge I. Hendra in the news: public policy meets public morality in times of zoonotic uncertainty[J]. Soc Sci Med, 2013, 82: 156-163.

[12] Bass M M, Duchowny C A, Llabre M M. The effect of therapeutic horseback riding on social functioning in children with autism[J]. J Autism Dev Disord, 2009, 39(9): 1261-1267.

[13] Prothmann A, Bienert M, Ettrich C. Dogs in child psychotherapy: effects on state of mind[J]. Anthrozoös, 2006, 19(3): 265-277.

[14] Covert A M, Whiren A P, Keith J, et al. Pets, early adolescents and families[J]. Marriage Fam Rev, 1985, 8(3-4): 95-108.

[15] Daly B, Morton L L. Children with pets do not show higher empathy: a challenge to current views [J]. Anthrozoös, 2003, 16(4): 298-314.

[16] Daly B, Morton L L. An investigation of human-animal interactions and empathy as related to pet preference, ownership, attachment, and attitudes in children[J]. Anthrozoös, 2006, 19(2): 113-127.

[17] Daly B, Morton L L. Empathic difference in adults as a function of childhood and adult pet ownership and pet type[J]. Anthrozoös, 2009, 22(4): 371-382.

[18] Katcher A, Wilkins G G. Helping children with attention-deficit hyperactive and conduct disorders through animal-assisted therapy and education[J]. Inter-Actions, 1994: 5-10.

[19] Souter M, Miller M. Do animal-assisted activities effectively treat depression: a meta-analysis[J]. Anthrozoös, 2007, 20(2): 167-180.

[20] Crowley-Robinson P, Fenwick D C, Blackshaw J K. A long-term study of elderly people in nursing homes with visiting and resident dogs[J]. Appl Anim Behav Sci, 1996, 47(1-2): 137-148.

[21] Perkins J, Bartlett H, Travers C, et al. Dog-assisted therapy for older people with dementia: a review[J]. Australas J Ageing, 2008, 27(4): 177-182.

[22] Darrah J P. A pilot survey of animal-facilitated therapy in Southern California and South Dakota nursing homes[J]. Occup Ther Int, 1996, 3(2): 105-121.

[23] Headey B. Health benefits and health costs savings due to pets: preliminary estimates from an Australian national survey[J]. Soc Indic Res, 1999, 47: 233-243.

[24] Headey B, Na F, Zheng R. Pet dogs benefit owners' health: a 'natural experiment' in China[J].

Soc Indic Res, 2008, 87: 481 - 493.

[25] Odendaal J S, Meintjes R A. Neurophysiological correlates of affiliative behaviour between humans and dogs[J]. Vet J, 2003, 165(3): 296 - 301.

[26] Barker S B, Pandurangi A K, Best A M. Effects of animal-assisted therapy on patients' anxiety, fear, and depression before ECT[J]. J ECT, 2003, 19(1): 38 - 44.

[27] Handlin L, Hydbring - Sandberg E, Nilsson A, et al. Short-term interaction between dogs and their owners: effects on oxytocin, cortisol, insulin and heart rate — an exploratory study [J]. Anthrozoös, 2011, 24 (3): 301 - 315.

[28] Miller S C, Kennedy C, DeVoe D, et al. An examination of changes in oxytocin levels in men and women before and after interaction with a bonded dog[J]. Anthrozoös, 2009, 22 (1): 31 - 42.

[29] Collinge J, Whitfield J, McKintosh E, et al. Kuru in the 21st century-an acquired human prion disease with very long incubation periods[J]. Lancet, 2006, 367 (9528): 2068 - 2074.

[30] Berthe F, Hugas M, Makela P. Integrating surveillance of animal health, food pathogens and foodborne disease in the European Union[J]. Rev Sci Tech, 2013, 32(2): 521 - 528.

[31] Nga D T, Morel A, Hung N V, et al. Assessing nutrient fluxes in a Vietnamese rural area despite limited and highly uncertain data[J]. Resour Conserv Recycl, 2011, 66(9 - 10): 849 - 856.

[32] Duc P P, Nguyen - Viet H, Hattendorf J, et al. Risk factors for Entamoeba histolytica infection in an agricultural community in Hanam province Vietnam[J]. Parasit Vectors, 2011, 10(4): 102.

[33] Pham - Duc P, Nguyen - Viet H, Hattendorf J, et al. Ascaris lumbricoides and Trichuris trichiura infections associated with wastewater and human excreta use in agriculture in Vietnam[J]. Parasitol Int, 2013, 62(2): 172 - 180.

[34] Tu V V, Huong N, Phuc P D, et al. Developing a questionnaire to measure awareness and behaviours of people in relation to wastewater use in agriculture at Hoang Tay commune and Nhat Tan commune, Vietnam[J]. J Public Health, 2011, 22: 14 - 20.

# 第四章
# 全健康研究范式与效果评价

赵翰卿[1,2]　许靖姗[1,2,3,4]　夏　尚[1,2,3,4] *

## 一、引　言

公共卫生研究长期存在一个问题：人类健康和动物健康研究是互相割裂，从而造成资源的浪费和研究的片面性。全健康（One Health）是关于人类、动物和环境整体健康的一种研究方法[1]。全健康研究的整体性决定了其研究涉及面更广且实验数据量更大的特点，这样的研究需要在区域选择、时间跨度、研究级别、研究细节和数据质量等各方面具有数据和结果的可比性[2]。因此，全健康研究离不开科研、政策和科技三个方面的共同协作和共同进步[3]。全健康项目设计需要涵盖以下不同的主题：① 人类健康和动物健康的综合研究，即人兽共患病防治要综合考虑不同疾病类型，以及人与动物、动物与环境的两两相互联系；② 环境因素对人与动物之间相互联系的影响；③ 全健康研究的整体性需要综合考虑公共卫生、环境、兽医、食品安全、水质监测等各方面因素；④ 政策支持和科技支持对全健康研究的重要性。

以上研究主题构建了一个全健康研究理论体系。实地调查是全健康研究的主要研究方法之一，具有样本量更大、样本信息更全面、研究结论更客观等优势，但也存在成本增

1. 上海交通大学医学院—国家热带病研究中心全球健康学院，国家卫生健康委员会寄生虫病原与媒介生物学重点实验室，上海（200025）
2. 上海交通大学—爱丁堡大学全健康研究中心，上海（200025）
3. 中国疾病预防控制中心寄生虫病预防控制所，国家热带病研究中心，科技部国家级热带病国际联合研究中心，上海（200025）
4. 世界卫生组织热带病合作中心，上海（200025）
* 通讯作者

加、时间如何管理、道德约束等多方面问题。面对大规模的人口或动物集群时，如何合理抽样是全健康研究中的一个核心问题。抽样方法一般为分层随机抽样和整群抽样。分层随机抽样是先将总体按一定规则"分层"（例如按省级行政区将全国人口分类），然后在每一类群中抽取相同比例的样本进行探究。分层随机抽样应用时的必要条件为组内差异小，且组间差异大。动物集群的研究通常采用整群抽样方法。整群抽样将总体随机分群，然后抽取某些群中的全部样本进行研究。组内差异大，且组间差异小的研究适合采用整群抽样。

全健康研究有目的地将人类、动物和环境三方面的探究结合在一起，使研究人员在人兽共患病、抗生素耐药性等问题上能寻找到更全面、更高效的解决方案。与此同时，由于全健康研究的规模更大，各国、各部门之间的合作和交流更为密切，各方面的监督和管理也更为严格。

为了有效地控制和消除人兽共患病，需要针对人兽共患病在动物和人之间的动态传播特征开展研究，其研究核心是"动物—人"传播模型。基本繁殖数（$R_0$），也称为有效繁殖数（$R_e$），其定义是在一个易感群体中，单个感染个体在该群体中所产生的第二代感染个体的数量。如果 $R_0 > 1$，传染病会流行；如果 $R_0 < 1$，传染病会逐渐消失[4]。人兽共患疾病按其传播途径可分为：① 动物—人直接接触传播；② 通过病原体及媒介传播；③ 经由环境（如水、土壤、食物）传播。本章将重点关注那些不可在人与人之间传播的人兽共患病，从数学模型的角度阐释这三种传播类型，并重点关注人兽共患病直接接触传播类型，并从经济效益角度分析如何控制人兽共患病。

传播模型是对传染病动态传播过程的数学简化和抽象表述，一般可分为确定性模型或随机性模型[5-7]。此外，传染病模型可以是基于种群或个体，基于种群的模型通常采用确定性模型，基于个体的模型通常采用随机性模型。本章介绍的"动物—人"传播模型的目的是将人兽共患病中动物和人相互联系起来，为人兽共患病干预措施效果的比较提供科学依据。

## 二、直接接触传播的人兽共患病

Keeling 和 Rohani 强调了直接接触传播的人兽共患病"动物—人"传播模型对公共卫生决策的重要性，并提出了一个人兽共患病传播模型的通用框架[7]。跨物种传播是人兽共患病的主要特征，涉及相关宿主的生态学特征，人群感染力取决于动物体内病毒或病原体的数量、人与动物的接触频率和每次接触的感染率，目前已有模型用于评估感染情况[8]。

### 1. 布鲁菌病

布鲁菌病 1990 年后在蒙古出现暴发。研究人员通过建立布鲁菌病"牲畜—人"传播模型，从而开展针对大规模疫苗接种对预防人感染布鲁菌病的成本效益评估[9]。模型研究结果表明，针对牲畜开展大规模疫苗接种不仅对公共卫生有显著效益，而且在社会层面上将产生效益成本比约为 3.1 的经济效益[10]。

2. 狂犬病

在非洲地区开展狂犬病防治工作面临一个难题：如何开展大规模狗狂犬病疫苗接种和人狂犬病暴露预防处置的成本比较。研究人员在乍得设计了"狗—人"狂犬病传播确定性模型[11]，将狗大规模疫苗接种和人暴露预防处置措施参数放入模型进行拟合。结果显示，当狗大规模疫苗接种覆盖率至少达到 70% 时，人狂犬病有效繁殖数 $R_e$ 将接近 1.01，表明人狂犬病可以得到有效控制。同时，研究人员还构建了狂犬病传播随机模型，更好地展现了狂犬病发病模式的自然特性。然而，基于随机过程的模型分析结果显示，在没有任何干预的情况下狂犬病也会发生消亡，这是由于模型随机效应导致的。因此，尽管确定性模型有不足之处，但将其用于干预措施的分析可以免受随机效应的影响。

## 三、经媒介传播的人兽共患病

经媒介传播的人兽共患病数学模型最早由 Ronald Ross 构建的疟疾传播模型，该模型被广泛地应用于确定疟疾传播扩散所需蚊子种群密度的阈值[12-14]。Macdonald 进一步将该模型与环境学和流行病学数据相结合[15]，Rogers 又将 Ross - Macdonald 模型扩展应用到包括人和动物（牛）宿主，分析非洲锥虫病的传播动态变化[16]。自此，经媒介传播的人兽共患病模型主要应用在疟疾、非洲锥虫病、西尼罗河病毒和裂谷热病毒等经虫媒传播的病毒病上。这些模型大多是确定性模型，主要用于研究防治策略在减少疾病传播方面的有效性。

## 四、裂　谷　热

裂谷热（Rift Valley fever，RVF）是一种由病毒引起的人兽共患病，主要通过被感染的蚊子叮咬传染给动物，而人类则通过直接接触受感染动物的血液、体液或组织而被感染[17]。为了评估东非国家肯尼亚裂谷热干预措施的作用，研究人员为牧区牲畜群构建了一个基于个体的传染病模型（individual base model，IBM），该模型反映了牲畜（牛、绵羊、山羊和骆驼）在正常和干旱时期、裂谷热疫情流行与否以及有或无裂谷热疫情控制措施时牲畜种群的变化[18]。基于该模型，可以确定有多少染病牲畜被出售或屠宰，进而估计对人感染威胁。进一步通过模拟分析裂谷热疫情干预的各种措施，估计牲畜感染对人感染风险和牲畜病死率的影响。该模型还可持续跟踪牲畜群体中裂谷热感染水平或疫苗接种后的免疫水平，以确定牲畜不存在后续裂谷热流行的风险。

## 五、经由环境和食源性传播的人兽共患病

动物源性人兽共患病可以通过环境或直接接触方式传播给人类，如感染了炭疽病的

牛可传播人;啮齿类动物的尿液中含有钩端螺旋体病原体,可污染水源,致使人感染;受到沙门菌、弯曲菌或大肠杆菌污染的食物是食源性人兽共患病的主要来源。因此,需要构建模型来分析经由环境和食源性传播的动态过程。构建此类模型的挑战在于人兽共患病感染通过环境和媒介传播,而病原体在环境中存活是由多种因素共同决定的。时间序列分析(ARIMAX)模型可用来描述季节性动态变化,马尔科夫时空模型可用来预测疾病未来的暴发趋势。

"动物—人"人兽共患病传播需要从生态学角度出发构建具体数学模型,收集相关时空数据。本章介绍了两个直接接触传播的人兽共患病的例子,为"动物—人"模型的多部门合作及干预措施的经济效益评价提供了基础。今后的模型研究应着重于:① 解决动物与人之间的异质性和网状传播模式;② 考虑生态边界;③ 构建"动物—人"模型分析跨部门的经济效益,以确定最优干预措施。

从经济学角度全健康可以阐释为人和动物健康的合力将会产生"附加收益"。因此,全健康的核心在于从成本效益的角度整合人和动物健康干预措施。本章将举例说明人兽共患病及其干预措施的成本效益如何在人和动物之间互相转化。

## 六、乍得游牧民与动物疫苗联合接种服务

由于逐水草放牧的生活方式使得乍得游牧民长期不能获得稳定的社会卫生健康服务。有针对疫苗接种的研究表明,游牧民家庭中牲畜疫苗接种率相对较高,而妇女和儿童疫苗接种率却相对较低。针对以上问题,乍得公共卫生部门和兽医机构协作开展疫苗联合接种服务,即兽医机构派出流动人员对家畜牛群进行疫苗接种时,公共卫生部门同步为儿童和妇女进行疫苗免疫接种[19]。联合疫苗接种严格地由公共卫生部门和兽医机构分别为人和动物接种疫苗,但是疫苗冷链和运输可以共同完成。研究表明,格林纳达的疫苗联合接种服务相较于单独的疫苗接种可将成本降低15%。除了有效成本的降低外,疫苗联合接种可以实现向游牧民社区儿童提供疫苗接种渠道。

为了统计游牧民家庭中儿童疫苗的接种率,早期主要依靠疫苗接种人群采集电子指纹[20-21]。随着21世纪前十年移动通信技术的发展,游牧民社区中基于手机通信的健康和人口统计监测技术正在发挥更大的作用[22],可以通过手机通讯的方式收集疫苗接种率和人口基本数据,从而更准确地估算人和动物联合干预措施的成本效益情况。

## 七、蒙古布鲁菌病控制的跨部门分析

布鲁菌病是世界上最重要的人兽共患病之一,牲畜感染可造成晚期流产。人的感染可能发生在工作场合直接暴露接触感染牲畜或者未消毒的牛奶或牛奶制品。人感染布鲁菌病是一种严重的慢性疾病,其特征是反复出现发烧和疼痛,可能会使人长期丧失劳动

力[23-24]。1990年后,随着蒙古国家政治和经济制度的转型,布鲁菌病又重新流行。为了防止人感染布鲁菌病,大规模的牲畜疫苗接种是国际公认可行的干预策略。为了评估大规模牲畜疫苗接种对人群健康的影响,研究人员建立了"牲畜—人"布鲁菌病传播模型。成本效益分析需要考虑私营部门和公共部门以及人类健康和畜牧生产等各个方面的成本和收益,因此,需要从社会学的角度进行分析研究。

全健康经济学分析要求从人兽共患病传播的生物学和生态学机制出发,确定相关的影响因素。一旦疾病传播扩散的动力学过程确定后,就可以基于仿真方法评估针对人或动物干预措施的成本效益。全健康也要求从不同部门视角开展经济评估,研究表明干预措施从跨部门角度具有较高的综合成本效益,如果仅从单一部门开展经济评价可能会得出相反的结论。

## 八、非洲城市狗狂犬病消除

狂犬病是一种病毒性人兽共患病,通过狗咬伤后暴露传播,并广泛存在于非洲和亚洲的城市地区[25]。人被疑似患有狂犬病的狗咬伤后,立即实施暴露后预防措施,可以有效防止人感染狂犬病。此外,通过对狗实施大规模的狂犬病疫苗接种也可有效预防致命的人狂犬病。因此,在非洲城市地区为了防止人感染狂犬病而采取大规模对狗进行疫苗接种,评价此策略的成本效益需要考虑不同的干预措施。研究人员在乍得收集了连续6年狗狂犬病报告病例和暴露人群数量,构建"狗—人"狂犬病传播模型并参数赋值,模拟分析不同干预措施的成本效益[26-27]。研究结果表明,在最初5年采用狗大规模接种疫苗策略成本效益低于采用人被咬暴露后预防干预策略,然而自第6年以后发现采用狗大规模疫苗接种是更加经济的策略。

## 九、埃塞俄比亚牛结核病的成本分析

牛结核病是牛分枝杆菌病原体感染所致,它主要感染牲畜牛,也可以通过未经消毒的牛奶或直接接触而传播给人。埃塞俄比亚关于牛结核病的最新研究表明,城市周边的乳制品生产部门的结核菌素流行率较高,而在农村牲畜的流行率较低[28-29]。通过构建牲畜发展规划系统的生态经济因素模型,利用蒙特卡洛仿真方法开展具有随机效应的模拟分析,进而对牲畜数量、肉类产量、奶类产量和耕地生产力等参数进行了模拟[30]。研究结果表明,及时宰杀患病牲畜可以有效地抑制疫情扩散,而政府补贴牲畜宰杀的损失将有益于全社会的成本控制。

以上4个例子分别介绍了全健康经济学分析的不同方面。乍得游牧民例子表明兼顾人和动物的卫生健康措施可有效降低社会成本。蒙古布鲁菌病例子表明,干预措施的成本效益分析应综合考虑不同的部门。非洲城市狂犬病案例研究强调了通过对狗进行大规模疫苗接种,可以有效减少人的暴露后预防干预需求,通过节省人暴露后的治疗成本,从而产生了净收益。埃塞俄比亚牛结核病研究表明,牲畜发展规划系统模型可以估计畜牧业生产不同系统之间的成本效益差异。

全健康经济学分析主要应用在动物和人的互相作用。目前,尽管研究人类疾病对动物影响的成果非常有限,但是研究表明人类已经成为动物疾病流行因素中的关键因子,然而相关的成本效益分析更加匮乏[31-32],未来研究的焦点将主要集中在动物与人之间的互相作用关系,尤其是人对动物的影响。本章内容表明了采用动物和人健康相关的双向经济分析的优势。全健康概念进一步发展为整体的系统设计,因此,为了动物和人的共同健康,需要进一步关注人与动物之间的相互作用。

全健康研究并不局限于传染病。由于公共卫生部门长期被忽视,实施有效的干预措施大多不属于人的卫生健康领域,而是针对动物宿主或环境。因此,很难为控制人兽共患病提供资金支持。在全球范围内,人兽共患病在低收入国家仍是巨大的挑战,并将继续威胁世界其他地区。新发传染病全球流行的成本可能远高于开展源头控制的成本。因此,对新发或再发人兽共患病需要采取类似全球基金抗击艾滋病、结核病和疟疾的组织原则[33]。全健康经济学分析表明,关注人与动物健康之间的关系将产生重要的附加价值。尽管干预措施可能仅对一个部门而言并不具有成本效益,但如果从全社会角度出发,将所有部门利益综合考虑,会变得具有较高的成本效益。因此,包含所有相关部门的经济学分析已成为全健康方法具有附加收益的核心要素。

# 参 考 文 献

［1］Rabinowitz P M, Kock R, Kachani M, et al. Toward proof of concept of a one health approach to disease prediction and control[J]. Emerg Infect Dis, 2013, 19(12): e130265.

［2］Zinsstag J. Convergence of Ecohealth and One Health[J]. Ecohealth, 2012, 9(4): 371 - 373.

［3］Bardosh K, Thys S. Socio-cultural research on neglected zoonoses in Africa: a literature review analysis[C]. Poster presented at the Ecohealth conference, Kunming, 2012: 120.

［4］Lloyd - Smith J O, George D, Pepin K M, et al. Epidemic dynamics at the human-animal interface [J]. Science, 2009, 326(5958): 1362 - 1367.

［5］Anderson R M, May R M. Infectious diseases of humans: dynamics and control[M]. New York: Oxford University Press, 1992.

［6］Diekmann O, Heesterbeek J A P. Mathematical epidemiology of infectious diseases: model building, analysis and interpretation[M]. Hoboken: John Wiley & Sons, 2000.

［7］Keeling M J, Rohani P. Modeling infectious diseases in humans and animals[M]. Princeton: Princeton University Press, 2011.

［8］Kayali U, Mindekem R, Yemadji N, et al. Incidence of canine rabies in N'Djamena, Chad[J]. Prev Vet Med, 2003, 61(3): 227 - 233.

［9］Roth F, Zinsstag J, Orkhon D, et al. Human health benefits from livestock vaccination for brucellosis: case study[J]. Bull World Health Organ, 2003, 81(12): 867 - 876.

［10］Zinsstag J, Roth F, Orkhon D, et al. A model of animal-human brucellosis transmission in

Mongolia[J]. Prev Vet Med,2005,69(1-2): 77-95.

[11] Zinsstag J, Dürr S, Penny M A, et al. Transmission dynamics and economics of rabies control in dogs and humans in an African city[J]. Proc Natl Acad Sci U S A, 2009, 106(35): 14996-15001.

[12] Ross R. Report on the prevention of malaria in Mauritius[M]. J. & A. Churchill,1908.

[13] Ross R. The prevention of malaria[M]. John Murray, 1911.

[14] Smith D L, Battle K E, Hay S I, et al. Ross, Macdonald, and a theory for the dynamics and control of mosquito-transmitted pathogens[J]. PLoS Pathog, 2012, 8(4): e1002588.

[15] Macdonald G. Epidemiological basis of malaria control[J]. Bull World Health Organ, 1956, 15(3-5): 613.

[16] Rogers D J. A general model for the African trypanosomiases[J]. Parasitology, 1988, 97(1): 193-212.

[17] Clements A C A, Pfeiffer D U, Martin V, et al. A Rift Valley fever atlas for Africa[J]. Prev Vet Med, 2007, 82(1-2): 72-82.

[18] Nguku P M, Sharif S K, Mutonga D, et al. An investigation of a major outbreak of Rift Valley fever in Kenya: 2006-2007[J]. Am J Trop Med Hyg, 2010, 83(2 Suppl): 5-13.

[19] Montavon A, Jean-Richard V, Bechir M, et al. Health of mobile pastoralists in the Sahel-assessment of 15 years of research and development[J]. Trop Med Int Health, 2013, 18(9): 1044-1052.

[20] Weibel D, Schelling E, Bonfoh B, et al. Demographic and health surveillance of mobile pastoralists in Chad: integration of biometric fingerprint identification into a geographical information system[J]. Geospat Health, 2008,3(1): 113-124.

[21] Weibel D, Béchir M, Hattendorf J, et al. Random demographic household surveys in highly mobile pastoral communities in Chad[J]. Bull World Health Organ, 2011, 89(5): 385-389.

[22] Jean-Richard V, Crump L, Moto Daugla D, et al. The use of mobile phones for demographic surveillance of mobile pastoralists and their animals in Chad: proof of principle[J]. Glob Health Action, 2014, 7(1): 23209.

[23] Dean A S, Crump L, Greter H, et al. Clinical manifestations of human brucellosis: a systematic review and meta-analysis[J]. PLoS Negl Trop Dis, 2012, 6(12): e1929.

[24] Dean A S, Crump L, Greter H, et al. Global burden of human brucellosis: a systematic review of disease frequency[J]. PLoS Negl Trop Dis, 2012, 6(10): e1865.

[25] Knobel D L, Cleaveland S, Coleman P G, et al. Re-evaluating the burden of rabies in Africa and Asia[J]. Bull World Health Organ, 2005, 83(5): 360-368.

[26] Frey J, Mindekem R, Kessely H, et al. Survey of animal bite injuries and their management for an estimate of human rabies deaths in N'Djaména, Chad[J]. Trop Med Int Health, 2013, 18(12): 1555-1562.

[27] Kayali U, Mindekem R, Hutton G, et al. Cost-description of a pilot parenteral vaccination campaign against rabies in dogs in N'Djaména, Chad[J]. Trop Med Int Health, 2006, 11(7): 1058-1065.

[28] Tschopp R, Berg S, Argaw K, et al. Bovine tuberculosis in Ethiopian wildlife[J]. J Wildl Dis, 2010, 46(3): 753-762.

[29] Tschopp R, Schelling E, Hattendorf J, et al. Repeated cross-sectional skin testing for bovine tuberculosis in cattle kept in a traditional husbandry system in Ethiopia[J]. Vet Rec, 2010, 167(7): 250-256.

[30] Tschopp R, Hattendorf J, Roth F, et al. Cost estimate of bovine tuberculosis to Ethiopia[J]. Curr Top Microbiol Immunol, 2013, 365: 249-268.

[31] Lowder B V, Guinane C M, Zakour N L B, et al. Recent human-to-poultry host jump, adaptation, and pandemic spread of Staphylococcus aureus[J]. Proc Natl Acad Sci U S A, 2009, 106 (46): 19545 -19550

[32] Thompson R C A. Parasite zoonoses and wildlife: one health, spillover and human activity[J]. Int J Parasitol, 2013, 43(12 - 13): 1079 - 1088.

[33] Zinsstag J, Schelling E, Roth F, et al. Human benefits of animal interventions for zoonosis control [J]. Emerg Infect Dis,2007,13(4): 527 - 531.

# 第五章
# 全健康实施范式案例分析

郭照宇[1,2]　吴哲元[3,4]　苗力元[3,4]　郭超一[3,4]　冯欣宇[1,2,3,4]*

## 一、引　言

　　随着全健康理念被越来越多的地区和专业认可,世界各地的疾病干预和监测项目开始应用全健康作为核心框架。全健康理念的应用包含研究、实施和治理三个层面,其中实施和治理层面的典型案例可以帮助从业人员解构全健康理念的核心元素,了解参与全健康项目将会面对的核心挑战,再因地制宜地重构符合当地条件的全健康理念框架。本章基于真实世界的场景对乍得、蒙古、南非、乌干达等地区的全健康实施范式案例进行整理,结合当地基本情况、疾病监测与干预模式、流行病学和社会经济学评价指标等信息,分析讨论经验与教训,探讨跨部门和跨学科合作模式的研究现状。

## 二、疾病监测：乍得案例

### 1. 当地基本情况

　　乍得有相当大的流动牧民人口,人口普查结果显示,2009 年乍得有 40 万～200 万流

1. 中国疾病预防控制中心寄生虫病预防控制所,国家热带病研究中心,科技部国家级热带病国际联合研究中心,上海(200025)
2. 世界卫生组织热带病合作中心,上海(200025)
3. 上海交通大学医学院—国家热带病研究中心全球健康学院,国家卫生健康委员会寄生虫病原与媒介生物学重点实验室,上海(200025)
4. 上海交通大学—爱丁堡大学全健康研究中心,上海(200025)
* 通讯作者

动牧民。20世纪90年代中期研究发现,乍得流动人口享受初级保健服务的程度远不及常住人口。21世纪初乍得政府和研究人员协商制订了人类和动物联合疫苗接种方案[1-2]。但由于缺乏流动人口基线数据,无法估计疫苗覆盖率[3]。而由于牧民社区的流动性,很难再次定位这些社区。为了克服这些困难,乍得亟需一个新的研究监测方案,以对流动人口和动物数量进行有效统计。

2. 监测方法与指标

乍得湖东南部地区,是牧民在乍得的主要活动区域,他们会在雨季迁移到其他国家。这种迁徙状态,加上基础设施的相对缺乏的情况,使人口规模的估算工作变得更加困难。因此,专家们制订了一种独特的方法来估算季节性的人口和牲畜密度,而非人口总数。随机生成一些全球定位系统(global positioning system,GPS)坐标,并在随后的连续2年中定期访问这些坐标地点。采样期分别为旱季的开始和结束,是靠近湖泊的流动人口最密集的时期,记录这两年内年度间以及季节间的人口和牲畜密度动态变化。

对随机选取的GPS坐标点周围区域进行扫描,选取半径分别为1 km和2 km的圆形区域,识别出所有营地或居民点。假设能见度为500 m,在每个随机坐标点周围覆盖2.5 km半径的圆形区域(图5-1)。征得营地长或村长的同意后,收集该社区内人口和动物种群的信息。通过计算选定区域内的人口和动物密度,来外推估算季节性的人口和动物密度。牲畜密度采用联合国粮食及农业组织(FAO)认可的热带牲畜单位(tropical livestock units,TLU),即牛=0.7 TLU;骆驼=1 TLU;小型反刍动物(羊等)=0.1 TLU;驴=0.5 TLU;马= 0.8 TLU[4]。

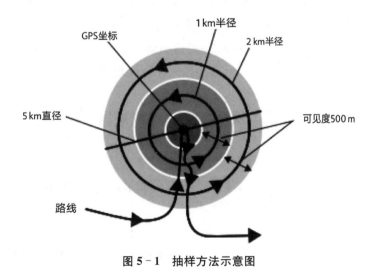

图5-1 抽样方法示意图

3. 监测评价指标

在富伯族、戈兰族和阿拉伯族3个民族中选出20个流动牧民营地。每个营区选择一个混合畜群(定义为定期在一起饲养的牲畜)作为样本牲畜种群。人口统计上,将所有与牧群有关的家庭都被包括在内(每个牧群3~7户)。当地关系密切的家庭选择将各自的牲畜养在一起。这些畜群包括牛、小型反刍动物、驴、马、骆驼和鸡,根据每个物种的性别和年龄分层记录。研究对象包括 579 人、2 869 头牛、1 183 只山羊、1 198 只绵羊、338 头驴、99 匹马、35 头骆驼和 315 只鸡。每 2~4 周对参与社区进行电话访问。

研究中除常规的人口统计信息外,还观察到一些有趣的结果:① 一些社区在旱季结束、牧草稀少时会分成两组人群和牧群,雨季又聚集在一起;② 牛群模型显示,牛群数量正在增长,这与牧民的报告相符;③ 在对妇女的访问中发现,大量妇女妊娠没有活产(24 例孕妇中占 9 例);④ 不同民族的社区迁移路线有各自的模式,与其畜牧业模式一致;⑤ 抽样期间,这些社区几乎没有迁移,登记的死亡人数仅 3 人(皆因病去世);⑥ 参与研究的儿童都没有上学(有些男孩上了古兰经学校)。在乍得,仅有大概平均 29% 的男童和 47% 的女童完成小学学业。

### 4. 社会经济学评价结果

本次研究为一个大规模项目的可行性进行了铺垫。研究人员与当地工作人员利用当地资源工作,到能够扩大到拥有 2 万名参与者的完整移动的决策支持系统(decision support system,DSS),估计成本约为每年每位参与者 10 美元[5]。这种监测系统不仅成本低,而且能提供可靠的实时数据,为目标人群所接受。一个长期的流动人口保健和监测系统可以为许多领域带来好处,包括收集健康和人口数据,以及如关于降雨、干旱、蝗虫等环境信息和谷物、牛奶和牲畜价格等经济信息。另外,鼓励女性参与调查采访,也是提高社会女性权益的一种体现。

### 5. 结论和反思

根据这项小型研究中得到的经验,可以制订出卫生保健及其他社会服务的干预措施。技术进步使 GPS 能追踪移动社区,实时提供有关迁徙信息,使监测和评估成为可能,从而最大限度地为社会服务者提供移动营地在时间、空间上的状态,增加干预措施的覆盖面。研究强调了大型项目亦存在可行性。这种监测系统不仅成本低,而且能提供可靠的实时数据,为目标人群所接受。一个长期的流动人口保健和监测系统可以为许多领域带来好处,包括收集健康和人口数据,以及如关于降雨、干旱、蝗虫等环境信息和谷物、牛奶和牲畜价格等经济信息。实时了解营地地点和人口可以促进健康干预措施的施行,如接种疫苗或健康宣传运动。分摊费用的应急系统将受到当地居民的高度重视。此外,系统还可以密切监测人和动物疾病(如霍乱或炭疽病)的暴发,从而在较短的响应时间内采取控制措施。保健、生态和经济综合信息可用于该地区经常发生的人道主义危机的预警系统,从而促进政府和相关部门及时作出反应。

人和动物种群之间的密切互动和相互依赖,有利于保持一种人和动物和谐共处的状态。人与动物联合调查的方法使人口监测适应了流动人口社区的情况。而至关重要的是,不应将观点局限于健康,而应包括公平使用资源和获得社会服务、土地权利和地方文化习俗等其他相关问题。

## 三、疾病干预：蒙古案例

1. 当地基本情况

蒙古国是世界上布鲁菌病的第二高发地区。1960 年在蒙古进行的第一次全国布鲁菌病调查显示,1.7% 的城市人口和 4.4% 的农村人口血清呈阳性[6]。近年来研究表明,蒙古人布鲁菌病发病率依然很高,每年每百万人中有 605.9 个病例。2011 年,进行了一次全国布鲁菌病血清调查,对 21 个省的 337 个地区的 11 528 个游牧营地的 168 027 头牲畜进行了抽样调查该地区牲畜,包括骆驼、牛、绵羊和山羊血清阳性为 8.0%～57.3%[7]。2014 年一项研究显示,两个省的人群血清阳性率为 27.3%,而 6.2% 的山羊、16.0% 的牛、8.3% 的马和 36.4% 的狗有血清感染[8]。如果没有适当的治疗,布鲁菌病将可能导致永久性致残,影响社会和经济的稳定。近年来,蒙古政府高度重视布鲁菌病防控,并与 FAO 对探索适合其特定国情的布鲁菌病防控策略和措施进行积极探索[1]。2010 年 5 月 20 日蒙古国家大呼拉尔 23 号决议批准"2010—2021 年国家家畜布鲁菌病根除计划",其目标是到 2015 年根除家畜布鲁菌病,到 2021 年达到无布鲁菌病状态。

2. 动物—人布鲁菌病传播模型

线性统计模型不能解释家畜—人的传播动态以及家畜大规模接种疫苗对动物和人疾病的影响,因为他们的关联是非线性的,这需要另一种数学方法来解决。来自动物和人的时间序列布鲁菌病数据可用于开发动物—人数学传播模型。根据蒙古政府 1990—1999 年报告的人间病例数据和家畜血清学数据,研究人员建立了家畜布鲁菌病传播的简单分区确定性模型。该模型为动物—动物、动物—人传播的模拟以及动物灭菌对人布鲁菌病发病率影响的估算提供了参考。从该模型可以看到,随着免疫家畜的比例增加,人的病例数以不同的速率减少[9]。

研究发现表明,在蒙古特定的畜牧业生产体系和畜牧业实践中,与牛源流产布鲁菌相比,羊源布鲁菌更容易传染给人,布鲁菌病的主要传染源是小型反刍动物。然而,考虑到常规报告数据中存在偏见和漏报的风险,以及解释布鲁菌病血清学数据难度较大,研究人员建议对上述研究结果应谨慎进行解释。

人畜间布鲁菌病传播模型与分子流行病学研究相结合,可深入了解人与动物之间的关系,并可量化疾病在家畜、人和宿主之间的传播动态。同时,这些模型也是跨行业经济分析的基础。

3. 人畜联合监测效果与评价

为了了解布鲁菌病从牲畜向人的传播模式,对人和动物同时进行调查可能会揭示感染源、漏报病例的程度以及动物—人传播模型的流行病学联系。仅从动物或人的研究中无法获得这样的结果,因此,动物与人的联合研究会显示出明显的附加价值。

最近蒙古一项关于人和动物布鲁菌病血清阳性率相关性的研究发现,在有可能感染布鲁菌病的农村人群中血清阳性率高达 17%，这表明病例报告数量严重偏低。同时还发现，人血清阳性率与小型反刍动物和牛血清阳性率无显著关联性。在布鲁菌病血清阳性人群中，58.5% 的人至少出现 2 种临床症状，31.5% 的人出现 3 种症状以上，表明该地区布鲁菌病临床病例非常活跃。按照动物的年龄对牲畜血清进行分层，可以得出基本的繁殖比例，即一个被感染个体在未感染的种群中可能引起继发感染的数量。

根据上面提到的动物—人布鲁菌病研究，在动物—人的层面上对布鲁菌病进行评估会受到诊断方法、主要流行菌种以及关系网络和空间异质性的影响。与较小的地理范围相比，在更高空间分辨率下，如国家级水平，则更有可能检测出人与动物之间存在显著关联。对动物和人进行的血清学和细菌学研究相结合是一种强大的方法，可描述布鲁菌病从各种牲畜宿主向人以及牲畜内部传播的特点。更全面的监控系统可以为传染病早期预警带来深远的影响。本文所介绍的横断面研究，是一种积极主动的监测，可显示流行病学间的联系。但同时，人和动物的联合监视也可以是被动监测，因为可以在每个部门记录人和动物的病例，同时确保及时沟通和联合行动计划。在蒙古，根据 1991—2002 年的 10 年官方公布的牲畜血清学数据和人布鲁菌病病例的常规报告，研究人员开发了第一个牲畜—人布鲁菌病传播模型。联合监测也是后续干预措施（如给牲畜大规模接种疫苗）的一个关键因素。疫苗接种覆盖率的调查也可以采用同样的联合方式，即同时评估牲畜疫苗接种抗体情况及报告的人间病例的流行数量。这样的评估将为成功实施高覆盖率的大规模疫苗接种提供良好的依据。

4. 布鲁菌病的跨部门经济学

布鲁菌病导致公共和私人卫生成本增加以及畜牧业生产行业的重大损失。这些成本以一种非线性的方式变化，且取决于传播的强度或干预的有效性。Zinsstag 等提供了这种跨部门经济分析的详细描述。关于布鲁菌病对畜牧业生产的影响，现有的信息很少。同时，布鲁菌病对非洲和亚洲牛以及小型反刍动物繁殖的影响也尚不清楚。现有的研究表明，布鲁菌病主要影响牛群的受精能力并降低牛奶产量。易感怀孕动物的大多数幼崽可能会在"流产风暴"中流产。随后，在布鲁菌病流行的情况下，流产频率将会相对降低。为了进行群体统计学模拟，有研究者分析了生育力总体下降与布鲁菌病血清阳性率之间的关系。研究表明，布鲁菌病导致牲畜生育力下降，即布鲁菌病群体中每头可育雌性牛的年产牛率可以用基线生育率乘以相关的流行率来计算。因此，为了估算畜牧业生产的损失，需要建立全面的畜牧业群体模型。FAO 的畜牧业发展规划系统为此提供了一个很好的案例[10]。例如，可以将人类健康和牲畜生产成本合并到一个更广泛的框架中，以评估布鲁菌病对经济的影响。经济分析是疾病控制和消除过程中的重要步骤，尤其是对于低收入国家和转型国家而言。最终，有效的控制方案需要进行密切的跨部门协调。

5. 实践控制措施的经验与教训

布鲁菌病的实践控制措施需要以有效干预布鲁菌病的基本条件作为保障，主要包括需要完全覆盖干预地区并有足够装备和工作人员的公共或私人兽医服务机构、完善的检测能力，实验室（包括人及牲畜检测）、疫苗冷链、电力保障、补偿机制、动物登记系统等。一旦在家畜中检测到布鲁菌病，就应采取大规模的牲畜疫苗接种，并同时考虑接种对象、部位、时间等多方因素；通过覆盖调查和对人群病例的监测，对大规模疫苗接种进行全面的后续评估，为牲畜大规模疫苗接种的总体有效性提供必要的信息，如果措施可行，这将是布鲁菌病控制成功的一个关键。为此，应对地区和省级兽医和医生进行基本流行病学和统计方面的培训，使他们能够独立规划、执行和分析疫苗接种覆盖率调查和跨部门流行率调查。大规模接种布鲁菌病疫苗计划可进一步与其他干预措施相结合，例如与其他疫苗，包括手足口病（hand-foot-and-mouth disease，HFMD）、牛传染性胸膜肺炎（contagious bovine pleuropneumonia，CBPP）或狂犬病疫苗接种等措施相结合。此外，在控制方案实施范围内，社会行为改变沟通战略应与传统的流行病学干预措施同时实施。这类活动需要社会科学家运用其专业知识有效解决风险行为，如食用未经巴氏灭菌的乳制品、处理流产死胎以及在接触牲畜后洗手行为等，但同时还特别需要结合当地实际情况，以减少布鲁菌病和其他危害比较大的人兽共患病的风险。

综上所述，全健康方案有助于在不同层面控制布鲁菌病，并只有通过人和动物健康的密切合作才能实现更大的获益。

## 四、疾病控制区域性干预：非洲南部案例

### 1. 当地基本情况

牛结核病（bovine tuberculosis，BTB）是撒哈拉以南非洲的地方性疾病，在 54 个非洲国家中有 42 个国家曾报告过该疾病[11]。BTB 的流行率因地区、牛的品种和畜牧业类型而异。外来品种和杂交品种的牛患病率普遍较高，它们比本地品种更容易感染牛分枝杆菌[12]。与传统的农村粗放型畜牧业相比，集约型奶牛养殖系统（通常在城市和城市周边地区）的患病率更高[13]。

在非洲，野生动物中首例 BTB 病例是在 20 世纪初被发现的[14]。后来在南非发现非洲水牛和红水羚是 BTB 水库的宿主[15]。野生哺乳动物都易患 BTB。到目前为止，在撒哈拉以南的非洲地区，至少在 20 多种野生动物（包括食肉动物、杂食动物和食草动物）中发现了 BTB[16]。BTB 的宿主物种数量正在增加。然而，BTB 的流行率研究仍然缺乏，并且确诊病例仅来自非洲南部和东部的 5 个国家。根据世界动物卫生组织（OIE）的数据，54 个国家中有 33 个（61％）几乎没有野生动物 BTB 的数据[13]。

尽管该疾病在牲畜中流行，但在人类中报告的结核病例很少。Müller 等[16]的一项荟萃分析显示，在所有人类结核病病例中，平均 2.8％是由非洲的牛分枝杆菌引起的，并且国家间差异显著。Firdessa 等[17]发现，在埃塞俄比亚，尽管牲畜中 BTB 的流行率很高，但牛分枝杆菌极少引起人类结核病（964 例患者中有 4 例）。

2. BTB 传播模式分析

BTB 的主要传播途径是摄入受感染的未加工动物产品[11]。在大多数工业化国家,通过制订屠宰标准以及对牛奶进行巴氏杀菌,BTB 已被消除或控制。然而,在西班牙和英国结核病的复发,与现有的野生动物宿主有关[18]。该病在撒哈拉以南非洲仍然普遍存在,但经济不发达制约了控制措施的实施[19]。

在过去的几十年里,人们对 BTB 在非洲牲畜、野生动物和人类中的流行情况进行了大量的研究。可惜的是,这些研究很少考虑流行病学和生态学。野生动物具有重要的营养价值和经济价值。对于许多非洲人来说,野味仍然是其摄入动物蛋白质的主要来源。野味也是在世界范围内每年交易达数十亿美元的产业。在许多地方,非洲水牛(BTB 的已知宿主)因其味美且价格低廉,是最受欢迎的一种肉类。到目前为止,撒哈拉以南非洲地区还没有发现因使用野生动物引起的人类 BTB 的病例。然而,这可能更多地反映出疾病诊断的失误,而不是真的没有疾病传播。因此,在撒哈拉以南非洲地区,越来越多的野生动物被人类食用,这就需要更严格的肉类检验规程。

另外,共同使用牧场是野生动物和牲畜之间 BTB 传播的另一个潜在风险。在赞比亚,经常可以看到野生羚羊和家养牛一起吃草。许多食草动物喜欢在老牧场进食,因为那里有牛粪,所以草覆盖很丰富。但由于牛分枝杆菌可以通过牛粪排出并在环境中存活数天或数个月,即使在与动物没有直接接触的情况下,疾病传播仍可发生[20]。

3. 干预效果与评价指标

迄今为止,BTB 的控制与非洲南部野生动物的口蹄疫控制类似,包括扑杀和围栏等策略[21]。所有的方法都有缺点,从效率低下到干扰野生动物迁徙导致野生动物数量减少,甚至大规模死亡。在撒哈拉以南非洲地区,牲畜[22]和水牛[23]的 BTB 疫苗接种研究正在进行中,迄今已取得了一定程度的成功。

在新西兰,帚尾袋貂被认为是外来物种和有害生物,因此当地通过消灭该物种来控制 BTB[24]。然而,非洲野生动物具有经济和环境价值,是非洲遗产的一个组成部分,现在许多物种受到威胁或濒临灭绝,需要保护。而 BTB 在非洲野生动物中广泛传播,因此根除它是不可能的,这体现了农业部门和野生动物部门之间密切合作的重要性。合作不仅应包括疾病管理,还应包括栖息地和土地使用管理,以便野生动物和牲畜能够继续共存,而不对彼此的健康构成威胁。

另外,控制牲畜饲养场中的人兽共患病可能会减轻人类的疾病负担,而且总体而言,这比控制人类中的疾病要容易得多。到目前为止,全健康的概念很少考虑野生动物和生态系统。然而,如上所述,牲畜、人类和野生动物的健康与生态系统健康密切相关。全健康计划的实施涵盖诸多部门,但其重点仍然是管理人类和动物的健康风险[25],而新兴的生态健康的核心重点是生态系统健康,以及生态系统最终如何影响人和牲畜健康[26]。尽管从英国、新西兰等处吸取了关于 BTB 的经验教训,但全健康的概念仍然没有得到充分利用。撒哈拉以南非洲地区对野生动物的重视程度较低,并且还存在着缺乏基础设施(如诊断实验室）、地点偏远、野生动物缺乏良好的诊断性试验、野生动物实地测试的成本和后勤保障困难（如药品成本、精密设备、所需人员数量）等问题[15]。

4. 社会经济学评价结果

在畜牧业中进行 BTB 控制方案的成本分析很少。Tschopp 等[27]证明，埃塞俄比亚农村和城市畜牧系统中，BTB 既不导致资产价值损失，也不导致疾病成本；而在赞比亚，控制 BTB 的成本被证明超过了控制 BTB 的收益[21]。然而，这两项研究的结果必须纯粹从货币角度来解释。实际上，BTB 控制方案带来的收益难以量化，迄今为止撒哈拉以南非洲地区尚未研究其受益。这项分析必须包括野生动物的一个原因是需要评估公共卫生、牲畜和野生动物部门之间的成本分摊计划，其中将包括野生动物的经济价值和回报。目前迫切需要在整个非洲大陆界面进行研究，整合流行病学和栖息地／物种生态学，了解物种之间的相互作用[23]。

BTB 的例子显示了在公共卫生、农业文化和野生动物部门之间实施部门间合作的重要性。另外，也应该与教育和卫生部门，以及生态学家、兽医和生物学家等进行合作。BTB 直接影响牲畜健康，从而间接影响人类健康。BTB 还直接影响生物多样性和野生动植物保护，因此需要全健康与生态健康之间的协同作用。进一步的附加价值包括在各部门之间共享知识和专业技术，进行常见疾病监测，以及共享实验室设施和运输。

5. 经验与教训

撒哈拉以南非洲地区控制 BTB 的全健康方法仍处于起步阶段，特别是在野生动物的流行病控制方面有许多缺陷。人类—牲畜—野生动物之间在本质上是动态的，随着人口持续增长和更多的自然资源被使用，它们将持续发生变化。影响该界面的其他因素包括气候变化和畜牧业的强化等。人类—牲畜—野生动物与环境之间存在相互依存关系，需要在 BTB 控制方面进行部门间合作，将全健康和生态健康方法结合起来，可能会对之前针对 BTB 采取干预措施有强化效果。未来的研究和发展应该包括诊断能力的建立、生态研究、跨部门经济分析、制订适合当地的控制策略，以及对疫苗开发的进一步研究。

## 五、疾病消除综合性干预：狂犬病综合防控策略案例

1. 狂犬病传播模式分析

狂犬病是一种典型的人兽共患病，通常是被已感染的哺乳动物咬伤所致，99％病例的传播媒介是犬，其病死率几近 100％。狂犬病虽致死率极高，但也是一种可完全通过疫苗接种进行预防的疾病，目前主要通过暴露后预防（post-exposure pophylaxis，PEP）和暴露前预防（pre-exposure prophylaxis，PrEP）对狂犬病进行预防[25]。狂犬病虽然可通过疫苗进行预防，但在防控过程中仍存在许多障碍，如由于多种原因被咬伤者无法及时有效获得 PEP、当地卫生机构缺乏疫苗等[26]；大规模犬类疫苗接种运动在一些贫困、偏远地区难以达到并保持足够的疫苗接种覆盖率[27]；有些国家的狂犬病仍不是法定报告传染病，缺乏

或没有全面的人类和动物狂犬病病例监测系统[28]。

2. 疾病消除综合干预措施

One Medicine 在狂犬病防控中突出了公共卫生和动物卫生部门的交流合作的重要性。由于每例人类狂犬病病例都对应一个动物狂犬病病例,每只动物狂犬病病例都可能存在人类暴露。基于这样的机制,通过兽医和人医之间信息共享,兽医部门可通过人类被咬伤事件推断动物狂犬病发病率,公共卫生部门可根据被感染的动物追踪人类暴露的情况。这种基于风险监测的概念不仅效率高,同时对两个部门的经济均有利,已在菲律宾的薄荷岛成功实施此类追踪方法[29]。

两个部门之间密切合作、信息交流的最大优势在于避免了不必要的、昂贵的 PEP 费用。在任何医疗机构就诊的人被动物咬伤事件均应与兽医部门合作,通过共享有关动物疫苗接种状况的信息以及诊断测试的结果,决定是否需要 PEP,同时也可以对其他暴露(人或动物)或同一地区其他病例进行调查,避免疾病进一步传播[30]。

3. 全健康消除干预效果与评价指标

One Medicine 理念扩展至全健康理论,进而强调跨区域国家合作、防控措施针对疾病传播源头。虽然 PEP 能够有效预防人类狂犬病,但专注于人类 PEP 永远不会中断传播,最终只有对宿主进行干预才能消除犬狂犬病。

WHO 鼓励开展大规模犬类疫苗接种运动,将其作为预防人类狂犬病的有效方法之一,狗是流行病学唯一的驱动因素,大规模犬类疫苗接种运动这种方法在 15 年后比单独使用 PEP 更具成本效益。乍得的恩贾梅纳地区,在成功消除狂犬病后无新引入病例的情况下,仅仅只在 5 年后,犬疫苗接种运动费用与单独的 PEP 相比就明显减少了。

如果一个地区成功消除了狂犬病,只要该病在其他地区持续存在,总会有重新引入狂犬病的危险。即使自然障碍阻碍了狗的自由活动,人类的行为也可以将疾病传播到其他地区。法国是一个无狂犬病国家,但经常遭受到境外输入病例的干扰,而媒体对这种输入性狂犬病病例的报道增加了公众的担忧,进而导致 PEP 和狂犬病免疫球蛋白的需求量急剧增加,造成更多的资源浪费[38]。单独国家的行动无法完全消除疾病的干扰,不同国家地区之间必须要联合开展一致的防控措施,共同致力于消除狂犬病。

4. 生态系统健康方法及评价结果

社会生态系统健康理念主要强调社会因素对狂犬病防控措施实施的重要性。社会因素互相交叉,从多方面影响疾病控制。疫苗接种站的位置设定影响疫苗接种运动是否达标,犬主人的参与性影响防控措施的经济成本,文化习俗背景影响人与犬之间的关系等。

面对以上影响因素,健康教育是成功控制狂犬病的关键要素。由于儿童是最容易受到伤害的群体,通过健康教育可以教会他们如何避免与动物冲突。在菲律宾保和省狂犬病消除计划中,教育部将狂犬病防控知识课程纳入小学课程体系中,全省范围内的推广活动覆盖了 182 000 多名 5~12 岁的儿童,约占全省人口的 20%。这项活动扩大了狂犬病消除计划的覆盖面,提高了儿童的防护意识与参与性,对该计划的长期可持续性进行至关重要。

在生态系统健康研究领域,全健康理念得到进一步延伸,在原有基础上考虑复杂的流行病学背景,强调生态系统健康方法。由于美洲大多数家畜都接种了疫苗,家畜传播风险较小,蝙蝠成为美洲人类狂犬病的重要来源[30]。特别是在美国,狂犬病已在家畜中被消除,流行病学已转移到狐狸、浣熊和臭鼬等野生动物物种上[31]。这样的额外疾病宿主只会在疾病消除的最后阶段变得明显。埃塞俄比亚狼仅存在于埃塞俄比亚的高山地带,数量极其稀少,而狂犬病则是造成埃塞俄比亚狼濒临灭绝的一个因素,这种影响对生态多样性是不可挽回的损失。在某些环境下,应通过野生动物狂犬病的控制,去完善犬大规模疫苗接种运动,这需要生物学家和野生动物兽医之间的密切交流。

5. 经验与教训

综上所述,在消除控制狂犬病过程中,全健康综合控制方法具有更明显的优势,并得出以下结论:① 仅通过狗的捕杀或人类 PEP 无法实现狂犬病的消除。要实现消除狂犬病和人类狂犬病零死亡的目标,必须采取大规模疫苗接种运动,并保证覆盖率足够高。② 在5~15年后,狗大规模接种狂犬疫苗和 PEP 的共同进行不但相对于仅采取 PEP 的成本效益更高,并且中断了狗狂犬病的传播。③ 了解狂犬病生态、社会影响因素,对于在当地开展有效和公平的狗大规模疫苗接种运动具有重要意义。

## 六、疾病政策干预:乌干达人类非洲锥虫病案例

1. 疾病传播模式分析

人类非洲锥虫病(human and animal *African trypanosomiasis*,HAT),又名非洲昏睡病或嗜睡性脑炎,属于被忽视的热带病(neglected tropical diseases,NTD),是一种难以诊断和治愈的人兽共患病。HAT 威胁着撒哈拉以南非洲地区超过 6 600 万人的健康,每年造成 300 万头牛的感染,并每年造成超过 40 亿美元的经济损失[32]。HAT 有两种亚型,其临床症状并不典型,诊断方式和治疗方法均不相同,如果疏忽治疗将会致命[33]。罗德西亚锥虫(*trypanosoma brucei rhodesiense*,r‐HAT)引起的急性锥虫病,病例会在 6个月内致死,这种急性病例占总病例数的 5% 左右;冈比亚锥虫(*trypanosoma brucei gambiense*,g‐HAT)会引发一种慢性锥虫病,慢性病例占总病例数的 95%。r‐HAT 和 g‐HAT 有着相对严格的地理分布,因此对于疑似 HAT 的病例,首先要进行溯源的流行病学调查。如果患者由 r‐HAT 感染引起,可以使用苏拉名 PT‐Pases 抑制剂。如果患者由 g‐HAT 感染引起,可以使用喷他脒抗感染药。美拉胂醇对 2 个亚种都有效果,但因毒性较大仅在晚期使用。开发新型、有效且广谱的杀虫剂可以有效控制 HAT 的死亡率[34]。HAT 的治疗完成也并不意味着患者已经治愈了,体内仍可能潜伏少量抗原变异的虫体,几个月后虫体大量增殖会导致复发。因此,治疗后 1~2 年的随访非常重要。随着全球化的进展,人口流动逐渐增加,输入性 HAT 的病例数量也逐渐增加,2017 年中国也报道了 2 例 HAT 病例。

乌干达是非洲唯——一个存在 2 种 HAT 的国家。1908 年,超过 30 万人死于急性 HAT。直到今天,乌干达的 50 个地区仍处于 HAT 的威胁中。HAT 在乌干达的报道数量明显低于实际病例数量,研究表明 92% 的 HAT 由于症状混淆未被报道,比如与疟疾症状相混淆。另外,由于 2 种 HAT 都在乌干达地区流行,症状重叠,确诊的难度变大,医疗资源变得紧缺。检测锥虫最常见的方法包括血液、淋巴结穿刺液体和脑脊髓液检查。在乌干达的研究有助于了解 HAT 不同类型间的异同,在全健康理念下对 2 种类型 HAT 开启防控工作的探究。

乌干达锥虫病防控协调办事处(COCTU)是乌干达锥虫病控制委员会(Ugandan Trypanosomiasis Control Council,UTCC)的正式秘书处,位于乌干达农业、畜牧业和渔业部(Uganda's Ministry of Agriculture,Animal Industries and Fisheries,MAAIF)之中,这样的架构有助于政策的执行和协调。COCTU 是乌干达全健康理念的核心,负责协调 HAT 相关政策、进行相关基础研究并成果转化、建立各方的联系并对数据进行汇总和分析。UTCC 项目的顺利进行得益于在 1992 年率先颁布了《UTCC 法》,给每个部门的职能进行了详细合理的定义。UTCC 的项目实施委员会包括 1 名首席研究员、2 名联合研究员、5 名秘书处人员(包括兽医学、临床医学、通讯与数据、财务和行政专家)和 4 名学术机构代表。UTCC 主要有 9 个大部门,职能分别是:动物卫生、农业、地方政府、环境保护、旅游业和野生动植物、财政计划和经济发展、土地、外交事务[35]。

乌干达在全健康的理念下于 2006 年引入了一个政府和社会资本合作机构(public private partnerships,PPP),名称为"Stamp Out Sleeping Sickness (SOSS)",该项目由投资公司、COCTU、爱丁堡大学和马克雷雷大学联合成立。PPP 项目可以实现较高的经济效率和时间效率,有助于增加基础设施项目的投资资金来源。针对非洲有限的医疗资源,招商引资的模式起到了很好的效果。SOSS 项目提出了针对牛的 3 年期规划,内容包括牛的诊断和治疗、药剂的注射和喷洒、定期抽样复查。SOSS 着重于使用杀锥虫药的应用和普及,向采采蝇(Glossina)的易感地区喷洒杀虫剂可以防止牛再次被感染。为了防止牛在治疗后再被感染,可以使用溴氰菊酯杀虫剂。另外,研究机构还对试剂的价格进行了分析,确保制订出经济有效的防控方案。在教育方面,SOSS 与学校进行了合作教学,积极开展 HAT 相关课程的设置,推出了 MinTracs 计划,在兽医专业学生学习的最后 1 年将进行取样、治疗、喷洒和诊断的培训,并与社区合作,让兽医专业学生动手实践。SOSS 和 COCTU 的合作体现了全健康理念在人兽共患病领域的应用。在 HAT 的治理过程中,政府的复杂决策能力得到了提升,交流网络和协调机构可以有效地帮助政策推行。第一期的 8 周中,马克雷雷大学的医学生成功治疗了乌干达北部 5 个地区大约 25 万头牛,使 HAT 的患病率降低了近 70%[36]。

随着 SOSS 影响力的扩大,许多慈善机构、非政府组织和传统政府部门表示对这一项目感兴趣。为了规范这些机构的投资、提升投资的利用率,乌干达提出了发展因子债券(development impact bonds,DIBs)[37]。债券的模式可以吸引大量私人资本,有效缓解非洲国家的经济问题。如果投资的项目没有达到预期效果，投资者将承担损失。如果投资达到了预期效果，国际捐助机构将以利息偿还投资者。这种模式提升了投资者的参与积极性，实现了社会建设成果共享和财务回报。设计 DIBs 需要了解经济因素与 HAT 相关指标间的动态联系，框架模型结构可以帮助设计者建立这种体系。整体化的模型不仅为债券提供了反馈信息，还量化了锥虫病相关因素之间的关系，从流行病学的角度分析数据间的动态联系。在这一框架下，HAT 可以探索更有效的干预措施。

2. 政策干预效果与评价指标

政策干预的效果主要通过减少的疾病量、伤残调整生命年（disability adjusted life year，DALY）、节省的健康类支出和节省的经济财政支出来进行评价。DALY 是指从发病到死亡所损失的全部健康寿命年，包括因早死所致的寿命损失年（years of life lost，YLL）和疾病所致伤残引起的健康寿命损失年（years lived with disability，YLD）两部分。表 5-1 是通过模型预测的 SOSS 项目评价指标趋势，以每年 800 例病例和 80% 的漏报率作为基准线。这个框架还能帮量化 HAT 流行率和干预措施之间的关系，在这个框架中疾病控制的经济效益和流行病学变化动态地联系在一起。

表 5-1  通过模型预测的 SOSS 项目政策干预评价指标趋势

| 年份 | 避免的 HAT 病例 | 避免的 DALY | 节省的健康类支出（美元） |
| --- | --- | --- | --- |
| 1 | 584 | 10 956 | 116 856 |
| 2 | 737 | 13 816 | 147 354 |
| 3 | 790 | 14 819 | 158 051 |
| 4 | 783 | 14 687 | 156 648 |
| 5 | 756 | 14 178 | 151 217 |
| 6 | 691 | 12 963 | 138 261 |
| 7 | 561 | 10 528 | 112 288 |
| 8 | 371 | 6 965 | 74 285 |
| 9 | 191 | 3 588 | 38 364 |
| 10 | 80 | 1 509 | 16 086 |
| 总数 | 5 545 | 104 009 | 1 109 313 |
| 折扣总额（20%折扣率） | 2 661 | 49 919 | 532 420 |

3. 社会经济学评价结果

自 2006 年起，UTCC 分两个阶段干预治疗了乌干达北部 7 个地区 500 000 多头牛。通过 SOSS 项目建立伙伴关系后，大规模治疗降低了 75% 的患病率，并减少了 90% 人类病例。根据已发表的数据得出结论，通过 SOS 干预可以使 HAT 感染率显著下降，到 2015 年已经节省了（150～400）百万美元的人类保健费用。通过 SOS 实施的《以牛为活饵的限制性杀虫剂应用协议》（*The Restricted Application of Insecticide using cattle as live bait for tsetse protocol*，*RAP*）也为贫困社区带来了每头牛每年 30 美元的利润和每户 110 美元的平均年收入增长。由于每年约有 100 万头牛接受治疗，每年能增加 3 000 万美元乌干达地区的生产力[38]。

2021 年乌干达地区针对杀虫剂成本效益的研究显示，喷洒 25％、50％和 75％的牛群的效益成本分析得出的平均效益成本比为 3.85、4.51 和 4.46；额外每增加 25％的牛群喷洒 1 次，增加的效益成本比分别为 11.38、3.89 和 0.79。这表明对 50％的牛群喷洒有更高的投资回报率，此后收益减少。合理的药量使用和成本控制可以帮助当地农户可持续的发展[8]。

4. 经验与教训

在乌干达地区，HAT 曾被认为是一种无法治疗的疾病。COCTU 在全健康理念引领下的介入使得当地建立了高效的沟通网络，使得当地的政府高层、职能部门、科研部门和当地居民建立了互信机制，并克服了资源调动、法律法规和后勤服务等障碍，最终逐渐加强和优化 HAT 的监测和防控，以改善当地居民、牲畜和生态系统的健康和稳定。

在计划的实施过程中也出现了一些挑战，比如一部分人认为动物健康是一种私人的受益，应该由受益者（牲畜的拥有者）来支付；另一部分人认为该计划达成的是群体层面的健康，应当由国家来支付。在 SOSS 项目最后采取的方案是第一阶段的消除锥虫运动是对牛的饲养者免费，后期维持疾病低水平的喷洒治疗费用由饲养者承担。第一阶段行动使动物损失降低，饲养者感受到经济效益后，会更有意愿支付后期的维护费用，并形成正反馈。另外，在 HAT 的药物研发方面也出现了很多阻碍，约 90％病例发生在正遭受冲突或社会动荡的国际和地区，这些不可预测的因素给临床试验带来了很大的负面影响[39]。理想的药物是口服、安全、对两型 HAT 均有高疗效，快速诊疗点和更敏感的分子筛查工具也是未来研究的重点。这些目标的达成，需要政府和机构在全健康理念下共同努力。

# 参 考 文 献

［1］Schelling E，Bechir M，Ahmed M，et al. Human and animal vaccination delivery to remote nomadic families, Chad[J]. Emerg Infect Dis,2007,13(3)：373 - 379.

［2］Zinsstag J，Schelling E，Wyss K. Potential of cooperation between human and animal health to strengthen health systems[J]. Lancet,2005, 366(9503)：2142 - 2145.

［3］Schelling E，Wyss K，Diguimbaye C，et al. Towards integrated and adapted health services for nomadic pastoralists and their animals：a North - South partnership［M］// Handbook of Transdiciplinary Research. Heidelberg：Springer, 2008：277 - 291.

［4］Jahnke H E. Livestock production systems and livestock development in tropical Africa[M]. Kiel, Germany：Kieler Wissenschaftsverlag Vauk,1982.

［5］World Bank(2011). Primary completion rate,(％ of relevant age group)│Data│Table. ［2013 - 10 - 30］. http://data.worldbank.org /indicator /SE.PRM.CMPT.FE.ZS?order＝wbapi_data_value_2012＋wbapi_data_value＋wbapidata_value-last&sort＝asc.

［6］宋健兰,田莉莉,狄栋栋,等.蒙古人畜布病防控措施及其对我国的启示[J].中国畜牧杂志,2014,50

(20): 52 - 57.

[ 7 ] Pappas G, Papadimitriou P, Akritidis N, et al. The new global map of human brucellosis[J]. Lancet Infect Dis, 2006, 6(2): 91 - 99.

[ 8 ] Tsend S, Baljinnyam Z, Suuri B, et al. Seroprevalence survey of brucellosis among rural people in Mongolia[J]. Western Pac Surveill Response J, 2014, 5(4): 13 - 20.

[ 9 ] Zolzaya B, Selenge T, Narangarav T, et al. Representative seroprevalences of human and livestock brucellosis in two Mongolian provinces[J]. Ecohealth, 2014, 11(3): 356 - 371.

[10] De Garine - Wichatitsky M, Caron A, Kock R, et al. A review of bovine tuberculosis at the wildlife-livestock-human interface in sub - Saharan Africa[J]. Epidemiol Infect, 2013, 141(7): 1342 - 1356.

[11] Vordermeier M, Ameni G, Berg S, et al. The influence of cattle breed on susceptibility to bovine tuberculosis in Ethiopia[J]. Comp Immunol Microbiol Infect Dis, 2012, 35(3): 227 - 232.

[12] Swai E S, Schoonman L. Differences in prevalence of tuberculosis in indigenous and crossbred cattle under extensive and intensive management systems in Tanga Region of Tanzania [J]. Trop Anim Health Prod, 2012, 44(3): 459 - 465.

[13] Paine R, Martinaglia G. Tuberculosis in wild buck living under natural conditions[J]. J Comp Pathol, 1929, 42: 1 - 8.

[14] Munyeme M, Munang'Andu H M. A review of bovine tuberculosis in the kafue basin ecosystem[J]. Vet Med Int, 2011, 2011: 918743.

[15] Katale B Z, Mbugi E V, Kendal S, et al. Bovine tuberculosis at the human-livestock-wildlife interface: Is it a public health problem in Tanzania? A review[J]. Onderstepoort J Vet Res, 2012, 79(2): 463.

[16] Müller B, Dürr S, Alonso S, et al. Zoonotic mycobacterium bovis-induced tuberculosis in humans [J]. Emerg Infect Dis, 2013, 19(6): 899 - 908.

[17] Firdessa R, Berg S, Hailu E, et al. Mycobacterial lineages causing pulmonary and extrapulmonary tuberculosis, Ethiopia[J]. Emerg Infect Dis, 2013, 19(3): 460 - 463.

[18] Naranjo V, Gortazar C, Vicente J, et al. Evidence of the role of European wild boar as a reservoir of Mycobacterium tuberculosis complex[J]. Vet Microbiol, 2008, 127(1 - 2): 1 - 9.

[19] Ayele W Y, Neill S D, Zinsstag J, et al. Bovine tuberculosis: an old disease but a new threat to Africa[J]. Int J Tuberc Lung Dis, 2004, 8(8): 924 - 937.

[20] Jha V C, Morita Y, Dhakal M, et al. Isolation of Mycobacterium spp. from milking buffaloes and cattle in Nepal[J]. J Vet Med Sci, 2007, 69(8): 819 - 825.

[21] Caron A, Cross P C, du Toit J T. Ecological implications of bovine tuberculosis in African buffalo [J]. Ecol Appl, 2003, 13(5): 1338 - 1345.

[22] Ameni G, Vordermeier M, Aseffa A, et al. Field evaluation of the efficacy of Mycobacterium bovis bacillus Calmette - Guerin against bovine tuberculosis in neonatal calves in Ethiopia[J]. Clin Vaccine Immunol, 2010, 17(10): 1533 - 1538.

[23] De Klerk L M, Michel A L, Bengis R G, et al. BCG vaccination failed to protect yearling African buffaloes (Syncerus caffer) against experimental intratonsilar challenge with Mycobacterium bovis [J]. Vet Immunol Immunopathol, 2010, 137(1 - 2): 84 - 92.

[24] Nugent G. Maintenance, spillover and spillback transmission of bovine tuberculosis in multi-host wildlife complexes: a New Zealand case study[J]. Vet Microbiol, 2011, 151(1 - 2): 34 - 42.

[25] Zinsstag J. Convergence of Ecohealth and One Health[J]. Ecohealth, 2012, 9(4): 371 - 373.

[26] Charron D F. Ecosystem approaches to health for a global sustainability agenda[J]. Ecohealth, 2012, 9(3): 256 - 266.

[27] Tschopp R, Hattendorf J, Roth F, et al. Cost estimate of bovine tuberculosis to Ethiopia[J]. Curr

Top Microbiol Immunol，2013，365：249 - 268.

[28] Mwacalimba K K, Mumba C, Munyeme M. Cost benefit analysis of tuberculosis control in wildlife-livestock interface areas of Southern Zambia[J]. Prev Vet Med，2013，110(2)：274 - 279.

[29] Gautret P, Labreuil C, Seyni M, et al. Effect of media warnings on rabies postexposure prophylaxis, France[J]. Emerg Infect Dis,2011, 17(6)，1131 - 1132.

[30] Belotto A, Leanes L, Schneider M, et al. Overview of rabies in the Americas[J]. Virus Res,2005，111(1)：5 - 12.

[31] Rupprecht C E, Smith J S, Fekadu M, et al. The ascension of wildlife rabies：a cause for public health concern or intervention[J]. Emerg Infect Dis,1995，1(4)：107 - 114.

[32] Okello A L, Bardosh K, Smith J, et al. One Health：past successes and future challenges in three African contexts[J]. PLoS Negl Trop Dis, 2014,8(5)：e2884.

[33] Wastling S L, Picozzi C L, Wamboga C, et al. Latent Trypanosoma brucei gambiense foci in Uganda：a silent epidemic in children and adults[J]. Parasitology,2011,138(12)：1480 - 1487.

[34] Wastling S L, Welburn S C. New techniques for old diseases I. Diagnostics for human sleeping sickness — sense and senstivity[J]. Trends in Parasitology, 2011, 27(9)：394 - 402.

[35] Waiswa C, Azuba R, Makeba J, et al. Experiences of the one-health approach by the Uganda Trypanosomiasis Control Council and its secretariat in the control of zoonotic sleeping sickness in Uganda[J]. Parasite Epidemiol Control, 2020,11：e00185.

[36] SOS — Stamp out sleeping sickness — About SOS. Center for Global Development and Social Finance Development Impact Bonds Working Group Report（2013）[R /OL]. [2021 - 04 - 25]. http://www.stampoutsleepingsickness.org /about-sos-.aspx.

[37] Cwa C, Ra C, Jm B, et al. Experiences of the one-health approach by the Uganda Trypanosomiasis Control Council and its secretariat in the control of zoonotic sleeping sickness in Uganda — ScienceDirect[J]. Parasite Epidemiol Control, 2020, 11：e00185.

[38] Okello W O, MacLeod E T, Muhanguzi D, et al. Controlling tsetse flies and ticks using insecticide treatment of cattle in Tororo district Uganda：cost benefit analysis[J]. Front Vet Sci, 2021，8：616865.

[39] Baker C H, Welburn S C. The long wait for a new drug for human African trypanosomiasis[J]. Trends Parasitol, 2018,34(10)：818 - 827.

# 第六章
# 全健康治理体系构建与作用

方　圆[1,2,3,4]　苗力元[1,2]　艾　琳[1,2,3,4]

李慧敏[1,2]　郑金鑫[3,4]　王向澄[1,2,3,4] *

## 一、引　言

　　全健康治理体系的构建在世界范围内逐渐被越来越多的国家和国际组织所重视。在健康综合服务体系、动物全健康治理体系、生态环境与粮食安全等方面，各国政府和国际组织力图克服各领域出现的挑战和困难，取得了构建全健康治理体系的宝贵经验，总结出值得借鉴和推广的范式。本章选取新西兰、肯尼亚等国家以及世界卫生组织（WHO）已经开展或正在开展的全健康治理体系构建的案例加以阐述。

## 二、健康综合服务体系的构建与作用

　　综合的全健康服务在健康促进、疾病预防、诊断、治疗、疾病管理、康复和保守治疗服务的连续范围内实现全民健康覆盖至关重要。与城市中心相比，越来越多的流离失所者、

1. 上海交通大学医学院—国家热带病研究中心全球健康学院，国家卫生健康委员会寄生虫病原与媒介生物学重点实验室，上海（200025）
2. 上海交通大学—爱丁堡大学全健康研究中心，上海（200025）
3. 中国疾病预防控制中心寄生虫病预防控制所，国家热带病研究中心，科技部国家级热带病国际联合研究中心，上海（200025）
4. 世界卫生组织热带病合作中心，上海（200025）
* 　通讯作者

流动人口、移徙人口和偏远农村社区人口无法从政府或私人卫生服务中得到平等受益。这些地区的卫生不平等归因于获得新的诊断和治疗技术的机会减少[1-2]。

在兽医服务方面,国家兽医服务部门负责确保动物健康、动物源食品的安全和重大动物疾病的控制以及兽药的质量控制。在某些国家,兽医服务机构还负责监测和控制野生动植物疾病[3]。因此,控制人兽共患病可以保护人类和动物的公共健康,从而造福整个社会。

综合的全健康医疗服务具有巨大的发展潜力。与全健康(One Health)服务相关的"综合"在很大程度上表现为"综合监测"。这意味着至少两个卫生部门之间共同确定社区的服务需求,并且进行了跨部门规划,以此使服务更具社区效益的方法。因此,对健康的联合监测会取得更好的效果[4-5]。此外,在全健康服务中可能存在其他参与者,且服务的样式结构也表现出多样化,传统/本地从业人员以及正规、非正规、传统和现代医疗部门均可加入[6]。有效的民族医学实践和传统的卫生保健网络也可成为全健康的综合服务内容[7]。

另外,疫苗接种仍然是对人类和动物健康至关重要且有效的干预措施,并且逐渐成为野生动物健康管理中的重要工具。人类和动物的疫苗接种计划可能会经历疫苗供应的周期性缺乏,以及政府服务中基础设施限制或维护不善的情况。动物疫苗接种实施不力或疫苗质量低劣不仅会给畜牧业造成经济损失,而且当针对人兽共患病的疫苗无效时也可能对人类健康构成威胁。

但是,建立综合的跨部门协作存在障碍。某些障碍是由机构之间的官僚主义责任划分造成的,其他问题涉及预算约束、机构能力不平等、文化差异、信息交流的局限性、缺乏共同愿景以及阻碍横向工作等因素[3]。尽管公共卫生在治疗保健方面的资金不足,但与环境或动物卫生机构相比,人类卫生部门有更多的人力和财力资源投入于疾病的控制。例如,在肯尼亚应对裂谷热的事例中,卫生部投入的人员比兽医部门的人员数量多5倍,这些可为合作和资源共享创造进一步的激励机制。此外,也可以在财政部的指导下,不同机构之间共享预算项目。同样,对基于新计划和策略的公平性分析也可以帮助评估这些计划是否能够满足人们的需求[8]。

## 三、动物全健康体系的构建与作用

在过去的 20 年里,以自然为基础的旅游业持续驱动经济增长,新兴疾病控制方法的出现使人们不再把围栏作为控制疾病的首要选项,再加上日益增加的生态保护问题,这些变化引发了人们对重建大型开放景观的思考。目前,非洲南部正尝试实验性地在选定区域重建开放牧场[9-10],其中,最突出的例子是跨界保护区(transfrontier conservation areas,TFCAs)的发展。开发 TFCAs 的主要原因包括重建生态过程,如大型哺乳动物迁徙。更大的保护区同样对于保护更多的植物和动物物种、保证生态系统能适应不断变化的气候有重要意义。

向更开放的牧场迁移,需要制定一系列社会、法律制度与政策,以有效管理大型开放景观;需要发展新的共同财产制度,包括不同形式的土地保有权、财产和资源管理权的制度管理;也需要面对开放牧场导致的更广阔的人兽共患病传播范围带来的疾病控制挑战。在此背景下,野生动物保护协会提出"AHEAD"倡议,即"动物和人类健康促进环境与发展(Animal & Human Health for the Environment and Development)"倡议,并在几个地区进行开发 TFCAs 的实践。在大林波波 TFCA 进行的野生动物、牲畜和人类健康与福祉之间相互关系的跨学科研究中,一些健康状况制约因素被人们发现;在卡万戈赞比西TFCA,南部非洲发展共同体颁布决议,呼吁各成员国采用基于商品的贸易和其他"非地理"方法进行口蹄疫管理。同时,在该地区从口蹄疫感染区生产可出口肉类的试验中,通过经济分析发现,采取"非地理"疾病控制方案,在优化经济和环境权衡、最大限度地提高经济回报以及有效整合基于牲畜和野生动物的产业方面具有极大潜力。

在全健康背景下探讨南部非洲向开放景观回归的新趋势,人们所面临的一个关键问题是开放景观和多物种系统的回归是否可以改善生计,使人类、动物乃至整个生态系统更加健康。新趋势也引发了几个生态、社会和经济问题:社会文化方面,暂时没有适当的机构来管理多物种制度;经济方面,以自然为基础进行土地规划,促进了经济增长,然而,许多与资源管理和将公共财产资源收益公平分配给个人和家庭有关的关键问题仍有待解决;人类、动物和生态系统健康方面,由于野生和家养动物与人类之间的联系,以及疾病管理策略,均在不同规模上影响土地使用、人类生计和经济发展,人兽共患和非人兽共患疾病及其对南部非洲牧场生态健康的影响仍有待探索。

综上所述,全健康方法给关于南部非洲土地使用、围栏和疾病管理的探索带来的最大贡献,主要是揭示了跨学科和跨部门方法对解决恢复开放系统以及维护其可持续性所面临的一系列关键问题的重要性。然而,要实现更大规模的开放系统,仍有许多问题需要解决[11]。目前,从封闭转向开放系统的价值还远远被低估[12],在问题得到解决之后,社会、经济、生态三方面都将获益更多。

## 四、植物全健康体系的构建与作用

饥饿和营养不良会降低人体免疫力,甚至患病。另外,还导致劳动力减少,耕种效率降低,影响农业生产[13]。在全健康体系中,植物健康作为其中的一部分却通常被忽视。

在全健康中,植物健康的理念并不局限于植物病害防治,还包括了植物与人类、动物健康间的关联。其主要基于 4 个因素:粮食和饲料保障、食品和饲料安全、农业生产、药用植物。

在跨领域合作方面,近年来的 3 大健康主题,全健康、农业与健康,以及生态健康,均致力于通过农业、农林、牲畜、渔业、环境、政策、人文等跨领域合作、学科交叉以促进人类健康。但这些理念所涉及的项目大多致力于对禽流感、严重急性呼吸综合征(SARS)等传染病的防控,很少涉及植物健康。其中一个原因是研究植物病害的科研人员缺乏与人医和兽医间的交流。且除极少数外,植物病原体几乎不感染人类或动物。

通过加强膳食营养和健康的相互联系,这一人与植物的重要纽带,植物健康逐步渗入到人类与动物健康体系。联合国营养常委会提出了通过农业促进均衡营养的 10 项关键建议。ProMed‐mail 是一个国际疾病网络直报系统,目的是"向全球迅速发布传染病暴发和严重接触影响人类健康的毒害物质的信息",其中包括人类、动物以及植物的传染病。此外,一些国际组织和项目也逐渐将植物健康纳入它们的研究体系。英国"远见"计划梳理了英国和撒哈拉以南非洲地区,对人类、动物和植物健康的威胁因素,将植物健康放在更宽泛的背景下,为部门间合作提供新思路[14]。

美国著名植物病理学家 Browning 提出了建立一个包括研究、培训、教育和推广的国家植物健康系统[15],对植物健康的管理不能仅限于泛泛的防护。病原诊断是实际农业生产中最为需要的,但普通农民很少掌握专业技术[16]。植物健康的科研人员又往往只对某些特定的植物病害进行研究,这导致不能及时地对植物病害作出诊断和应对,尤其是在发展中国家[17]。只有当新出现的疾病造成重大损害或构成重大威胁时,植物健康才会暂时得以重视[18]。

从事人类和动物研究的实验室拓展植物病原诊断的业务,是未来跨领域健康合作的新方向。目前,国际间联合诊断新发和罕见植物病害的能力较弱。国际应用生物科学中心向发展中国家提供植物病害诊断的专业服务,虽然其下属的植物智慧诊断和咨询服务不断收到世界各地的样本,但还有很大的提升空间。

综上所述,植物健康已在一定程度,或某些领域对全健康作出了一定贡献。但仍处于相对弱势,需要更广泛的合作和资源整合,以在促进人与自然可持续发展上发挥更大的作用。

## 五、粮食安全与食品安全全健康体系的构建与作用

在世界上许多地区,尤其是中低收入国家,周期性的粮食短缺和饥饿,以及相关的疾病发生非常普遍。2012 年,萨赫勒地区的饥荒波及了 1 800 万人口,近 100 万儿童面临因急性营养不良而死亡的威胁[19]。

微量营养素的缺乏被称为隐性饥饿,这在发展中国家普遍存在,特别是在偏远地区[20]。其中缺乏维生素 A 和锌对儿童的影响最为严重[21]。牧民群体在营养结构上受到季节性牧区迁移的影响,具有其特殊性。他们的饮食主要以牛奶和谷物为主,很少食用水果和蔬菜[22-23]。这些人群中,维生素 A 状况与牲畜的维生素 A 状况呈正相关。人血清维生素 A 的含量直接依赖牛奶中的含量,而牲畜的维生素 A 水平依赖于牧草中可利用的类胡萝卜素含量[24]。监测牧草中的类胡萝卜素、牲畜牛奶中的维生素 A 水平以及人体血液

中维生素 A 含量的季节性变化,并结合遥感影像跟踪牧场的面积和牧草质量,有助于当地制订合理的干预措施,提高牧民的膳食营养水平。

另外,婴幼儿发育不良、严重消瘦和宫内生长受限,这些重要的公共健康问题,均与维生素 A 和锌缺乏有关。在发展中国家,与食物摄取不足有关的营养不良可表现为急性或慢性营养不良。慢性营养不良导致发育迟缓,这是由持续的营养摄入不足引起的。缺乏足够的食物会造成严重后果,特别是在生命的最初几年,成长和认知发展都会受到影响[25]。

预防所有这些类型营养不良的关键是提供充足的富含微量元素、能量和蛋白质的食物。在乍得农村进行的一项调查显示,5 岁以下严重营养不良的儿童经常食用蛋白质含量相对较低的食物。利用当地的动物源食品,能提供易消化的营养物质和必需氨基酸,以补充营养。除了肉类,鱼和家禽也有助于改善营养不良,但在当地往往不容易获得。畜牧业的产量影响着发展中国家的人均蛋白质摄入水平[26-27]。

另一种形式的营养不良是营养过剩,指食物摄入过量,特别是营养失衡。多年来,营养过剩一直是发达国家的主要问题,然而这一问题在发展中国家也日益凸显。此外,膳食结构平衡也很重要。在一些地区,动物源产品对于满足饮食需求可能是必不可少的,但某些动物产品的过度食用可能加剧某些疾病的发生,如增加心血管疾病的风险[28]。

同时,食品不安全和营养不良也会增加某些传染病的机会性感染。营养不良是疾病的一个主要危险因素[29],直接和间接造成全球半数以上儿童死亡,包括肺炎、腹泻、疟疾、麻疹和艾滋病病毒[30]。

总而言之,全健康理念的采用可解决粮食安全、营养不良和健康不良问题,最大限度地改善人类、动物和环境生存条件的重要手段。

## 六、全球治理中的全健康体系构建与作用

自 1948 年 WHO 成立以来,不断变化的全球政治和占主导地位的国际组织左右着卫生健康与社会经济之间的关系[31]。早期欧洲卫生机构和美国领导的卫生组织之间就出现过紧张的政治关系。WHO 作为国际卫生领域"无可置疑的领导者"的角色在 20 世纪末受到严重挑战[31-33]。至 20 世纪 60 年代和 70 年代,由于前殖民国家的独立和美国民权运动等社会主义运动的蔓延,社会经济改革得到了加速。因为成员国有 2/3 来源于发展中国家[34],WHO 的任务从国家政治冲突转为发展中国家对推进卫生政策的新要求[31-32]。至 20 世纪 80—90 年代,发达国家对 WHO 的中央管理缺乏信心[35],WHO 遭到进一步质疑,原因是 WHO 的预算资金超过成员国提供资金。但是,在 1998—2003 年挪威前首相格罗·哈莱姆·布伦特兰博士领导的 WHO,见证了"全球卫生十年"高速发展期[36]。而 2003 年以后,无数由外部资助的卫生伙伴和联盟(如梅林达—盖茨基金会、美国的艾滋病紧急救援计划组织)等慈善组织活动日益频繁,WHO 的技术指导与领导能

力被其他组织分散，从而形成了多组织、多中心卫生研究机构的协同发展现象，导致WHO在全球卫生事务中进一步失去牵引力[33]。

随着艾滋病的出现到全球流行以及 SARS 的暴发，全健康的理念慢慢渗透到全球卫生体系中，这就引入全健康政治化概念，一个问题的政治化（与安全性有关），以前不是公众的主要问题，但如流感之类的安全问题可以从非政治领域过渡到政治领域，并最终进入国家健康安全领域[37]。另外一个全球公益理论是全球公益（global public good，GPG），为建立在健康保障基础上的全球健康对策提供了一个合理的政治说法。GPG 可以被视为在全球范围内具有重大跨界利益的公共产品[38]。而在传染病控制方面，全健康原则与GPG 理论部分相一致。全健康重新加强现有的卫生系统和对疾病的控制，也促进了全球卫生系统的发展与区域全健康地方政治网络体系的建立。如亚洲和非洲正在出现许多全健康网络，对地方性人兽共患病采用全健康方法进行干预[39-40]。

全球卫生领域估计就有超过 40 个双边捐助者、26 个联合国机构、20 个全球和区域基金以及 90 个全球卫生倡议[41]。但是在应对影响世界各国的全球性疾病，就需要一个系统的体系能够协调各个机构或者联通多部门与地区合作的一个整体框架。

全健康是应对 21 世纪人类、动物和环境挑战的必备条件-在复杂的生态系统中识别、控制和管理人类和动物疾病，并降低其风险[42-44]。当然在全健康可持续发展时，需要考虑发达国家和发展中国家健康发展的需求。这就要求健康卫生项目计划的设计需要从跨学科角度进行系统性设计，纳入环境、社会文化和社会政治研究调查，考虑影响传染病控制策略的实施等。培训、教育和专业知识的援助可在发展中国家发挥关键作用，培育出复合型的全健康人才，使地区、国家和区域决策者能够探索出该地区或国家成功的全健康模式。

## 七、全健康治理：从科学到政策

将全健康概念应用于基于科学的政策的发展和执行并不是一个新想法，但在过去 10 年中，随着人们越来越意识到有必要让跨学科团队参与解决复杂问题，团队可能包括动物和专业医疗人员、野生动物专家、生态学家和农业经济学家等。在科学家、行业利益攸关方和政策制定者之间发展良好的伙伴关系也有助于改善交流，这是成功接受政策的一个关键组成部分。在采取"全健康"方法时应考虑的另一个重要因素是"善治"的必要性。随后将使用来自新西兰的案例研究来说明在政策制定中使用全健康方法的附加价值，以及在将科学转化为政策时采用综合跨学科方法的好处。

2007 年，新西兰发布了一项生物安全科学战略——《保护新西兰：新西兰生物安全战略》[45-46]，该战略认识到，实现良好的生物安全成果依赖于多学科、多部门的方法以及负责生物安全的不同政府机构之间的合作。

新西兰此前从未在家禽中发生过高致病性禽流感（highly pathogenic avian

influenza，HPAI）病例。禽流感的监测包括针对野鸟和家禽的主动和被动监控计划[47-53]。迄今为止，只在野鸭中报告了禽流感病毒[54-57]，但在候鸟的样本中没有[58]。

在新西兰监测计划中取样的候鸟包括斑尾鹬（*limosa lapponica*）和红腹滨鹬（*calidras canutus*）。这些物种在 9 月底到 11 月抵达主要的北岛米兰达岛后不久就被捕获[53]。海岸鸟之所以成为目标，是因为它们的迁徙路线，从亚洲的北极地区和北美延伸开来[59]。2004 年新西兰政府实施了加强的主动和被动监测，以应对 H5N1 病毒在亚洲各地的传播，以及对其经由东亚抵达新西兰的担忧。

流行病应对计划需要协调一致的全球行动以及国家一级的行动。善治是必不可少的，新西兰已与在亚太区域开展活动的其他国家和国际组织发展了良好关系。在国际层面，为了加强全球努力发现和处理潜在疾病威胁，联合国粮食及农业组织（Food and Agriculture Organization，FAO）、世界动物卫生组织（World Organisation for Animal Health，OIE）和 WHO 联合开发了一个框架，用于国家进行对话和谈判来解决人类—生物—生态系统界面的健康风险与挑战[60]。

此外，OIE 和 FAO 这两个处理跨界动物卫生问题的主要机构发起了《跨界动物疾病逐步控制全球框架》。在这一框架下，OIE-FAO 区域动物卫生中心向成员国提供技术支持，并评估国家和区域项目。这种区域和国家的联合努力通常会为综合疾病预防提供更强有力和可持续的政治支持，并促进彼此的信任、透明度和合作。

新西兰政府已经制定了一套文件来概述禽流感应对中众多参与者的角色和责任[61-62]。"整体政府"方法被应用在对影响人类和动物的禽流感病毒株的防控措施，这体现在卫生部、环保部和初级产业部就生物安全活动签订的谅解备忘录中。应对甲型流感的"政府整体"方法建立在国内和外部安全协调（domestic and external security coordination，DESC）系统的基础上，该系统概述了对每个机构将提供的信息和资源的预期[62]。新西兰所有生物安全应对计划的基础是《1993 年生物安全法案》，之后由初级产业部牵头制定了《危险生物应对政策》和《禽流感病毒应对政策》，以应对可能危害人类、环境和经济发展的生物体的反应[61]。

在上面提供的例子中，我们用案例研究说明了为预防和控制传染病制定科学政策的一些成功和挑战。同时，要想有效地使用全健康方法还应确保社区参与和公共教育[63]。

# 参 考 文 献

[1] Wyss K, Moto D D, Callewaert B. Constraints to scaling-up health related interventions: the case of Chad, Central Africa[J]. J Int Develop, 2003, 15(1): 87-100.

[2] Schelling E, Grace D, Willingham A L 3rd, et al. Research approaches for improved pro-poor control of zoonoses[J]. Food Nutr Bull, 2007, 28(2 suppl2): 345-56.

[3] World Bank. People, pathogens, and our planet: volume one — towards a one health approach for controlling zoonotic diseases[J]. World Bank Other Operational Studies, 2010.

［4］Tanner M，Lengeler C，Lorenz N. Case studies from the biomedical and health systems research activities of the Swiss Tropical Institute in Africa［J］. Trans R Soc Trop Med Hyg,1993,87(5)：518－523.

［5］Tugwell P，de Savigny D，Hawker G，et al. Applying clinical epidemiological methods to health equity：The equity effectiveness loop［J］. BMJ (online)：2006，332(7537)：358－361.

［6］McCorkle C M，Green E C. Intersectoral healthcare delivery［J］. Agriculture & Human Values，1998，15(2).

［7］Last M. Professionalization of indigenous healers. Medical Anthropology：contemporary theory & methods［M］. New York：Praeger，1996：374－395.

［8］Victora C G，Huicho L，Amaral J J，et al. Are health intervention implemented where they are most needed? District uptake of the integrated management of childhood illness strategy in Brazil，Peru and the United Republic of Tanzania［J］. Bull World Health Organ，2006,84(10)：792－801.

［9］Knight A T，Driver A，Cowling R M，et al. Designing systematic conservation assessments that promote effective implementation：best practice from South Africa［J］. Conserv Biol，2006,20(3)：739－750.

［10］Rouget M，Cowling R M，Lombard A T，et al. Designing large-scale conservation corridors for pattern and process［J］. Conserv Biol,2006，20(2)：549－561.

［11］Cumming D，Biggs H，Kock M，et al. The AHEAD (Animal Health for the Environment And Development) — Great Limpopo Transfrontier Conservation Area (GLTFCA) Programme：key questions and conceptual framework revisited［EB /OL］. http：//wcs-ahead. org /workinggrps_limpopo.html

［12］Bateman I J，Harwood A R，Mace G M，et al. Bringing ecosystem services into economic decision-making：land use in the United Kingdom［J］. Science，341(6141)：45－50.

［13］Rice A L，Sacco L，Hyder A，et al. Malnutrition as an underlying cause of childhood deaths associated with infectious diseases in developing countries［J］. Bull World Health Organ，2000，78(10)：1207－1221.

［14］Foresight. Detection and Identification of infectious diseases project［EB /OL］. http：//webarchive. nationalarchives.gov. uk /20121212135622 /http://www. bis. gov. uk /assets /foresight /docs /infectious-diseases/one-year_review_-_report_-_may_2007

［15］Browning J A. One phytopathologist's growth through IPM to holistic plant health：The key to approaching genetic yield potential［J］. Annu Rev Phytopathol,1998,36：1－24.

［16］Smith J J，Waage J，Woodhall J W，et al. The challenge of providing plant pest diagnostic services for Africa［J］. Eur J Plant Pathol，2008，121(3)：365－375.

［17］Davis KE. Extension in sub－Saharan Africa Overview and assessment of past and current models and future prospects［J］. JIAEE，2008，15(3)：14－28.

［18］Anderson P K，Cunningham A A，Patel N G，et al. Emerging infectious diseases of plants：pathogen pollution, climate change and agrotechnology drivers［J］. Trends Ecol Evol,2004,19(10)：535－544.

［19］United Nations. Sahel Regional Strategy 2013［R］. United Nations，New York，2012.

［20］Muthayya S，Rah J H，Sugimoto J D，et al. The global hidden hunger indices and maps：an advocacy tool for action［J］. PLoS One，2013，8(6)：e67860.

［21］Black R E，Allen L H，Bhutta Z A，et al. Maternal and child undernutrition 1 — Maternal and child undernutrition：global and regional exposures and health consequences［J］. Lancet，2008，371(9608)：243－260.

［22］Holter U. Food habits of camel nomads in the North West Sudan：Food habits and foodstuffs［J］.

Ecology of Food and Nutrition, 1988, 21(1): 1 - 15.

[23] Schelling E, Da Oud S, Da Ugla D M, et al. Morbidity and nutrition patterns of three nomadic pastoralist communities of Chad[J]. Acta Tropica, 2005, 95(1): 16 - 25.

[24] Calderon F, Chauveau - Duriot B, Pradel P, et al. Variations in carotenoids, vitamins A and E, and color in cow's plasma and milk following a shift from hay diet to diets containing increasing levels of carotenoids and vitamin E[J]. J Dairy Sci, 2007, 90(12): 5651 - 5664.

[25] Black R E, Victora C G, Walker S P, et al. Maternal and child undernutrition and overweight in low-income and middle-income countries[J]. Lancet, 2013, 382(9890): 427 - 451.

[26] Speedy A. Animal source foods to improve micronutrient nutrition in developing countries[J]. J Nutr, 2003, 133(11): 4048S - 4053S.

[27] Henning S. Economic constraints on production and consumption of animal source foods for nutrition in developing countries[J]. J Nutr, 2003, 133(11): 4054S - 4061S.

[28] Stradling C, Hamid M, Fisher K, et al. A review of dietary influences on cardiovascular health: part 1: the role of dietary nutrients[J]. Cardiovasc Hematol Disord Drug Targets, 2013, 13(3): 208 - 230.

[29] Horton R. Maternal and child undernutrition: an urgent opportunity[J]. Lancet, 2008, 371(9608): 179 - 179.

[30] Lopez AD, Mathers CD, Ezzati M, et al. Global and regional burden of disease and risk factors, 2001: systematic analysis of population health data[J]. Lancet, 2006, 367(9524): 1747.

[31] Brown TM, Cueto M, Fee E. The World Health Organization and the transition from "international" to "global" public health[J]. Am J Public Health, 2006, 96(1): 62 - 72.

[32] Godlee F. WHO in retreat: is it losing its influence[J]. BMJ, 1994, 309(6967): 1491 - 1495.

[33] Lidén J. The World Health Organization and Global Health Governance: post - 1990[J]. Public Health, 2014, 128(2): 141 - 147.

[34] Walt G. WHO under stress: implications for health policy[J]. Health Policy, 1993, 24(2): 125 - 144.

[35] Gill W, Lucy G. Reforming the health sector in developing countries: the central role of policy analysis[J]. Health Policy Plan, 1994, 9(4): 353 - 370.

[36] Hotez P J, Fenwick A. Schistosomiasis in Africa: an emerging tragedy in our new global health decade[J]. PLoS Negl Trop Dis, 2009, 3(9): e485.

[37] Collins A. Contemporary security studies[M]. 2nd ed. New York: Oxford University Press, 2007.

[38] Richard S, David W, Arnab A, et al. Communicable disease control: a 'Global Public Good' perspective[J]. Health Policy Plan, 2004(5): 271 - 278.

[39] Saarnak C F L, Johansen M V, Mukaratirwa S. ADVANZ: Establishing a Pan-African platform for neglected zoonotic disease control through a One Health approach[J]. Onderstepoort J Vet Res, 2014, 81(2): E1 - E3.

[40] Vandersmissen A, Welburn S C. Current initiatives in One Health: consolidating the One Health Global Network[J]. Rev Sci Tech, 2014, 33(2): 421 - 432.

[41] Sridhar D. Seven challenges in international development assistance for health and ways forward[J]. J Law Med Ethics, 2010, 38(3): 459 - 469.

[42] Zinsstag J, Schelling E, Roth F, et al. Human benefits of animal interventions for zoonosis control [J]. Emerg Infect Dis, 2007, 13(4): 527 - 531.

[43] Okello A L, Gibbs E, Vandersmissen A, et al. One Health and the neglected zoonoses: turning rhetoric into reality[J]. Vet Rec, 2011, 169(11): 281 - 285.

[44] Welburn S. One Health: the 21st century challenge[J]. Vet Rec, 2011, 168(23): 614 - 615.

［45］ Ministry for Primary Industries（MPI）. Tiakina Aotearoa Protect New Zealand：The Biosecurity Strategy for New Zealand［EB/OL］. http：//www. biosecurity. govt. nz/biosec/sys/strategy/biostrategy/biostrat-egynz.

［46］ Ministry for Primary Industries（MPI）. Biosecurity Science Strategy for New Zealand /Mahere Rautaki Putaiao Whakamaru［EB/OL］. http：//ww. biosecurity.govt.nz /biosec /research.

［47］ Tana T，Rawdon T，Stanislawek W L. Avian influenza surveillance programme［J］. Surveillance，2007，34(2)：11 - 13.

［48］ Frazer J，Rawdon T，Stanislawek W. Avian influenza surveillance programme［J］. Surveillance，2008，36(2)：14 - 16.

［49］ Rawdon T，Tana T，Frazer J，et al. Biosecurity risk pathways in the commer-cial poultry industry：free-range layers，pullet-rearers and turkey broilers［J］. Surveillance，2008，35(4)：4 - 9.

［50］ Rawdon T G，Tana T，Thornton R N，et al. Surveillance for avian influenza virus subtypes H5 and H7 in chickens and turkeys farmed commercially in New Zealand［J］. N Z Vet J，2010，58(6)：292 - 298.

［51］ Rawdon T，Zheng T，Adlam B，et al. Disease risk pathways associated with backyard poultry-keeping in New Zealand — part 1：animal health implications［J］. Surveillance，2012，38(2)：12 - 19.

［52］ Rawdon T，Zheng T，Stanislawek W，et al. Disease risk pathways as-sociated with backyard poultry keeping in New Zealand — part 2：human health implications［J］. Surveillance，2012，39(1)：7 - 11.

［53］ Stanislawek W L，Frazer J，Rawdon T，et al. Avian influenza surveillance programme［J］. Surveillance，2011，38(3)：19 - 21.

［54］ Austin F，Hinshaw V S. The isolation of influenza A viruses and paramyxoviruses from feral ducks in New Zealand［J］. Aust J Exp Biol Med Sci，1984，62(Pt 3)(3)：355 - 360.

［55］ Stanislawek W L. Avian influenza of New Zealand wild ducks［J］. Surveillance，1990，17(2)：13 - 14.

［56］ Stanislawek W L. Survey of wild ducks for avian influenza，1988 - 90［J］. Surveillance，1992，19(1)：21 - 22.

［57］ Stanislawek W L，Wilks C R，Meers J，et al. Avian paramyxoviruses and influenza viruses isolated from mallard ducks（Anas platyrhynchos）in New Zealand［J］. Arch Virol，2002，147(7)：1287 - 1302.

［58］ Langstaff I，Mckenzie J，Stanislawek W，et al. Surveillance for highly pathogenic avian influenza in migratory shorebirds at the terminus of the East Asian - Australasian Flyway［J］. N Z Vet J，2009，57(3)：160 - 165.

［59］ Williams M，Gummer H，Powlesland R，et al. Migrations and movements of birds to New Zealand and surrounding seas［M］. Wellington，New Zealand：Science &. Technical Publishing，2006.

［60］ FAO. FAO - OIE - WHO Collaboration：a tripartite concept note［EB /OL］.［2013 - 06 - 27］. http：//www.fao.org /docrep /012 /ak736e /ak736e00.pdf.

［61］ Ministry of Agriculture and Forestry（MAF）. MAF's response to risk organisms.［EB/OL］. http：//www. biosecurity.govt.nz /bio-strategy /library /policy-incursion.htm.

［62］ Ministry of Agriculture and Forestry（MAF）. Whole-of-Government BIOSECURITY Response Guide August 2011［EB/OL］. http：//brkb. biosecurity. govt. nz /reference /whole-of-govt-bs-response-guide.pdf.

［63］ Zinsstag J，Schelling E，Wyss K，et al. Potential of cooperation between human and animal health to strengthen health systems［J］. Lancet，2005，366(9503)：2142 - 2145.

# 第七章
# 全健康能力建设和公众参与

田　娜[1,2]　王向澄[1,2,3,4]　殷　堃[1,2,3,4]　杭　添[3,4]

陈福民[3,4]　郑金鑫[1,2]　朱泳璋[1,2,3,4] *

## 一、引　言

当前我们正在面临各种新的挑战,包括严重急性呼吸综合征(SARS)和新型冠状病毒肺炎(COVID-19)在内的人畜共患传染病、抗生素滥用、温室效应等变化引起的新病原体和耐药性等,不同领域、不同学科的交流合作会日益增多。目前动物—人—生态一体的全健康(One Health)概念和方法的必要性已经被科学界包括医学、动物医学和环境健康学界普遍接受和认可。但是如何开展相关全健康能力建设一直是我们面临的挑战和难题,本章选取了美国、加拿大、瑞士等发达国家和越南、乍得等发展中国家已开展或正在开展的全健康建设项目作为研究案例来加以阐述,重点突出了在提高全健康能力建设过程中,国际相关组织、政府部门、学术机构和非政府组织建设和推动的重要性,涵盖了政府科研机构和研究团队层面建设全健康所需的研究技术技能和能力建设以及从知识到政策转换方面的经验,阐述了如何利用全健康概念促进全球健康的改善。

1. 中国疾病预防控制中心寄生虫病预防控制所,国家热带病研究中心,科技部国家级热带病国际联合研究中心,上海(200025)
2. 世界卫生组织热带病合作中心,上海(200025)
3. 上海交通大学医学院—国家热带病研究中心全球健康学院,国家卫生健康委员会寄生虫病原与媒介生物学重点实验室,上海(200025)
4. 上海交通大学—爱丁堡大学全健康研究中心,上海(200025)
* 通讯作者

## 二、美国全健康研究的发展

1. 美国科学界对全健康必要性的认识

美国全健康的发展一直受到科学界有远见卓识人士的支持。这些人不但来自人类医学研究领域，还来自动物医学和环境健康学界。一些有远见的科学家阐明了全健康的概念，并为将全健康方法整合到各种学科中提供了基础。

2. 美国政府对全健康进行的部门建设

美国政府在联邦、州和地方各级的机构负责人类、动物和环境健康。这些机构有不同的授权和监管权限，这可能会阻碍合作。缺乏跨部门的综合联邦资金，也是发展全健康伙伴关系的一个主要障碍。

3. 全健康的进展、挑战和未来方向

过去十年中，在美国州和国家一级召开了许多会议，在会议的标题中包括"全健康"一词，或至少将会议的相当一部分指定为"全健康"专题领域。这些会议发挥了重要的作用，将来自不同领域的专业人员聚集在一起，积极讨论"全健康"方法的效用。通常，以"全健康"为主题的会议将科学家和其他专业人员聚集在一起，但以前没有开会正式讨论他们的兴趣和活动有重叠的主题领域。这种会议取得切实进展的一个例子是 2010 年石山会议的成果，即"落实'全健康'：一种政策观点——评估和制订实施路线图"[1]。

美国疾病预防控制中心领导了这次会议的组织工作，并与世界卫生组织（WHO）、世界动物卫生组织（OIE）、联合国粮食及农业组织（FAO）、世界银行和欧盟委员会合作召开了这次会议。在这次会议期间成立的 6 个工作组在 3 年后继续运作，产生了在会议期间确定的、作为展示"全健康"方法效用的必要组成部分的严格界定的产出。全健康方法被学术界接受的程度可能是美国全健康制度化的最重要的里程碑。

4. 美国全健康研究的未来发展方向

总的来说，特别是在过去的 15 年里，美国朝着全健康研究的方向发展已经取得了实质性的进展，而且它还在继续发展并显示出附加的价值。在美国和其他地方，包括快速运动的人，国内、国外产品，增加蛋白质的需求来源，侵蚀人类的动物栖息地，气候变化改变矢量分布和增加抗菌、抗病原体。随着时间的推移，这些情况只会加剧，跨部门和跨学科合作的需要也会加剧。国家跨部门和跨学科合作的愿景已得到很好地阐述，这种全健康研究方法的必要性正越来越被接受。人们正在认识和应对各种挑战；美国的公共和私营部门的科学家正在与其他学科的同仁进行接触。一个全健康的社群正在美国站稳脚跟，来自人类、动物和环境卫生部门的未来领袖正在向前迈进。

## 三、加拿大促进全健康的研究环境

学术机构对促进全健康具有重要作用。下面分析加拿大阿尔伯塔省卡尔加里市卡尔加里大学(UCVM)兽医学院的成立和发展为全健康研究奠定了基础,并将其作为案例研究。

1. 从"同一医学"到"全健康"——通往卡尔加里大学兽医学院之路

2003 年,随着威胁农业生产的人兽共患病出现,以动物、人类和生态系统健康为重点的兽医学院概念获得了显著加强的势头,最重要的是在阿尔伯塔省的一头奶牛身上发现了牛海绵状脑病。贸易壁垒对阿尔伯塔省的经济和社会影响是惊人的。此外,公众还对食品安全、集约化牲畜生产导致的生态变化、西尼罗河病毒的出现、高致病性人畜共患病禽流感 H5N1、鹿和麋鹿的慢性消耗性疾病以及结核病和布鲁菌病从野生动物传播到牲畜等问题感到担忧。因此,官员们变得非常愿意接受动物与人类健康相关这种理念。

2. UCVM 与 UCFM 的搭配:支持和增加全健康研究的价值

尽管在创建有效的跨领域和跨学科合作方面有大量的经验,但人们迫切需要知道开展人类和动物健康工作的潜在附加价值。以下为全健康研究方法的附加价值:更好地了解研究人员过去、现在和未来在创造和应对人类和动物疾病研究之间的障碍方面的作用;推行更全面的风险管理策略;鼓励系统思维;让更广泛的利益攸关方参与,从而增加投资和支持;并运用人类、动物和环境健康、食品安全和农业的多种学科,从而在解决复杂问题方面取得进展。

3. 案例:公共卫生研究所

公共卫生研究所在 21 世纪初有所发展,并于 2009 年正式成立,成为由医学院支持的第 7 个也是最新的机构。他的 320 多名成员代表医学、护理、社会工作、艺术、人体医学和兽医学院,以及来自阿尔伯塔省卫生服务部和卡尔加里市的官员。公共卫生研究所内聚集着致力于在研究和利益相关者参与方面取得卓越成就的研究人员和从业者。因此,公共卫生研究所是一个案例研究,说明了在医学院和兽医学院的教员之间正在进行的合作,这种合作是通过合作和联合学院成员资格来加强的。

4. 促进全健康学术环境:联合教授职位和跨学科综合方案

(1)桥梁文化:联合教授。学术机构用来鼓励合作的一些手段包括联合教授职位、共享任命、兼职任命、外聘专家、名誉主席和杰出学者。

(2)案例示例:坦桑尼亚全健康/全球健康学校。UCFM BHSc 方案已经与当地的一家小医院建立了关系。恩戈罗戈罗保护区为大约 8 万马赛牧民提供服务[2,3]。坦桑尼亚实地学校是在当地卫生所和马赛居民社区的要求下建立的,目的是建设其在疟疾诊断方面的能力,随后是解决人兽共患疾病、艾滋病毒—艾滋病和粮食安全问题。

5. 为全健康方法研究和教育创造有利的学术环境

(1)历史和政治的推动者。19 世纪,加拿大在兽医和医学教育合作方面有着悠久的历史,特别是在比较生物医学研究方面。1900—2000 年,人兽共患病和食源性疾病的全球传播和病原体的再度出现,以及疯牛病危机在阿尔伯塔造成的破坏给加拿大政府带来了公众压力,要求其采取更积极的行动。2004 年,该省支持在卡尔加里大学成立了一个兽医学院,并将其安置在医疗中心内。

（2）机构推动者。阿尔伯塔省推动 UCVM 与 UCFM 合作,重点关注动物、公共和生态系统健康（全健康）。UCFM 的领导认为,健康是医学和兽医学的共同责任。UCVM 的首任院长领导了以社区为基础的课程发展,将全健康纳入其中。

（3）联合教授。在全健康合作中,用于创造附加价值的一项有效策略是在医学和兽医领域实施战略规划和早期实施联合教授任命。这一工具架起了中西方文化的桥梁,促进了合作,促进了学院与外部机构之间文化的多样性。

（4）协作促进器,整合兽医、医学、生态和社会科学。主要的资助机构变得更支持整合研究团队,这些团队有潜力引导跨动物和人类健康学科的合作。这些配置的学院能够以一种双赢的方式迅速重新启动,有助于减少已确立的学院和新学院之间的资源差距。

（5）全健康的内在支持。来自 UCFM 的全球健康和国际伙伴关系、UCVM 的政府和国际关系以及卡尔加里大学的国际赠款流的内部资助使全健康研究得以纳入本科生和研究生的研究方案。

（6）大学的奖励系统。大学的战略计划促进和奖励跨学科和全球健康倡议,这使得学院能够开展教育、研究和服务,以支持全球健康。奖励系统包括中央支持,促进了学院间的合作,并在教师奖励和晋升中重视团队合作。

## 四、瑞士地方治理实施全健康方案

### 1. 前提条件与机遇

地方治理（local governance）被学者 Bovaird 和 Loeffler 定义为:"一套正式和非正式的规则、结构和流程,决定了个人和组织在（其他利益相关者的）决定上行使权力的方式,这些决定会影响到当地福利"[4]。在这种背景下,全健康是在国家和地方一级进行良好合作治理以促进健康的宝贵工具。

在 2009 年之前,瑞士对于全健康概念的认识主要局限于与 Zinsstag 教授和与位于巴塞尔的瑞士热带和公共卫生研究所（Swiss Tropical and Public Health Institute, Swiss TPH）有联系的少数内部人士。直到 2009 年,瑞士公共卫生协会和瑞士兽医协会共同召开的宣传会议上,向听众提出了实施全健康方案的这一想法,与此同时,瑞士卫生系统的主要人物中被挑选出一些关键专家来进行一项定性研究。

### 2. 如何实施

根据专家面谈和采访,在瑞士早已有了传统意义上的跨学科合作,这为实施全健康行动铺平了道路。显然,相较于白费力气重新去做重复的工作,在前人的基础上开展工作是更为明智的打算。在项目分析和优先度排序上,提出了 5 点要求:① 需要该领域中有积极性的成员以及相关利益集团的参与;② 在寻找解决健康问题办法的过程中,需要整合他们的知识和经验;③ 创造社会需求;④ 让所有利益相关者成为跨学科合作项目的共同所有者;⑤ 加强政府的领导能力。

### 3. 可能会遇到的障碍

首先,瑞士政府机构和大学机构并不适合开展跨部门行动。许多卫生专业越来越专门化,这使得学者们越来越不愿意走出他们所熟悉的专业领域,无疑加大了合作的难度。其次,是人员的不足以及资金的不足,并且缺乏能够证明全健康的附加价值的相关信息和清晰的证据。同时,还有学者认为这些都不是最主要的障碍,他们认为对于进一步的合作,没有共同的利益、没有显而易见的理由,这一"不成问题的问题",反而才是最大的问题。

### 4. 提契诺州案例与巴塞尔案例

提契诺州项目为瑞士之后的全健康研究和行动打下了坚实的基础,并且收获了一批拥护者。

于是,在评估巴塞尔开展全健康行动的合适性后,瑞士的第二个全健康项目应运而生。与前期项目不同的是,这次提出了需要得出一系列有针对性的结果,达成的目标包括6个:① 知识水平提升;② 全健康网络的形成;③ 找到具体案例;④ 癌症登记系统;⑤ 找到典型障碍;⑥ 制订行动计划。最后的结论中得出了 4 个可以在史达特实施的子项目,包括① 狗与运动;② 城市与自然;③ 健康与行动力;④ 检测与研究。

### 5. 必要条件与实用建议

为了成功实施全健康,以现有的经验,这 4 点已必不可少。① 充分考虑并且处理已知障碍;② 让更多领域内的负责人以及利益相关者参与进来;③ 在已有项目的基础上开展全健康行动,而不是建立新项目;④ 委托有能力的、可信任的中间者作为任务项目牵头人。最后提出的实用性建议包括:① 充分运用已有经验,以及在其他地区已经证明可行的方法;② 因地制宜;③ 创造需求;④ 鼓励在相对安全的情况下进行创新;⑤ 以跨文化视角来对一个项目进行修改,使其达到一个最适宜该项目等级的状态;⑥ 为合作评估合适的交界面;⑦ 在跨学科合作过程中,充分考虑协调能力和领导能力的重要性。

## 五、新西兰全健康的政策制定:将科学转化为政策的综合方法

### 1. 生物安全科学和健康——以新西兰对禽流感的防控为例

新西兰发展出一套在世界上享有盛誉的生物安全系统。这个系统最初是为了保护畜牧农业、园林等初级产业,这些产业是新西兰经济稳定的基石。

### 2. 新西兰流行病规划、生物安全科学和疾病应对

2007 年,新西兰发布了一项生物安全科学战略——《保护新西兰:新西兰生物安全战略》,该战略指出了适应和改变以应对新威胁的必要性,并强调了科学在支撑生物安全体系方面所发挥的关键作用。

负责农林的初级产业部（Ministry for Primary Industries，MPI）与新西兰鸟类学会（Ornithological Society of New Zealand，OSNZ）、地区及地方议会、生态保护部（Department of Conservation，DOC）及其他利益攸关方合作，对候鸟及野鸭进行禽流感监察。迄今为止，只在野鸭中报告了禽流感病毒，但在候鸟的样本中没有。MPI还与新西兰家禽业合作，确保制订严格的进口卫生标准，防止禽流感和其他疾病进入进口商品。2004年，新西兰政府实施了加强的主动和被动监测，以应对H5N1病毒在亚洲各地的传播，以及对其经由东亚抵达新西兰的担忧。

3. 大流行病应对计划和善治的必要性

为了确保协调机制畅通，FAO、OIE和WHO三个组织将它们的预警和反应机制结合起来，形成了全球主要动物疾病早期预警和反应系统（Global Early Warning and Response System for Major Animal Disease，GLEWS）。此外，OIE和FAO这两个处理跨界动物卫生问题的主要机构发起了《跨界动物疾病逐步控制全球框架》。

4. "整体政府/政府一体"方法和疾病应对政策

新西兰政府已经制定了一套文件来概述禽流感应对中众多参与者的角色和责任。"整体政府"方法被应用在对影响人类和动物的禽流感病毒株的防控措施，这体现在卫生部、环保部和MPI就生物安全活动签订的谅解备忘录中。应对甲型流感的"政府整体"方法建立在国内和外部安全协调（Domestic and External Security Coordination，DESC）系统的基础上。新西兰所有生物安全应对计划的基础是《1993年生物安全法案》，之后由MPI牵头制定了《危险生物应对政策》和《禽流感病毒应对政策》以应对可能危害人类、环境和经济发展的生物体的反应。

5. 新西兰对禽流感病毒的技术应对政策

MPI的一系列应对通常包括：① 技术分析；② 技术应对政策；③ 执行计划；④ 所需资源；⑤ 沟通计划。由于禽流感的疾病生态复杂，易感物种范围广，政府建立了系列应对政策方案。国际兽疫局所定义的家禽种类包括：① 商业鸡形目；② 商业雁形目；③ 商业性其他鸟类；④ 后院家禽；⑤ 圈养禽类；⑥ 保护区内的野生鸟类——包括在生态保护区内受《野生动物法》保护的受威胁的本地鸟类。针对每个类别确定了高致病性禽流感、低致病性禽流感和其他外来新出现的禽流感亚型的应对行动。

## 六、越南整合策略的机构研究能力发展

1. 从一项博士后研究项目到一个研究团队

国家南北研究能力中心（NCCR）是瑞士的一个研究项目，2001—2013年，基于南北研究伙伴关系的精神致力于可持续发展研究[5]。NCCR的南北研究项目从2007年开始在东南亚和西非开展了一个关于环境卫生和健康的博士后项目。该项目由瑞士热带和公共卫生研究所、瑞士联邦水产科学和技术研究所、发展中国家水和卫生部门主导，以开展研

究促进发展为目标,最初是通过发展侧重于在当地建立伙伴关系和能力的南北研究网络而增长的。研究活动以改善城市周边地区健康和环境卫生的共同框架为指导[6]。该项目开始于 2007 年,得到了国家卫生和流行病学研究所(NIHE)的支持,并于 2009 年获得了河内公共卫生学院(HSPH)的支持。

2. 一个研究团队的形成及其制度化

公共卫生与生态系统研究中心(CENPHER)成立于 2012 年 6 月 1 日,属于 HSPH。任务是研究环境、文化、社会经济和人口因素对健康的影响,采用生态健康/全健康的整合性方法,特别关注东南亚以及与非洲类似问题的关联。

研究团队最初由 HSPH 和 CENPHER 的 5 名员工组成,后来又由 8~10 人组成。所有工作人员的职位完全由研究项目资助。CENPHER 与来自 HSPH 不同部门的员工一起工作,尤其是这一联合力量为研究生带来了富有成效的研究和新颖的研究项目培训[7-8]。

3. 项目资助者和国际合作伙伴、研究组合和产出

第一个伙伴关系是与肯尼亚的国际牲畜研究所(ILRI)合作,对东南亚人兽共患病的生态健康进行区域研究。这个小型项目是 CENPHER 接触加拿大国际发展研究中心(IDRC)的一个切入点。通过与国际农业研究所的合作关系,CENPHER 获得了澳大利亚国际农业研究中心(ACIAR,2012—2017)的资助。另外,也有其他短期资助项目,6~24个月,不同的资助者,包括瑞士发展与合作署、WHO、美国国际开发署、国际农业研究合作组织(CGIAR)的农业营养和健康研究项目(A4NH)等。

4. 知识转化

CENPHER 的原则之一是将研究成果转化,并利用它为政策提供信息。例如,对于越南的非正规市场而言,食品安全目前是一个紧迫的问题。CENPHER 采取了一项行动,通过组建官方风险评估团队加强风险评估能力,重点是粮食、水和环境危害。在非正规市场中使用了食品安全技术课程和案例研究,然后是人员管理和在职支持[9]。与项目伙伴一起,针对越南国家卫生部(MOH)和农业和农村发展部(MARD)制定了一份关于越南食品安全风险评估的政策简报。

5. 迈向全健康(或综合性研究)远景

最后,回到南方研究人员成为发展领导者的愿景。从区域的角度来看,前进的道路必须涉及 3 个方面的能力:卓越研究、能力建设和从知识到政策转换。相信专注于尖端研究、能力建设和研究到政策转换,将会扩展目前在综合学术能力发展方面投资的影响模式。它将促进研究人员利用人力资源的能力,说服该地区的国家政府增加对它们项目深入研究的投资。

# 七、非洲全球卫生研究的个人和机构能力建设

非洲公共卫生系统薄弱而分散,往往无法在危机和地方病流行情况下作出充分的应

对反应[10]。下面将描述提高非洲个人和机构能力的创新概念,涵盖了在发展长期、公平和透明的国际伙伴关系、研究行政和管理能力、个人和机构层面全健康所需的技术技能和能力方面的经验,阐述了如何利用全健康概念促进全球健康的改善。

1. 合作伙伴的长期承诺

非洲的研究环境发展落后复杂,实验室和设备不足,高级培训和指导项目少,研究岗位缺乏。机构能力提升以及合作关系建立需要为年轻科研人员提供科研基础设施和职业发展机会,以使其成为该国具有国际竞争力的研究人员。

2. 对实施创新研究的个人和机构能力的指导

2000—2007 年开展的"萨赫勒地区健康牛奶"项目表明,监督和指导对培养非洲青年科学家至关重要。在北方合作组织的支持下,该项目汇集了马里的不同学科、研究机构、非政府组织、政府机构、社区和资助者,以发展一个具有更高产量和质量的牛奶生产系统。

3. 从南北伙伴关系到南南伙伴关系

通过南北合作的经验,在研究能力建设方面建立了南南互学互鉴和价值共享机制[11],使得非洲研究小组展现竞争性研究的潜力,并获得资助机构的认可和支持,从而取得科研成果。

瑞士科学研究中心及其合作伙伴领导了为期 6 年、由 600 万英镑资助的 Afrique One 联盟,该联盟支持在非洲私立、国立和大学研究所从事全健康研究的非洲研究人员,坚持伙伴关系原则如相互学习、共同制订议程和提高能力,并且按照已建立的网络实现动态平衡。

4. 研究治理与可持续研究资助计划

非洲研究领域的挑战包括良好的项目设计、个性化能力和职业发展道路以及资金来源。如何提高非洲的研究能力是研究项目设计、成本估算、监测和评估方面最棘手的问题之一,管理经费及对其负责的机构的能力是今后获得资助的关键点。为非洲主要研究机构建立一个更可持续的资助机制,可以通过国家或区域科学基金会由非洲各国政府提供匹配资金。

5. 培训:良好科学的基础

非洲研究领域的转变以及个人和机构层面的能力发展对开展与社会相关的研究发挥着不可或缺的作用。过去 10 年来,研究方法的培训提供了科学领域以外的一系列技能。

6. 确定建立跨学科研究小组的具体培训和需要的能力

具有国际竞争力的研究越来越需要流行病学以及交叉学科和跨学科的技能,同时需要广泛的合作基础。因此,应在非洲机构之间、学科之间设立交流项目,选拔能力较强的人组成新的研究领导小组,以便在不同阶段进一步增强非洲的大学和研究机构的研究潜能。

7. 网络和职业路径

2006 年以来,在瑞士科学研究中心、国家南北能力研究中心、非洲牛结核病网络、安全食品博览会和 Afrique One 联盟建立了 4 个主要的网络。所有网络提高了人兽共患病研究、参与性风险分析和全健康研究者的能力。这 4 个网络拥有广泛的学科和跨学科合作,覆盖了一半的非洲国家,数百名研究人员接受了培训。Afrique One 联盟的特点在于其完全以非洲为基础和主导、长期承诺、双语组成,以及对博士后个人和机构能力建设的高度重视。该联盟已经在改变非洲目前的研究格局中发挥了作用。

### 8. 对全球卫生系统研究的反思

健康不仅是可持续发展的产物,而且是先决条件。应该设法提高人们的应变能力,支持人们应对全球变化的策略。为此,卫生政策和系统研究需要新的战略和联盟。

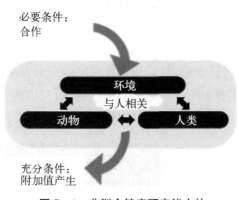

**图 7-1 非洲全健康研究能力的必要和充分条件**

### 9. 全健康研究方法所需要的能力

全健康通过合作和交流使研究产生附加值(图 7-1)。

为了实现增值,需要在非洲研究机构建立由国家和国际项目资助的专门研究人兽共患病的研究小组。研究人员需接受兽医和公共卫生方面的数据采集、分析方法以及使用工具方面的培训。此外,通过非洲研究机构之间的合作加强沟通和写作技巧,以获得政府支持。最后,还应具有获得资助和有效管理财务和人力资源的能力。

### 10. 知识转化为实践和政策

卫生保健和社会服务规划需要从制度、自然资源管理、冲突、安全和治理等方面对卫生环境有更广泛的了解。

### 11. 非洲科学与研究管理领导

通过汇聚不同学科的力量,实现由非洲科学家领导非洲大学和研究机构,提高具有国际竞争力的独立研究小组的数量。在科学和政策方面、东非和西非之间建立更紧密的联系,以更好地解决生态系统和人类健康问题,同时弥合语言和地理上的差距。

### 12. 典型案例——乍得

其中一个典型的全健康研究案例是在非洲国家乍得提升牧民以及他们所拥有家畜的健康水平。这项研究主要目标区域是农村,尤其是偏远地区没有足够健康资源的农村社区。为了有效提高乍得流动牧民的健康水准,欧洲与乍得研究机构共同合作,组成了一只包含人类学、社会地理学、医学、兽医流行病学和微生物学专家的科研队伍。这支科研队伍的目标是去建立一些当地人兽共患病概念,了解当地一些疫苗质量以及生产状况等。获得这些信息后,进一步拓展合作以及规划更为广阔的健康蓝图。这些研究得到了WHO以及乍得卫生部等政府部门的协助。

## 八、全健康的非政府组织

### 1. 非政府组织

非政府组织(Non-Governmental Organizations,NGO)被称为独立于政府的组织,不

谋求政府职位,不以营利为目的。他们通常是由志趣相投的个体组成的正式团体,在某个地方实体(如社区、景观、物种)和政府之间集体运作,致力于一个共同的目标。

(1)优势:① 对于将不同的观点引入一个卫生方案具有重大价值;② 可以倡导应对那些不是政府优先考虑的疾病;③ 置身于特定的部门之外,避免了跨部门合作遇到利益或权威差异时的权力斗争;④ 有助于提供实施行动所必需的背景知识,建立伙伴关系,加强跨规模和利益的合作;⑤ 无繁琐的管理结构,这为其提供了迅速应对新出现的社会、环境压力和变化的灵活性和能力。

(2)限制:① 脱离政府提供了自主权,但也削弱了直接影响政策的能力;② 对一项事业的热情承诺可能会提供一种狭隘的愿景,限制其在整体背景下看待其作用的能力,从而可能分散人们的注意力和资源,使其不再关注其他紧迫的问题;③ 会受到政府和私人捐助者的资金周期和优先事项的约束。由于大多数非政府组织的规模相对较小,其影响在空间和时间上都进一步受到限制。

2.5 个非政府组织

(1)海岸健康中心[12]:是一个以行动为导向的组织,通过服务和基于问题的应用研究来满足全健康的需求。

(2)加拿大野生动物健康合作社[13]:主要优势是其在立法结构之外的地位。并促进了监测和调查工作的合作资金,OIE 承认它是致力于野生动物疾病监测、流行病学研究和管理的合作中心。

(3)加拿大的无国界退伍军人组织(Veterinarians Without Borders / Vétérinaires Sans Frontières, VWB/VSF)[14]:成立的目的是"为有需要的社区工作,并与之合作,以促进动物、人类和维持我们生存环境的健康"。

(4)尼泊尔国家人兽共患病和食品卫生研究中心[15]:使命是提供有关影响尼泊尔公民的普遍人兽共患病的信息,并提供培训和政策宣传,以减轻或预防人兽共患病的影响。

(5)超非政府组织,即创建所谓的"超非政府组织":被表达为网络、联合体和实践社区。

3.3 个全健康非政府组织的案例

(1)加拿大不列颠哥伦比亚省的新热带隐球菌病:2001 年,1 只江豚被诊断出感染了隐球菌 Gattii,经海岸卫生中心兽医、不列颠哥伦比亚省动物健康中心、不列颠哥伦比亚省疾病控制中心、不列颠哥伦比亚省职业与环境卫生学院和温哥华岛卫生区的合作调查很快发现,这是一种在加拿大从未报告过的热带隐球菌菌株。能够迅速开展一项结合医疗、兽医、诊断、公共卫生和环境微生物学专业知识的调查,得益于一个预先存在的专业社会网络,该网络由海岸卫生中心的一个研究网络提供便利,其任务是将人类、动物和环境健康联系起来。

(2)人性化管理自由流浪狗促进公众健康:VWB/VSF 的志愿者承诺为危地马拉西部库恰马坦山脉的一个偏远社区的犬类种群管理和狂犬病预防提供可持续和人道的解决

方案。当 VWB/VSF 到来时,许多人每天生活在对自由流浪狗的恐惧中。VWB/VSF 与当地组织合作,开展了一项犬只数量研究,并参加了城市会议和教育研讨会,重点关注负责任的宠物饲养以及屠宰场、废物管理和犬只过多之间的联系。这种服务、教育和能力发展相结合的战略导致该地区狗群的数量和规模大幅减少。居民被狗咬和袭击的情况减少了,动物更健康,得到了更好的照顾。

(3) 赋予老挝人民民主共和国初级动物卫生工作者权力:老挝人民民主共和国虽然被联合国视为"最不发达国家",80%以上的人口依赖农业,可持续的牲畜健康对人类健康和社会发展至关重要。VWB/VSF 自 2010 年 1 月以来一直在老挝工作,2009 年全年进行了范围划分和磋商。通过 VWB/VSF 和老挝国立大学之间的合作,项目合作伙伴提供了培训和支持,以培养初级动物保健工作者网络在动物保健、疾病预防和提高社区意识方面的技能。这增强了农业社区相对快速地对当地和区域条件变化作出反应的能力。

4. 结论

全健康问题可能是复杂和动态的,因此,非政府组织需要发展战略伙伴关系和网络,使它们能够适应并有效地解决新出现的问题。非政府组织的力量不是来自它们的规模,而是来自它们聚集志同道合、致力于实现共同目标的人的能力。

在全健康广阔领域内工作的许多非政府组织善于动员从家庭层面到中央政府层面的人们为共同的问题而努力。他们可以投入时间、资源和热情来解决问题的根源。所有这些特征对于像全健康这样的方法至关重要,全健康倡导跨部门合作,以促进和保护健康的人—动物—环境互动。

## 参 考 文 献

[1] Rubin C S. Operationalizing One Health: Stone Mountain and beyond[J]. Curr Top Microbiol Immunol, 2013, 366: 173 - 183.

[2] Allen L K, Hetherington E, Manyama M, et al. Using the social entrepreneurship approach to generate innovative and sustainable malaria diagnosis interventions in Tanzania: a case study[J]. Malar J, 2010, 9: 42.

[3] Allen L K, Hatfield J M. Manyama M J. Reducing microscopy-based malaria misdiagnosis in a low-resource area of Tanzania[J]. Tanzan J Health Res, 2013, 15(1): 26 - 32.

[4] Bovaird T, Loffler E. Moving from excellence models of local service delivery to benchmarking 'good local governance'[J]. Int Rev Administ Sci, 2002, 68(1): 9 - 24.

[5] Wiesmann U, Hurni H. Research for Sustainable Development: Foundations, Experiences, and Perspectives[M] // Perspectives of the Swiss National Centre of Competence in Research (NCCR) North - South, University of Bern, Vol. 6. Geographica Bernensia. Bern, Switzerland, 2011: 640.

[6] Nguyen - Viet H, Zinsstag J, Schertenleib R, et al. Improving environmental sanitation, health, and well-being: a conceptual framework for integral interventions[J]. EcoHealth, 2009, 6(2): 180 - 191.

[7] Toan L Q, Hung N V, Huong B M. Risk assessment of Salmonella in pork in Hanoi, Vietnam[J]. J Prevent Med, 2013, 24(4): 10 - 17.

［8］Tung B H，Hanh T T T，Hung N V. Risk assessment of arsenic contamination in tube-well drinking water in Hanam province［J］. J Prevent Med，2013，23(4)：10－17.

［9］Nguyen－Viet H，Grace D，Tran T T H，et al. Risk assessment for food safety in Vietnam［M］. In：Evidence for Policy Series，Regional edition Southeast Asia. NCCR North－South，Pathumthani，Thailand，2013.

［10］Bonfoh B，Schwabenbauer K，Wallinga，et al. Human health hazards associated with livestock production［M］//Steinfeld H，Mooney H A，Schneider F，et al. Livestock in a Changing Landscape，Vol. 1. Drivers，Consequences，and Responses. Washington：Island Press，2010：196－219.

［11］Bonfoh B，Kasymbekov J，Dürr S，et al. Representative seroprevalences of brucellosis in humans and livestock in Kyrgyzstan［J］. EcoHealth，2012，9(2)：132－138.

［12］Barry M M，Allegrante J P，Lamarre M C，et al. The Galway Consensus Conference：international collaboration on the development of core competencies for health promotion and health education［J］. Glob Health Promot，2009，16(2)：5－11.

［13］Bebbington A. Farrington B. Governments，NGO's and agricultural development：perspectives onchanging inter-organisational relationships［J］. Journal of Development Studies，1993，29(2)：199－219.

［14］Bebbington A，Hickey S，Mitlin D. Can NGOs make a difference［M］. The Challenge of Development Alternatives. London：Zed Books，2008：358.

［15］European Centre for Disease Prevention and Control. A literature review of trust and reputation management in communicable disease public health［M/OL］. Stockholm：ECDC. ［2013－03－15］. http：//ecdc.europa.eu/en/publications/Publications/Trust_Reputation_Management_Report.pdf.

第三篇

实 践 技 术

# 第八章
# 全健康研究文献计量分析

费思伟[1,2]　许靖姗[1,2,3,4]　周晓农[1,2,3,4]　郭晓奎[1,2,3,4]　吕　山[1,2,3,4]*

## 一、引　言

进入 21 世纪后,全球一体化进程提速、人口流动增加、国际贸易和旅游业快速发展、环境变化加剧,导致了人类健康问题的复杂性,生态环境的改变又给病毒提供了大量的"溢出"机会。2003 年,一种未知冠状病毒从动物传播至人,在我国暴发了严重急性呼吸综合征(severe acute respiratory syndrome, SARS),并迅速传播至全球。研究发现,蒙面棕榈果子狸是人类偶尔感染的直接源头。2012 年,在沙特阿拉伯暴发的中东呼吸综合征(Middle East respiratory syndrome, MERS)可能起源于蝙蝠,并经骆驼作为中间宿主传播给人类。2019 年,在我国首先发现一种新的传染病,即新型冠状病毒肺炎(COVID-19)。据有限的研究推测,该新型冠状病毒(SARS-CoV-2)与其他冠状病毒一样,也是经野生动物传染给人类。大量证据表明,该病毒起源于马蹄蝠(*Rhinolophus* spp.),穿山甲很可能是其中间宿主[1],在进入人类之前在中间宿主中可能发生了重组事件[2]。以上新发传染病防控工作使得人类健康与动物健康的联系更为密切。

在人和动物之间传播的疾病被称为人兽共患病,源于动物并感染人类的人兽共患病

1. 上海交通大学医学院—国家热带病研究中心全球健康学院,国家健康卫生委员会寄生虫病原与媒介生物学重点实验室,上海(200025)
2. 上海交通大学—爱丁堡大学全健康研究中心,上海(200025)
3. 中国疾病预防控制中心寄生虫病预防控制所,国家热带病研究中心,科技部国家级热带病国际联合研究中心,上海(200025)
4. 世界卫生组织热带病合作中心,上海(200025)
* 通讯作者

占所有已知传染病的 60%[3]。近年来,75%的人类新发传染病来源于动物[4],这也是新发和再发传染病的主要驱动因素。例如,艾滋病、禽流感、SARS、埃博拉出血热和狂犬病,均起源于非人类物种库[5]。在过去 20 年内,这些病毒多次穿越人类—动物物种屏障,引起重大的人兽共患病的暴发[6]。这些病原体在全球一体化背景下给人类健康带来严峻的挑战,需要对人类健康和动物健康及其社会和环境因素采取综合方法,预防病原体跨越物种屏障进行传播。因为任何一个单独的学科、机构、组织,甚至国家都无法解决当前复杂的新发传染病带来的种种问题和挑战。由于认识到人、动物及其生态系统的相互依存关系,随即出现了类似的概念和制度发展。

20 世纪,美国流行病学家卡尔文·施瓦贝(Calvin Schwabe)将人类和动物健康整合为一,称为"One Medicine"。该概念建立在所有物种的解剖学、生理学、病理学、流行病学和病因学的共同知识基础上,以关注人类健康和动物健康利益之间的类似性[7],从而提出人类医学和兽医学两个学科之间没有范式差别。One Medicine 是研究所有人类健康和动物健康以及疾病的一种科学。例如,Schwabe 展示了东非牛瘟暴发导致的健康和社会后果,并通过促进公共卫生医师和兽医之间的相互作用,以改善人兽共患病预防控制现状[7]。但 One Medicine 侧重临床医学,不足以反映人与动物之间的相互作用关系,因为这些相互作用关系远远超出了临床医学的范畴,还包括生态学、公共卫生和更广泛的社会范畴。基于超越人类和动物的复杂生态思维以解决生态系统的卫生方法紧接着出现,即所谓的"生态系统健康(Ecosystem Approaches to Health)"。

EcoHealth(生态健康)这一概念将 One Medicine 的概念扩展到包括野生动物在内的整个生态系统,考虑了生态系统、社会、动物和人类健康之间不可分割的联系。生态干扰、景观变化、人类行为和公共健康等因素共同导致人与野生动物之间接触的频率增加,并且这种接触存在暴露于跨界动物病毒的风险[7-8]。EcoHealth 概念的提出反映了真正整合学科的愿望和开始解决地球迅速恶化的迫切需要。这种整合学科不仅需要政府机构、大学和其他组织的承诺,而且最终需要成立国际性生态卫生组织[2]。

伴随着人口的再增加、城市化的再加快、畜牧业的再加大、生态系统的再破坏以及全球人口的快速流动,全世界的政府和科学家认识到,需要更大的跨学科合作来预防和控制人兽共患病。这种合作不应只包括医师和兽医,还应该包括野生动植物学家、人类学家、环保主义者、经济学家和社会学家等,而新的理念模式——全健康(One Health)的提出"恰逢其时,势在必行"[9]。

早在公元前 1000 年,我国古人在《周易》中就提出了"天人合一"的思想,强调人与自然的协调统一。医学之父希波克拉底也在公元前 400 年左右提出空气、水、土地是制约人体健康的环境因素,而干净的环境会对人群健康产生影响。2004 年 9 月 29 日,国际野生动物保护学会(Wildlife Conservation Society)在纽约曼哈顿举办了涵盖医学和生态系统健康的学术会议,在会上提出了"One World, One Health"这个概念,并达成了 12 项"曼哈顿原则"[10],旨在更全面预防流行性疾病,维护生态系统完整与生物多样性[11]。2007 年 4 月,美国兽医协会建立全健康行动小组;2008 年,由联合国粮食及农业组织(FAO)、世界卫生组织(WHO)、世界银行等联合发布的《降低动物—人类—生态系统传染病风险战略框架》文件中将"One World, One Health"定义为地区性、国家性和全球性多学科共同合作,为人类、动物和我们的环境获取最佳健康[10]。2010 年始,全健康理念在全球广泛传播。

全健康从比较医学开始,通过 One Medicine 的范式,然后将环境卫生包括进去,呼吁跨学科机构合作[12]。全健康所涵盖的领域多样、广泛,且不断增长,主要包括基础医学、临床医学、公共卫生、兽医学、生物学、环境科学和食品安全等相关自然科学学科,以及心理学、伦理学、经济贸易、教育和培训、公众意识与公共传播、公共卫生与公共政策等[13]。

"全健康(One Health)"[14]尚无明确定义,是一种思想理念,超越了动物与人的直接联系,关注人类、动物和环境的关联性,强调从"人类—动物—环境"健康的整体视角解决复杂的健康问题;通过多机构、跨学科、跨地域的协同合作,重点聚焦在三者之间的"盲点"和"难点",从而提高公共卫生治理能力,服务于人类卫生健康。全健康作为一种系统性的跨学科的思考方式,近年来已经受到越来越多的科学家、学者和政府的重视,并将全健康的理念运用到健康治理中。

本章利用文献计量学分析来探索学术文献中的"全健康(One Health)",通过对引文和书目链接的网络分析,直观地了解该领域的发展特征和趋势。文献计量学是应用数学和数理统计的方法定量分析图书、文献与其他媒体的发展态势,以其显著的客观性、定量化、模型化的宏观研究优势而被许多学科采用[15]。通过调查这些引文索引,可以大致地了解特定科学领域的学术特征和动态、优势和不足,清楚直观地了解发展现况。并总结近 20 年来全健康研究领域的热点以及发展趋势;了解国内外全健康的研究近况;认识我国在全健康领域的长处和不足、总结和展望,为促进我国全健康领域的发展提供参考。

## 二、资 料 和 方 法

### (一) 资料来源

本研究使用的数据分别来自中国学术期刊全文数据库(China National Knowledge Infrastructure, CNKI)和 Web of Science(WoS)数据库。前者主要用于分析目前我国的全健康研究现状,后者主要用于分析全球全健康研究领域的发展动态。检索方式如表 8 - 1 所示。

表 8 - 1　文献检索条件示图

| | CNKI | WoS |
| --- | --- | --- |
| 检索时限 | 2001.01.01—2020.12.31 | 2001.01.01—2020.12.31 |
| 高级检索式 | SU = '全健康' OR SU = '共健康' OR SU = '一健康' OR SU = '同一健康' OR SU = '生态健康' OR SU = ' one health ' OR SU = ' one medicine ' OR SU = ' ecohealth ' OR SU = '一医学' OR SU = '一个医学' OR SU = '同一个健康' | TS= "one health" OR TS= "one medicine" OR TS= "ecohealth" |

续　表

| | CNKI | WoS |
|---|---|---|
| 文献类别 | 学术期刊,硕博论文 | 核心合集 |
| 文献类型 | | 论著和述评 |
| 文献语言 | 中文 | 英语 |

在此基础之上,综合另 3 个检索数据库结果合并为本次研究的英文文献数据集。即:第九章:基于文献计量分析的动物食品链安全研究综述;第十章:全健康理念下环境与生态领域研究现状及趋势分析;第十一章:"全健康"理念下的人兽共患病防控研究——基于 CiteSpace 的文献计量分析。

### (二) 文献纳入和排除

(1) 纳入准则:① 文中提及"One Health"且含义为"全健康";② 文中提及"One Medicine"且含义符合本次研究,即人类医学和动物医学的关联比较;③ 文中提及"EcoHealth"或"Ecosystem Approaches to Health"且其含义符合本次研究,即人类、动物及环境健康研究;④ 符合以上任一条件者。

(2) 排除准则:① 文章不完整;② 会议、倡议、新闻报道;③ 出现"One Health""One Medicine""Ecohealth"字样但其含义不符合本次研究的文章。

### (三) 数据处理

(1) 按照上述检索条件,检索中文文献 3 369 篇,根据纳入和排除准则,1 978 篇符合条件,以 Refworks 格式导出;再导入 CiteSpace 5.7.3R 软件中,1 957 篇文献转化成功。

(2) 按上述检索条件,检索英文文献 3 475 篇,与第九章检索库重叠 163 篇,与第十章检索库重叠 1 339 篇,与第十一章检索库重叠 756 篇,最终 5 733 篇文献符合条件,以纯文本的格式导出数据。然后导入软件 CiteSpace 5.7.3R 中,除重后,剩余 3 457 篇文献。

(3) 最终筛选得中文文献 1 957 篇,英文文献 3 457 篇,数据处理流程如图 8-1 所示。

### (四) 可视化分析

采用 CiteSpace 和 VosViewer 软件进行文献计量可视化分析。将数据导入 CiteSpace,对检索结果去重、整理,删除期刊会议、卷首语、个人学术成果介绍、科研机构介绍、书评以及无作者的不相关条目;对高频关键词进行挖掘和提取,基于 WoS 文献数据库,提取关键词进行共现分析。同时也使用 VosViewer 1.6.16 进行聚类视图的制作补充分析。

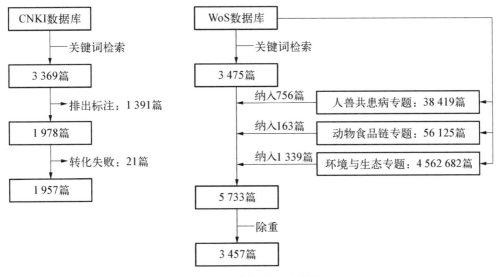

**图 8-1　数据处理流程图**

# 三、结　　果

## （一）文献量分析

在 WoS 和 CNKI 数据库中,仅针对关键词"全健康"主题研究近 20 年的年发文量分别为 3 258 篇和 62 篇。对年发文量进行分析,使用文章的绝对数量来概述出版趋势(图 8-2)。

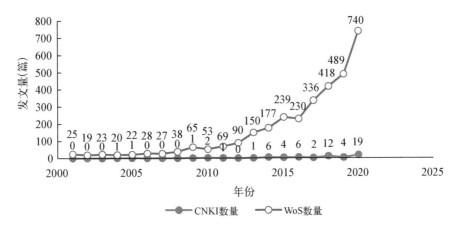

**图 8-2　全健康(One Health)年发文量折线统计图**

中英文全健康(One Health)的发文量总体上均呈现上升趋势,英文年文献总量远大于中文文献总量,且英文年文献量上升幅度明显大于中文文献年发文量增长幅度。总体而言,2005 年前全健康相关的发文量非常少,且无大幅度的改变;从 2010 年开始,该领域的发文量显著增加,几乎呈现直线式上升模式,且年增长速度非常快。尤其是 2020 年中英文发文总量(759 篇)相比于 2019 年的发文总量(493 篇),增长近 1 倍,且几乎是 2001

年发文量的 30 倍。

### (二) 作者合作网络分析

分析显示,中文文献作者合作网络有 57 个节点,146 条合作连接线,其合作密度极其稀疏,仅为 0.005 4(图 8-3)。发文量前十的作者分别为董增川(5 篇)、陆家海(5 篇)、俞辉(3 篇)、徐丽婷(3 篇)、徐宗学(3 篇)、武克军(3 篇)、丁珍(2 篇)、于洪贤(2 篇)、于玲红(2 篇)及付梅(2 篇)。

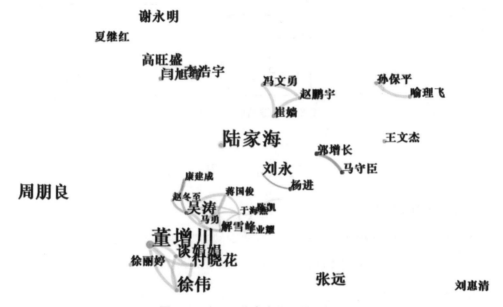

图 8-3 CNKI 作者合作网络分析图

3 457 篇英文文献分析得到全健康研究领域作者合作情况(图 8-4)和作者共被引频次相关资料(图 8-5)。表 8-2 列出发文量和共被引前十的作者名单。发文量最多的作者是 Jakob Zinsstag(瑞士),2001—2020 年共发表 22 篇相关主题的文章;而在共被引分析中,被引频次最高的作者仍是 Jakob Zinsstag(瑞士),其文献共被引 321 次。

表 8-2 作者发文量和共被引对比分析表

| 排名 | 按发文量排 | | 按被引频次排 | |
| :---: | :--- | :---: | :--- | :---: |
| | 作　者 | 发文量 | 作　者 | 被引频次 |
| 1 | Jakob Zinsstag | 22 | Jakob Zinsstag | 321 |
| 2 | Chris Degeling | 14 | Ke Jones | 199 |
| 3 | Gregory C Gray | 13 | Louise H Taylor | 131 |
| 4 | Chiara Frazzoli | 12 | Sarah Cleaveland | 124 |
| 5 | Esther Schelling | 12 | Esther Schelling | 83 |
| 6 | Richard Kock | 10 | Van Boechel TP | 82 |

续　表

| 排名 | 按发文量排 | | 按被引频次排 | |
| --- | --- | --- | --- | --- |
| | 作　者 | 发文量 | 作　者 | 被引频次 |
| 7 | Mohamedeel Zowalaty | 9 | Peter Daszak | 82 |
| 8 | Delia Grace | 8 | Katie Hampson | 79 |
| 9 | Barbara Hasler | 8 | Delia Grace | 68 |
| 10 | Casey Barton Behravesh | 7 | MEJ Woolhouse | 65 |

图 8-4　全健康研究领域作者合作网络分析图

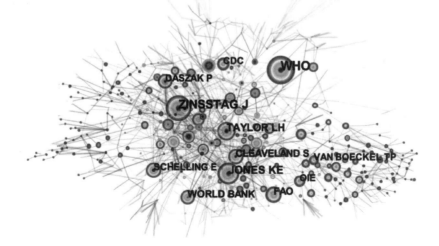

图 8-5　全健康研究作者共被引频次分析图

### (三) 机构合作网络分析

对 3 457 篇英文文献分析发现 WHO、University of Edinburgh、University of Basel、Centers for Disease Control and Prevention、University of Sydney、University of Liverpool 等机构在合作网络关系图中尤为突出(图 8 - 6)。中文文献分析显示,中国科学院大学、中国科学院水生生物研究所淡水生态与生物技术国家重点实验室、中国海洋大学科学学院等机构位于网络分析图的较中心位置(图 8 - 7)。

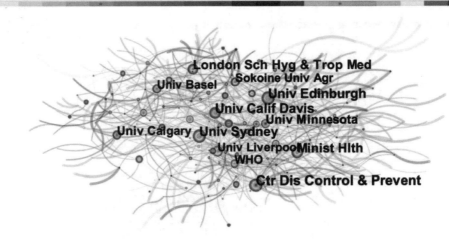

图 8 - 6　全健康领域国际机构合作网络分析图

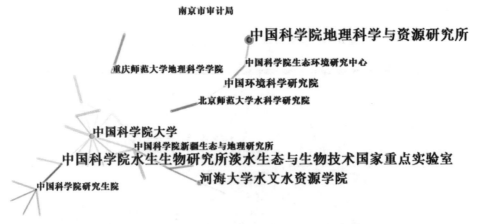

图 8 - 7　全健康领域中国机构合作网络分析图

表 8 - 3 列出 WoS 和 CNKI 中发文量前十的机构组织,英文文献发文量前 3 的机构分别为 Centers for Disease Control and Prevention、University of Sydney、University of Edinburgh;中文文献发文量前 3 的机构分别为中国科学院水生生物研究所淡水生态与生物技术国家重点实验室、中国科学院大学、中国科学院地理科学与资源研究所。

表 8-3 全健康领域发文量前十国内外机构对比表

| 排名 | 国 外 机 构 | WoS 发文量 | 国 内 机 构 | CNKI 发文量 |
|------|------------|-----------|------------|------------|
| 1 | Centers for Disease Control and Prevention | 87 | 中国科学院水生生物研究所淡水生态与生物技术国家重点实验室 | 47 |
| 2 | University of Sydney | 68 | 中国科学院大学 | 37 |
| 3 | University of Edinburgh | 68 | 中国科学院地理科学与资源研究所 | 32 |
| 4 | University of California（Davis） | 62 | 三峡大学水利与环境学院 | 26 |
| 5 | Minist Hlth | 60 | 河海大学水文水资源学院 | 23 |
| 6 | London School of Hygiene & Tropical Medicine | 56 | 中国环境监测总站 | 21 |
| 7 | University of Calgary | 52 | 中国地质调查局沈阳地质调查中心 | 20 |
| 8 | University of Minnesota | 50 | 东华理工大学 | 20 |
| 9 | WHO | 49 | 中国地质科学院岩溶地质研究所自然资源部／广西壮族自治区岩溶动力学重点实验室 | 20 |
| 10 | University of Liverpool | 45 | 中国地质大学（北京）地球科学与资源学院 | 19 |

## （四）国家／地区合作网络分析

WoS 数据库文章发表量前十的国家依次是美国、英国、澳大利亚、加拿大、法国、意大利、瑞士、德国及苏格兰。中国发文量名列第 13 位（表 8-4）。美国的发文量最高，为 1 163 篇，占总文献量的 33.6％；美国节点的中心度为 0.23，也是最大的；次之为加拿大（0.14）和英国（0.13）；中国的中心度仅为 0.01。

表 8-4 全健康领域发文量前十的国家

| 排名 | 国 家 | 发文量 | 中心度 |
|------|-------|--------|--------|
| 1 | USA（美国） | 1 163 | 0.23 |
| 2 | ENGLAND（英国） | 493 | 0.13 |
| 3 | AUSTRALIA（澳大利亚） | 339 | 0.04 |
| 4 | CANADA（加拿大） | 288 | 0.14 |
| 5 | FRANCE（法国） | 191 | 0.1 |
| 6 | ITALY（意大利） | 189 | 0.1 |
| 7 | SWITZERLAND（瑞士） | 174 | 0.11 |
| 8 | GERMANY（德国） | 169 | 0.04 |
| 9 | SCOTLAND（苏格兰） | 144 | 0.05 |
| 10 | NETHERLANDS（荷兰） | 137 | 0.04 |
| 11 | SOUTH AFRICA（南非） | 131 | 0.04 |
| 12 | BRAZIL（巴西） | 125 | 0.01 |
| 13 | CHINA（中国） | 123 | 0.01 |

文献被引用频次是体现文献影响力最直接的指标。WoS 数据库的数据分析结果显示,在过去的 20 年中,美国文献被引用频次最高,其次是英国、澳大利亚和加拿大(图 8-8)。

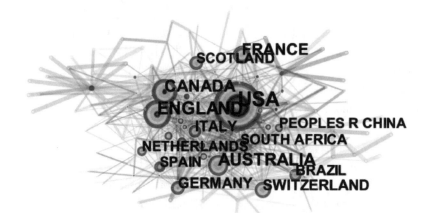

**图 8-8 全健康领域国家合作网络分析图**

注:节点年轮环厚度与相应时间分区内的引文数量成正比,节点越大表示在整个时间跨度内被引用次数越多。

通过 VosViewer 软件对 WoS 数据库中 3 457 篇文献进行国家共现聚类分析发现,美国的节点明显大于其他国家的节点,即美国的研究出现非常强的国际合作(图 8-9)。对美国与国际合作关系进行深入分析发现,在全健康领域美国与 93 个国家开展过合作,其中最主要的合作伙伴是英国、澳大利亚、加拿大、法国和瑞士 5 个国家,均为欧美发达国家

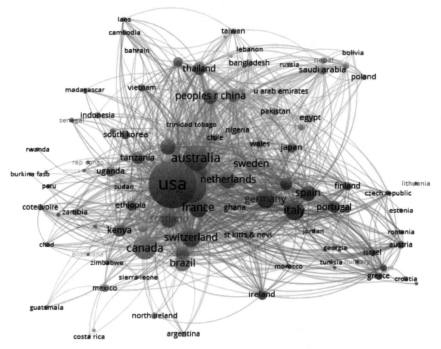

**图 8-9 全健康研究领域国家共现聚类视图**

注:节点圆圈越大表示研究出现频次越高,并且与其他节点关联越密切。

（图 8 - 10）。在全健康研究领域，中国与 56 个国家开展过合作，其中最主要的合作伙伴是美国、英国、澳大利亚、法国和意大利 5 个国家（图 8 - 11）。

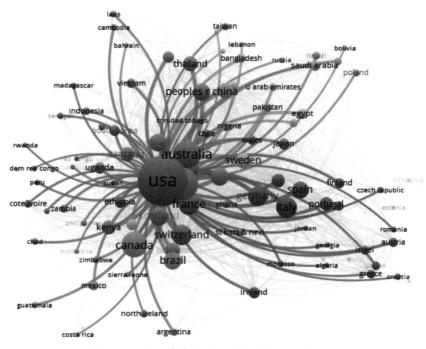

图 8 - 10　美国在全健康研究领域与国际合作网络

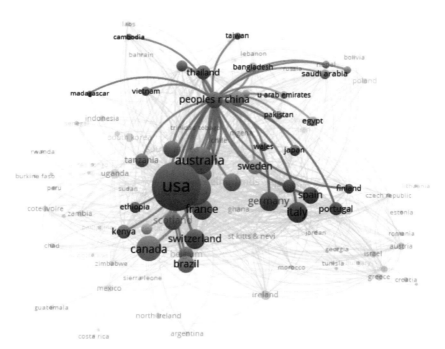

图 8 - 11　中国在全健康研究领域与国际合作网络

### (五) 关键词共现分析

对文章中关键词进行分析,频次较高的关键词在一定程度上可视为该领域的研究热点[16],提取出现频次最高的前十个热点关键词进行热点研究分析。出现频次较高的关键词依次是 zoonoses(人兽共患病)、antibiotic resistance(抗生素耐药性)、prevalence(发病率)、epidemiology(流行病学)和 public health(公共卫生)(图 8-12)。出现频次超过 100 次的共有 12 个词(表 8-5),可分为三大类:① 人兽共患病,如 zoonose、dog、animal、human;② 公共卫生,如 epidemiology、prevalence、outbreak、public health、surveillance;③ 抗生素耐药性,如 antibiotic resistance、*Escherichia coli*、vaccination。

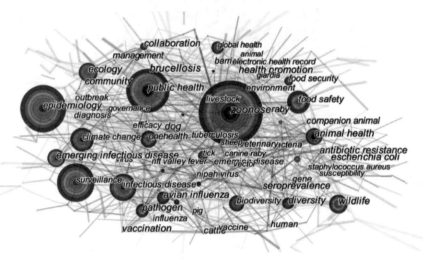

**图 8-12 全健康研究领域论文关键词共现图**

**表 8-5 全健康研究领域热点关键词频次统计表**

| 排 名 | 关 键 词 | 频 次 |
| --- | --- | --- |
| 1 | zoonoses | 393 |
| 2 | antibiotic resistance | 386 |
| 3 | prevalence | 288 |
| 4 | epidemiology | 269 |
| 5 | public health | 181 |
| 6 | surveillance | 153 |
| 7 | *Escherichia coli* | 152 |
| 8 | dog | 150 |
| 9 | outbreak | 143 |
| 10 | human | 123 |
| 11 | vaccination | 107 |
| 12 | animal | 105 |

　　聚类视图中的关键词明显分为 5 个集群,红色集群是与政策相关的话题研究(management、system、policy 等);蓝色集群是以人类健康、动物健康、环境健康为主题的研究热点(public health、zoonoses、animal health、ecology、climate change 等);棕色集群是以传染病为主题的研究(virus、sars-cov-2、infection、transmission、antibodies 等);绿色集群是聚焦于抗生素耐药性的研究[esbl（extended-spectrum β - lactamases)、coli(*Escherichia coli*)、mrsa（Methicillin-resistant *Staphylococcus aureus*)、bacteria、antimicrobial resistance、*Klebsiella pneumoniae* 等)];紫色集群是以狂犬病为主题的一类研究(rabies、canine rabies、vaccination 等)(图 8 - 13)。

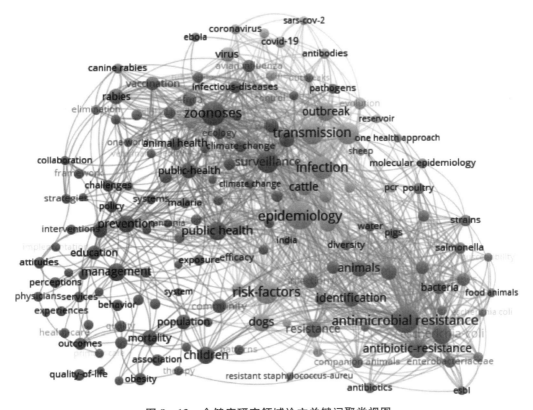

**图 8 - 13　全健康研究领域论文关键词聚类视图**

　　在此基础上,将数据进行关键词突现分析。突现关键词是展示近几年出现频率突增的关键词,在一定程度上显示该领域研究热点的改变。分析中 Burst items found 选择 3 年,结果显示,brucellosis(布鲁菌病)的持续突现时间为 10 年,是突现持续时间最长的关键词;突现时间较早的关键词为 animal health(动物健康)、emerging disease(新发疾病)、one world(一个世界);随后在 2011 年突现关键词转变为 Africa(非洲)、emerging infectious disease(新发传染病)、infectious disease(传染病)、brucellosis(布鲁菌病)等;随后逐渐转变为 avian influenza(禽流感)、tuberculosis(结核病)、epidemic(流行病)、malaria(疟疾)、trend(趋势)、ecology(生态学)、global health(全球健康)等(图 8 - 14)。

| 关键词 | 年份 | 强度 | 起始时间 | 结束时间 | 2001 — 2020 |
|---|---|---|---|---|---|
| animal health | 2001 | 7.91 | **2009** | 2017 | |
| emerging disease | 2001 | 6.8 | **2009** | 2014 | |
| one world | 2001 | 4.85 | **2009** | 2016 | |
| Canada | 2001 | 4.43 | **2009** | 2017 | |
| Africa | 2001 | 10.85 | **2011** | 2018 | |
| emerging infectious disease | 2001 | 8.74 | **2011** | 2018 | |
| intervention | 2001 | 8.17 | **2011** | 2016 | |
| education | 2001 | 6.89 | **2011** | 2015 | |
| infectious disease | 2001 | 5.83 | **2011** | 2015 | |
| brucellosis | 2001 | 5.01 | **2011** | 2020 | |
| collaboration | 2001 | 4.87 | **2011** | 2015 | |
| avian influenza | 2001 | 4.09 | **2012** | 2016 | |
| trend | 2001 | 4.03 | **2012** | 2016 | |
| ecology | 2001 | 9.28 | **2013** | 2017 | |
| tuberculosis | 2001 | 5.39 | **2013** | 2016 | |
| epidemic | 2001 | 5.23 | **2013** | 2017 | |
| vaccination | 2001 | 4.36 | **2013** | 2016 | |
| global health | 2001 | 8.41 | **2014** | 2017 | |
| malaria | 2001 | 8.21 | **2014** | 2018 | |
| surveillance | 2001 | 9.9 | **2015** | 2018 | |

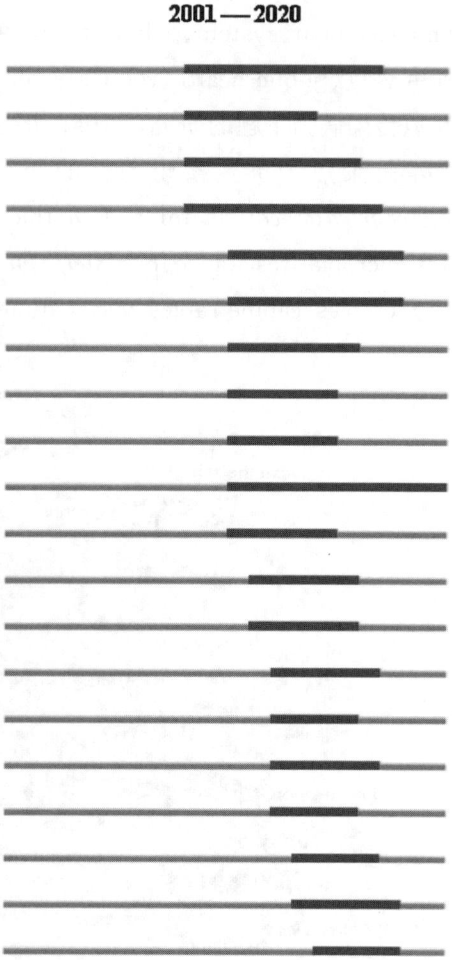

图 8-14 关键词突现分析图

中文文献关键词分析显示：生态系统健康评价、生态系统健康和生态系统等关键词均与生态环境有关，其次是与动植物相关的关键词（图 8-15）。

# 四、讨 论

## （一）年文献量趋势分析

2005 年开始以全健康为主题的发文量开始呈现缓慢的上升趋势，可能与以下两件事情的发生有关。一是 2004 年 9 月 29 日国际野生动物学会在纽约曼哈顿举行了涵盖医学和生态系统健康的学术会议，在会上提出了"One World，One Health"的概念，并达成 12 项"曼哈顿原则"。二是 2008 年由 FAO、WHO、世界银行等联合发布的"降低动物—人类—生态系统传染病风险战略框架"文件中将"One World，One Health"定义为地区性、国家性和全球性多学科共同合作，为人类、动物和我们的环境获取最佳健康。以上两件事

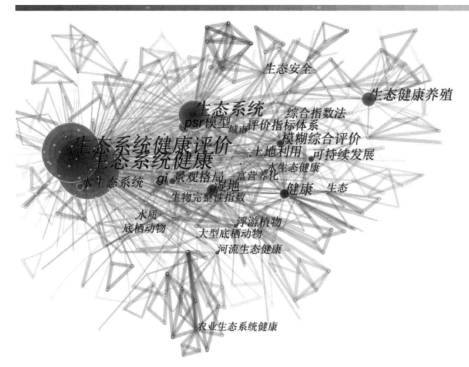

**图 8-15 CNKI 关键词共现网络图**

情的发生,促进了以全健康为主题的相关研究的发展,且表现为论文发表数量逐渐攀升。

在 FAO、世界卫生动物组织(OIE)、WHO 于 2010 年开展合作之后,全健康理念在全球广泛传播。2010 年开始出版物的数量稳步上升,特别是 2016 年后,这似乎与埃博拉病毒病和寨卡病毒病疫情暴发的时间一致。同样,由于 MERS 和 COVID-19 的暴发,2019年和 2020 年的文献数量急剧增加,且研究集中在 COVID-19 上。反观国内全健康研究领域的发文量,总体上也呈上升趋势,但上升幅度和总量相对于全球的态势来说劣势凸显,是因为中国以全健康为主题的相关研究起步较晚。2014 年 11 月,"中国首届 One Health 研究国际论坛"才在广州召开。目前,我国全健康的理论与研究实践尚处于起步阶段。

全健康研究领域发文量总体呈稳定的大幅度上升趋势,并且近 2 年的势头迅猛,越来越多的人对全健康理念感兴趣。可以推测:① 全健康会受到越来越多的关注,该领域的出版物数量会持续增长;② 之后的几年里,全健康研究领域的出版物主要围绕 COVID-19 话题;③ 新发传染疾病的出现会暴发式地促进全健康研究的发展和发文量激增;④ 近几年我国相继成立的全健康组织和院系以及团体都彰显出我国学术界和政治界对于全健康发展的兴趣,将会极大地促进我国全健康研究的发展进程。

## (二) 文献作者/机构分析

全健康研究领域发文量最多的作者是 Jakob Zinsstag。他来自瑞士巴塞尔大学

(University of Basel)的瑞士热带病和公共卫生研究所(Swiss Tropical and Public Health Institute),其次是 Chris Degeling(澳大利亚伍伦贡大学,University Wollongong)、Gregory C. Gray(美国杜克大学全球健康研究所,Duke Global Health Institute)、Chiara Frazzoli(意大利卫生研究所,Instituto Superioer di Sanita)、Esther Schelling(瑞士巴塞尔大学瑞士热带病和公共卫生研究所,Swiss Tropical and Public Health Institute)、Richard Kock(英国伦敦大学皇家兽医学院,University of London Royal Veterinary College)。被引频次最高的作者也是来自瑞士巴塞尔大学的 Jakob Zinsstag,其次是 Ke Jones(英国伦敦大学,London University)、Louise H. Taylor(美国 Global - Affiance Rabies Control)、Sarah Cleaveland(英国格拉斯哥大学 University of Glasgow)、Esther Schelling(瑞士巴塞尔大学瑞士热带病和公共卫生研究所,Swiss Tropical and Public Health Institute)。在发文量或被引频次靠前的学者中,有 3 位学者来自同一个研究机构,即瑞士巴塞尔大学的瑞士热带病和公共卫生研究所。

作者合作网络中主要出现了 4 组群集,分别是人兽共患病(布鲁菌病)、动物健康和公共卫生、COVID - 19、生物多样性和生态健康。学术学者主要分布在前 3 个集群中。作者合作网络分析表明,该领域由 Jakob Zinsstag(人兽共患病领域)主导,也是网络中信息流动的核心,动物健康和 COVID - 19 的话题也是研究的重点和热点。

从不同侧面分析发现,Jakob Zinsstag 是全健康研究领域中最活跃的一位学者,在过去 20 年中发表了 18 篇文章,被引 321 次。他工作的瑞士热带病和公共卫生研究所,是国际顶尖的热带医学研究机构,隶属瑞士最古老的巴塞尔大学。Jakob Zinsstag 除了有兽医学的教育和研究背景外,曾任职于瑞士热带和公共卫生研究所在科特迪瓦的分支机构,对非洲人兽共患病有大量研究。Jakob Zinsstag 在"*One Health — The Theory and Practice of Integrated Health Approaches*"一书中详细阐述了关于全健康的理解以及实际案例分析,包括其团队参与的研究。发文量前 5 名的学者中除了有兽医学研究背景,还有公共卫生的教育背景,并在其出版物中涉及社会科学、系统性或概念性方法和社会政治学等内容。

而我国发文量前十的作者之间基本上没有合作。虽然如此,但是仍有 3 个小型的合作团体,分别是以北京师范大学水科学研究副院长徐宗学教授为首的团体,重点研究水体环境、地理环境等生态环境话题;以中国科学院南京地理与湖泊研究所徐丽婷为首的团体;以安徽农业大学吴金亮、澜沧县南岭乡农业服务中心陈慧仙、杨超元和云南省畜牧兽医科学院高新等为团体进行动物食品和畜牧方向的研究,以及来自湖南省农业经济和农业区划研究所的肖景峰为首的关于农业相关话题的研究。而发文量前三的作者分别是河海大学的董增川、中山大学预防医学的陆家海、湖南农业大学的俞辉,研究重点领域为地理水环境资源、传染病、畜牧与动物医学。

Jakob Zinsstag 在全健康领域研究的深入水平和层次位于世界前列,其所在瑞士热带和公共卫生研究所,对全健康的研究也处于世界排头队伍中。位于合作网络图较为中心位置的机构基本上都是高产作者所在机构,这些机构在全健康领域的研究也都是属于世界前列。计量分析还表明,WHO、FAO、美国 CDC、OIE 和世界银行等组织在全健康研究领域的中心位置。这些组织在学科交流中起着促进作用,一直在推动世界各国关于全健康研究的合作以及信息共享,特别是 WHO 的文章被大量引用。

对国内外机构进行比较时能够明显看出国内外发文量的差异:① 国内发文量最高的机构中国科学院水生生物研究所淡水生态与生物技术国家重点实验室在近 20 年内发表 47 篇文献,在国内外发文量总排名中仅仅位于顺位第十位;② 观察国内发文量前十的各机构中,中国科学院大学位于领导地位。但是本研究将全健康研究领域外延至 One Medicine 和 Ecohealth,发现生态健康研究较多,不少研究仅关注了生态系统多样性问题而未聚焦于人类健康,故大多数机构是与环境研究相关的机构组织。国内专门为全健康研究而成立的组织非常少,成立的机构尚处于最初的建设阶段,还需要大力促进更多、更高层次的发展进程和相关研究的进行。中国疾病预防控制中心寄生虫病预防控制所同巴塞尔大学瑞士热带病和公共卫生研究所一直以来都有密切合作[17],将会有力促进我国全健康研究领域的发展。

### (三) 国家发展分析

根据国家地区共现分析,无论是在发文量、被引次数,还是国际合作程度上,美国都表现出绝对优势。美国的发文量 1 163 篇,排名第一,其节点的中心度为 0.23,也远超其他国家。中心度是代表该词在研究领域中的关键性,中心度大于 0.1 即有意义,表明绝大多数国家都与他们有着直接或间接的合作关系,而中国的中心度仅为 0.01,表明中国和其他国家在全健康研究领域方面的合作相对较弱。

全健康研究领域中处于主导地位的美国与世界上多个国家和机构建立合作网络,主要有英国、法国、澳大利亚、加拿大和中国等;在该研究领域处于初步发展阶段的中国亦与多个全健康研究领域发展良好的国家建立合作关系,但与全健康研究超前的美国对比不难看出,我国与外部国家建立的合作网络关系尚且稀疏于美国的合作网络。虽然我国全健康主题研究起步较晚,但积极主动地与发展超前的国家或者机构建立合作网络,大大地促进了我国全健康的前进速度。在亚洲国家发文量的排名中,中国位列首榜,且与泰国、越南、新加坡、日本、埃及和沙特阿拉伯等国家建立合作关系。西方国家发展领先于亚非国家,发达国家的发展普遍优于发展中国家的发展,所以我们应该加强与全健康发展超前的国家或机构建立更多、更优化的合作,共同促进,协同发展。

### (四) 关键词剖析研究热点

全健康研究领域的主要方向可以分为人兽共患病(狂犬病、布鲁菌病的问题尤为突出)、抗生素耐药性、公共卫生问题(侧重流行病,尤其是新发传染病)、环境健康(生态健康、气候变化)、治理政策等五大主体。研究解决人类健康—动物健康相关的问题本就是全健康理念形成的根源，即 One Medicine。全健康的思维是让人医和兽医通过相互比较、不断演变的方法对疾病和健康进行学习[13]。全健康倡议组织（One Health Initiative，OHI）最初由 Bruce Kaplan（兽医学博士）、Thomas P. Monath（医学博士）、Jack Woodall（医学博士）、Lisa Conti（兽医学博士）共同创立，宗旨和目标是向全球跨学科科学界、政府领导、公众和新闻媒体传播全健康的概念，扩大人类、动物和环境卫生保健等领域的跨学科合作和交流[10]。从关键词突现中的变化也能看出，从最初的动物健康转变到新发传染病，继而为生态健康，又转为全球健康，可以看出研究的热点话题涉及的领域在不断扩大，也符合当今全球化的世界新格局。

而从 CNKI 中分析的关键词来看，主要的研究话题是与生态环境和动植物相关，是因为本研究在检索式中加入了"生态健康"主题词，造成了一定的影响，故不做深层次的探讨。全健康是一种跨学科的融合方法，在微生物学、寄生虫学和传染病等方面进行大量的研究，许多健康问题也是直接关系到人类健康和动物健康。例如，人兽共患病、食源性疾病和细菌耐药性。这些方向的全面研究对于全健康方法面对健康的挑战至关重要。

## 1. 全健康理念用于指导新的人兽共患病联防联控行动

由于人口增加导致畜牧业产业规模的扩大、人类活动范围增大等原因，人类与动物以及动物产品、野生动物的接触机会随之增加，增加了疾病从野生动物传播给人的风险，导致新的人兽共患病的发生和旧的人兽共患病的复燃。而全健康理念是在人—动物—环境层面上解决健康问题的有效方法。2004 年，美国 CDC 肯尼亚办事处（CDC 肯尼亚）设立了全球疾病检测司[18]，在高致病性 H5N1 全球扩散和 2006 年东非多国家暴发裂谷热[19]等事件之后，CDC 肯尼亚支持肯尼亚卫生部、农业部、畜牧业和渔业部在内的政府机构，建立国家和县级多部门合作的框架以及协调办公室，被称为人畜共患病部门（Zoonotic Disease Unit）。该部门通过提高监测、研究、协调调查以及应对疫情的能力建设，减轻流行性人兽共患病的负担并增强疾病防范能力，从而增强了全球健康安全性。目前，肯尼亚的成就已成为该区域其他国家的榜样[20]，我国血吸虫防控也是全健康理念指导下的成功案例。

从关键词共现的情况来看，狂犬病和布鲁菌病是全健康领域研究人兽共患病的重中之重。狂犬病是一种地方病，除了在澳大利亚和南极洲等岛屿没有狂犬病病例报告外[21]，几乎所有陆地地区都会出现。许多亚洲、欧洲以及北美和南美国家已宣布无狂犬病[22]，但狂犬病仍然是许多亚洲和非洲国家的问题。2019 年，尼泊尔卫生和人口部流行病学和疾病控制司（Epidemiology and Disease Control Division，EDCD）授权控制和预防狂犬病[23]，与公共、非政府和私营伙伴组织协调，开展许多保护活动，如对狗和猫进行战略疫苗接种、提高公众认识以及卫生专业人员的能力建设。2020 年 1 月，尼泊尔政府通过了"全健康战略 2020"，针对所有相关领域包括人兽共患病和抗生素耐药性，促进全健康的方法发展[24]。

布鲁菌病是最显著和最常见的细菌性动物病，并被认为是一种重新出现和被忽视的人兽共患病[25]，治疗人兽共患病对健康和经济非常重要。尤其是发展中国家人兽共患布鲁菌病诊断、监测、管理和治疗的能力建设面临众多挑战。布鲁菌病管理所面临的挑战和机遇是多元、多面和综合的，对于兽医、公共卫生和野生动植物专业而言，至关重要的是要共同协同工作，采用布鲁菌病全健康范式[26]。

### 2. 全健康理念用于指导对抗微生物耐药性研究

抗生素耐药性（antimicrobial resistance）这一问题作为威胁公共卫生的巨大挑战已经制约了世界经济发展，被国际货币基金组织、WHO、世界银行和八国集团等国际经济和政治机构确认为是 21 世纪全球卫生的主要挑战之一[27]。抗生素耐药性发展过程中涉及产生和传播的微生物、宿主生物（人类或动物）和环境，大多数生态系统都有助于抗生素耐药性的出现、获取和传播，而文化和社会经济特征也可能会促进其传播。

畜牧业与水产养殖业的抗生素使用量巨大。2013 年，全球用于食用动物的抗生素总量据估计达 131 109 吨，预计到 2030 年可达 200 235 吨[28]，增幅达 52.7%。水体中的抗生素污染是环境抗生素污染的主要形式。土壤因受人类活动影响也是抗生素重要的存在环境之一。由于土壤中的抗生素会被植物吸收，进而可通过食物链对人体健康造成影响[29]。

所以，仅仅研究卫生保健设施中的问题已经不能再解决抗生素耐药性问题，而是需要建立跨学科、跨部门、跨地区的交流与合作，从全健康理念出发提出人类、动物及环境等多部门合作的多管齐下措施才能有效控制抗生素耐药的持续增加[30]。促进抗生素的科学使用、积极探索新型抗生素研发、建立抗生素立体监测网络系统、推广抗生素耐药教育、预防感染等措施，推进抗生素耐药防控工作进一步开展，加强环境保护，维护人类与动物的共同健康。

### 3. 全健康理念治理公共卫生问题

治理公共卫生问题中侧重于流行病，尤其是新发传染病的发生，全健康提供了从人—动物—环境更高的综合层面的思维模式。2014 年，FAO、OIE 和 WHO 建立了全球预警系统（Global Early Warning System），它提供了一个有效的框架，在其中实现更高水平的国际应急准备[31]。以 2019 年底中国武汉发生的 COVID‑19 疫情应对措施为例，从全健康的角度出发，涉及工程、建筑、心理学、环境卫生和社会科学等许多学科的专业人员参与其中，这项研究的结果为其他国家的卫生决策者提供了有价值的参考[32]。

### 4. 全健康主题中关于环境健康

全健康主旨是从人类—动物—环境的整体视角去解决健康问题，但目前为止关于环境方面的话题研究热度还是低于人—动物界面研究，但其实无论是在人兽共患病、抗生素耐药性、新发传染病等热点话题中，始终涉及环境领域。从受污染的水、土壤到植物、动物，再到人类，无不体现全健康的宗旨，其研究将贯穿并联接在今后的研究中，环境健康、生态健康等都会成为更热门的研究话题。

# 五、总　结

全健康的研究与应用越来越受到当前国际科学界和政府部门的关注,尤其是COVID-19 疫情的暴发促进了全健康的发展,我们应该利用现有的框架和准则促进全健康活动,推进国内外全健康发展。当今世界,人兽共患病、新发传染病疫情暴发日益频繁,如埃博拉病毒病、寨卡病毒病和 COVID-19,促进发展新的健康认知范式。

文献计量分析表明,全健康领域的发展潜力巨大,但是同时也需要采取更适用的办法,加强部门间合作和知识共享,让具有不同专业知识和学科背景的研究人员参与,将有助于从更全面的角度出发,以跨学科的方式研究全健康,即认为人—动物—环境的界面是一个连贯的整体。但是全健康领域目前仍更关注人—动物界面的健康问题,而对于人—动物—环境界面的健康问题研究较少,在全健康之后的发展道路上,会有更多的目光关注于人—环境、人—动物—环境界面。

我国的全健康领域研究事业刚刚起步,需要关注整合社会科学学科、环境部门和来自不同学科的研究人员的持续挑战,形成多个国际性全健康卫生组织,加强、加深与世界各国的全健康合作,共同促进全球日益复杂的健康问题。

此外,近年来,行星健康作为全健康的替代方案被提出,这一概念是由洛克菲勒基金会-柳叶刀委员会关于地球健康提出的。行星健康设定了解全球环境变化之间的动态和系统关系、它们对自然系统的影响,以及自然系统的变化如何在多个尺度上影响人类健康和福祉:全球(例如气候)、区域(例如跨境火灾)和地方(如持久性有机污染物)。通过强调人类健康与环境变化之间的相互联系,能够对今世后代重叠的挑战和综合解决办法进行全面思考。行星健康概念为推进 2030 年可持续发展议程提供了机会,包括确定共同利益,鼓励有效的跨部门行动和伙伴关系。总而言之,都是基于多学科或跨学科的研究而促进人类健康[33]。

# 参 考 文 献

[ 1 ] Yoo H S, Yoo D. COVID - 19 and veterinarians for one health, zoonotic- and reverse-zoonotic transmissions[J]. J Vet Sci,2020,21(3): e51.

[ 2 ] Tomokawa S, Asakura T, Keosada N, et al. Introducing Ecohealth education in a teacher training institute in Lao PDR: a case study[J]. Health Promot Int, 2020, daaa100.

[ 3 ] Karesh W B, Dobson A, Lloyd - Smith J O, et al. Ecology of zoonoses: natural and unnatural histories[J]. Lancet, 2012, 380(9857): 1936 - 1945.

[ 4 ] Taylor L H, Latham S M, Woolhouse M E. Risk factors for human disease emergence[J]. Philos Trans R Soc Lond B Biol Sci, 2001,356(1411): 983 - 989.

[ 5 ] Daszak P, Cunningham A A, Hyatt A D. Emerging infectious diseases of wildlife — threats to biodiversity and human health[J]. Science, 2000, 287(5452): 443 - 449.

［6］de Wit E，van Doremalen N，Falzarano D，et al. SARS and MERS：recent insights into emerging coronaviruses［J］. Nat Rev Microbiol，2016，14(8)：523-534.

［7］Hines，Martin P，Freeman，et al. Veterinary Medicine and Human Health［J］. Am J Trop Med Hyg，1970,(1)：177.

［8］Leroy E M，Ar Gouilh M，Brugère-Picoux J. The risk of SARS-CoV-2 transmission to pets and other wild and domestic animals strongly mandates a one-health strategy to control the COVID-19 pandemic［J］. One health，2020，10：100133.

［9］陈国强.中国开展"全健康"理论与实践研究势在必行［N］.科技导报,2020,38(05)：1.

［10］Newman S H，Slingenbergh J，Lubroth J. One health — one destiny：appreciating the connectivity of health among ecosystems，wildlife，livestock and people［J］. Unasylva，2010，61(236)：11.

［11］Lubroth J. FAO and the One Health approach［J］. Curr Top Microbiol Immunol，2013，366：65-72.

［12］Ryu S，Kim B I，Lim J S，et al. One Health perspectives on emerging public health threats［J］. J Prev Med Public Health，2017,50(6)：411-414.

［13］Hristovski M，Cvetkovik A，Cvetkovik I，et al. Concept of One Health — a new professional imperative［J］. Maced J Med Sci，2010，3(3)：4.

［14］黄祺.陈国强院士：全球疫情大流行下思考"全健康"［J］.新民周刊,2020,(10)：26-29.

［15］邱均平,段宇锋,陈敬全,等.我国文献计量学发展的回顾与展望［J］.科学学研究,2003,（2）：143-148.

［16］张玲玲,巩杰,张影.基于文献计量分析的生态系统服务研究现状及热点［J］.生态学报,2016,36(18)：5967-5977.

［17］李真,郑彬.基于 SCIE 数据库分析中国疾控中心寄生虫病预防控制所近 5 年学术影响力［J］.中国血吸虫病防治杂志,2017，29(02)：235-240,245.

［18］Mbabu M，Njeru I，File S，et al. Establishing a One Health office in Kenya［J］. Pan Afr Med J，2014,19：106.

［19］Munyua P，Murithi R M，Wainwright S，et al. Rift Valley fever outbreak in livestock in Kenya，2006-2007［J］. Am J Trop Med Hyg，2010，83(2 Suppl)：58-64.

［20］Munyua P M，Njenga M K，Osoro E M，et al. Successes and challenges of the One Health approach in Kenya over the last decade［J］. BMC Public Health，2019，19(Suppl 3)：465.

［21］Hampson K，Coudeville L，Lembo T，et al. Estimating the global burden of endemic canine rabies［J］. PLoS Negl Trop Dis，2015，9(4)：e0003709.

［22］Yousaf M Z，Qasim M，Zia S，et al. Rabies molecular virology，diagnosis，prevention and treatment［J］. Vir J，2012，9：50.

［23］Acharya K P，Karki S，Shrestha K，et al. One health approach in Nepal：scope，opportunities and challenges［J］. One Health，2019，8：100101.

［24］Nepal A，Hendrie D，Robinson S，et al. Analysis of patterns of antibiotic prescribing in public health facilities in Nepal［J］. J Infect Dev Ctries，2020，14(1)：18-27.

［25］Morens D M，Folkers G K，Fauci A S. The challenge of emerging and re-emerging infectious diseases［J］. Nature，2004，430(6996)：242-249.

［26］Plumb G E，Olsen S C，Buttke D. Brucellosis：'One Health' challenges and opportunities［J］. Rev Sci Tech，2013,32(1)：271-278.

［27］Berendonk T U，Manaia C M，Merlin C，et al. Tackling antibiotic resistance：the environmental framework［J］. Nat Rev Microbiol，2015，13(5)：310-317.

［28］Van Boeckel T P，Glennon E E，Chen D，et al. Reducing antimicrobial use in food animals［J］. Science，2017，357(6358)：1350-1352.

［29］赵方凯,杨磊,乔敏,等.土壤中抗生素的环境行为及分布特征研究进展［J］. 土 壤，2017，49（3）：428－436.

［30］Michael C A，Dominey－Howes D，Labbate M. The antimicrobial resistance crisis：causes，consequences，and management［J］. Front Public Health，2014，2：145.

［31］Jebara K B. Surveillance，detection and response：managing emerging diseases at national and international levels［J］. Rev Sci Tech，2004，23(2)：709－715.

［32］Wang K－W，Gao J，Song X－X，et al. Fangcang shelter hospitals are a One Health approach for responding to the COVID－19 outbreak in Wuhan，China［J］. One Health，2020，10：100167.

［33］Pongsiri M J，Bickersteth S，Colón C，et al. Planetary health：from concept to decisive action［J］. Lancet Planet Health，2019，3(10)：e402－e404.

# 第九章
# 基于文献计量分析的动物食品链安全研究

陈福民[1,2]    郭晓奎[1,2,3,4]    周晓农[1,2,3,4]    刘 畅[1,2,3,4] *

## 一、引 言

动物食品主要指包括各种可以食用的畜禽产品及水产品等在内的食品,它是人类摄取营养的重要来源[1]。人类食用的动物性产品中,不应有或不应存在潜在威胁人体健康的风险因素,不应有食用此类产品后导致人们疾病或潜在疾病的风险,不应有危害后代健康的隐患[2]。近年来,欧盟、美国和日本等发达国家(地区)先后发生了疯牛病、口蹄疫、二噁英和大肠埃希菌 O157:H7 等全球性食品安全事件,极大地威胁着公共卫生安全[3-6]。

ISO22000 对动物食品链的定义为:"从初级生产直至消费的各环节和操作的顺序,涉及动物食品及其辅料的生产、加工、分销、储存和处理",包括用于饲养动物的饲料生产,也包括与动物食品接触材料或原材料的生产[7-8]。动物食品链各环节的负面作用都会对食品供应体系产生影响,从而影响动物食品质量安全[9]。动物食品链安全是一个综合性问题[10-11],药物残留、有害化学物质污染是影响动物产品链安全与卫生的重要因素之一。对于动物食品链安全性进行研究,将为食品安全的发展提供科学基础,及时把握动物食品链安全性研究中的热点问题是研究者亟须关注的问题。文献计量学是探讨科学技术的某些

1. 上海交通大学医学院—国家热带病研究中心全球健康学院,国家健康卫生委员会寄生虫病原与媒介生物学重点实验室,上海(200025)
2. 上海交通大学—爱丁堡大学全健康研究中心,上海(200025)
3. 中国疾病预防控制中心寄生虫病预防控制所,国家热带病研究中心,科技部国家级热带病国际联合研究中心,上海(200025)
4. 世界卫生组织热带病合作中心,上海(200025)
* 通讯作者

结构、特征和规律的一门科学[12]。本章运用文献计量分析方法对近20年发表的动物食品链安全性相关文献进行综合分析,明确动物食品链安全研究的现状、热点和前沿方向,并对未来发展趋势进行展望。

## 二、材料与方法

### (一)数据来源

文献数据来源:中文数据库为中国知网(CNKI)、外文数据库为 Web of Science (WoS),时间跨度为从"全健康(One Health)"开始发展的2001年1月1日至2020年12月31日。

### (二)检索方式

2021年1月15日在CNKI的专业检索模式下进行检索,语种限定为中文,设计检索式为:SU='食品链' AND SU='动物食品' AND SU='人类健康' OR SU='食品污染' OR SU='食物中毒' OR SU='蜡样芽孢杆菌胃肠炎' OR SU='沙门菌感染' OR SU='副溶血性弧菌胃肠炎' OR SU='葡萄球菌肠毒素食物中毒' OR SU='重金属中毒' OR SU='产气荚膜梭菌胃肠炎' OR SU='亚硝酸盐中毒' OR SU='诺如病毒感染' OR SU='大肠埃希菌腹泻'。

在WoS核心合集的专业检索模式下,文献类型限定为论著和述评,语种限定为英语,检索式为:TS='animal food chain' AND TS='human health' OR TS='food poisoning' OR TS='food contamination' OR TS='*Bacillus cereus* gastroenteritis' OR TS='salmonella infection' OR TS='*Vibrio parahaemolyticus* gastroenteritis' OR TS='staphylococcal enterotoxin food poisoning' OR TS='heavy metal poisoning' OR TS='*Clostridium perfringens* gastroenteritis' OR TS='nitrite poisoning' OR TS='norovirus infection' OR TS='*Escherichia coli* diarrhea'。

文献检索技术路线图见图9-1。

### (三)数据处理

利用 Microsoft Excel 2019、CiteSpace 5.7.R3 等软件进行数据整理、作图并统计分析。其中,纳入研究的中文文献数据需要以 Refworks 的格式导出,转化为 CiteSpace 5.7.R3可用的 download_***.txt 格式。导入的数据文件中应包含题名、作者、机构、关键词、摘要及年份等信息。其中,对文献作者所属单位以第一作者所属研究机构进行统计。CiteSpace 的时间分区(Time Slicing):2001年至2020年,每一年作为一个时间切片;CNKI 的节点类型(Node Types):分别选取作者(Author)、机构(Institution)及关键词(Keyword)生成3个图谱;WoS 的节点类型(Node Types):分别选取作者(Author)、机

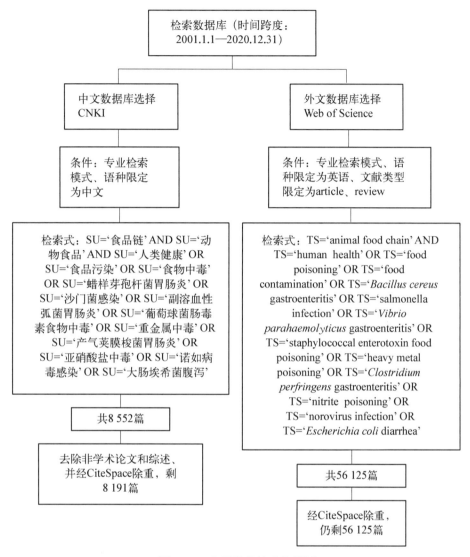

**图 9 - 1　文献检索技术路线图**

构(Institution)、国家(Country)及关键词(Keyword)生成 4 个图谱。

# 三、结　　果

在 CNKI 上,共收集到相关研究文献 8 552 篇,经过去除非学术论文和综述类型的文章,经 CiteSpace 除重后最终剩余有效文献 8 191 篇;在 WoS 上,共收集到相关研究文献 56 125 篇,经 CiteSpace 除重后最终剩余有效文献为 54 702 篇。

## (一) 发表论文年代及数量分析

2000—2020 年相关论文发表总数高达 54 702 篇。由图 9 - 2 可知,2001—2020 年,

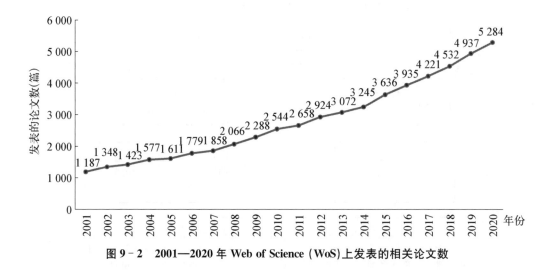

**图 9 - 2　2001—2020 年 Web of Science（WoS）上发表的相关论文数**

WoS 上相关论文的发表数量呈逐年上升的趋势，其中发文量最高的是 2020 年，为 5 284 篇；发文量最低的是 2001 年，为 1 187 篇。以上结果反映了国际上对动物食品链安全研究关注度正不断增强。

## （二）核心作者分析

CNKI 和 WoS 上收录文献居前十的作者见表 9 - 1，作者共现图见图 9 - 3。发文量虽然是衡量作者学术水平和科研能力的重要指标，但核心作者的分析更具权威性。根据 Citespace 的作者分析可知：在 CNKI 上，该领域的文献作者共有 977 位，在 WoS 上，该领域的文献作者共有 1 485 位。据普赖斯定律[13]，核心作者是指发文量在 $M = 0.749 * \sqrt{N_{max}}$

**表 9 - 1　在 CNKI 和 WoS 上作者发表相关文献数量排名**

| 排名 | CNKI | | WoS | |
| --- | --- | --- | --- | --- |
| | 作　者 | 发文量/篇 | 作　者 | 发文量/篇 |
| 1 | 王琳琳 | 18 | Stephen Baker | 86 |
| 2 | 唐振柱 | 18 | James P Nataro | 80 |
| 3 | 何洁仪 | 15 | John Hwa lee | 79 |
| 4 | 张　红 | 15 | Myron M Levine | 77 |
| 5 | 徐景野 | 13 | Gordon Dougan | 74 |
| 6 | 刘　涛 | 13 | B Brett Finlay | 65 |
| 7 | 李　洁 | 13 | Firdausi Qadri | 63 |
| 8 | 施向东 | 12 | Jan Vinje | 63 |
| 9 | 沈爱军 | 11 | Herbert L Dupont | 62 |
| 10 | 张锦周 | 11 | Wolfdietrich Hardt | 59 |

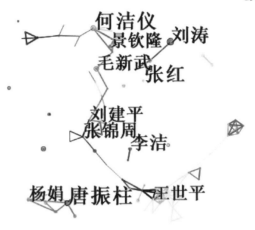

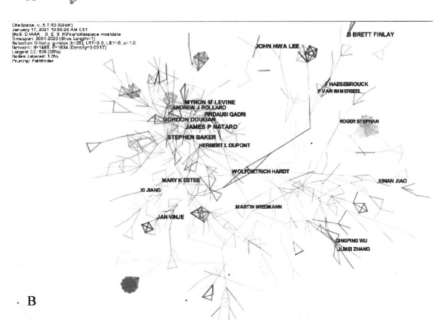

**图 9 - 3　2001—2020 年 CNKI 和 WoS 上作者共现图**

注：A. CNKI 上作者共现图；B. WoS 上作者共现图。

以上的作者。其中,$N_{max}$代表最高发文作者的发文数量,最高发文量 $N_{max}=18$,可得 $M=$ 3.17,取整 $M=4$,发文量在 4 篇以上的第一作者可以纳入核心作者,即核心作者共有 104 人;同样,可以得出在 WoS 上,$M=7$,发文量在 7 篇以上的第一作者可以纳入核心作者,即核心作者共有 1 485 人。

但在 CNKI 和 WoS 上,该领域相关论文的核心作者人数与普赖斯研究出的核心作者人数应达到总数 50% 的结论相比还存在较大差异[14],表明动物食品链安全研究核心作者的人数偏少,比重过低(图 9-3)。

### (三) 发表论文机构分析

由表 9-2 可知,2001—2020 年动物食品链安全研究中 CNKI 上论文发表量居前 3 名的机构中分别为:广州市疾病预防控制中心、广东省疾病预防控制中心和广西壮族自治区疾病预防控制中心。发文量前十名中有 6 名为各地的疾病预防控制中心,这反映出疾病预防控制中心在动物食品链安全研究中的重要地位。发文前十名的机构中,有 4 个机构所在地为广东省,这说明广东省较为重视动物食品链安全研究。

表 9-2　在 CNKI 和 WoS 上不同机构发表相关文献数量排名

| 排名 | CNKI | | WoS | |
| --- | --- | --- | --- | --- |
| | 机　构 | 发文量(篇) | 机　构 | 发文量(篇) |
| 1 | 广州市疾病预防控制中心 | 54 | CTR DIS CONTROL PREVENT | 707 |
| 2 | 广东省疾病预防控制中心 | 52 | ARS | 626 |
| 3 | 广西壮族自治区疾病预防控制中心 | 39 | UNIV MARYLAND | 618 |
| 4 | 深圳市疾病预防控制中心 | 30 | CHINESE ACAD SCI | 610 |
| 5 | 浙江省疾病预防控制中心 | 22 | US FDA | 601 |
| 6 | 上海中医药大学附属上海市中西医结合医院脾胃科 | 20 | UNIV GHENT | 596 |
| 7 | 上海中医药大学附属龙华医院消化内科 | 20 | USDA ARS | 521 |
| 8 | 上海中医药大学附属龙华医院急诊科 | 20 | UNIV CALIF DAVIS | 479 |
| 9 | 深圳市南山区疾病预防控制中心 | 19 | UNIV SAO PAULO | 402 |
| 10 | 国家食品安全风险评估中心 | 17 | UNIV GEORGIA | 399 |

而在发表于 WoS 论文上的前 3 位机构中,美国疾病预防控制中心(Centers for Disease Control and Prevention)居第 1 位,美国农业科学研究院(American Academy of Agricultural Science)居第 2 位,美国马里兰大学(University Of Maryland)居第 3 位。说明美国关于动物食品链安全研究在国际上处于领先地位,发文量前十名的外文机构中,有一半为高校,且这些高校都是国际知名的院校,均具有较高的研究水平和雄厚的师资力量。图 9-4 所示为机构共现图。

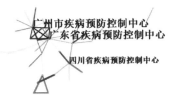

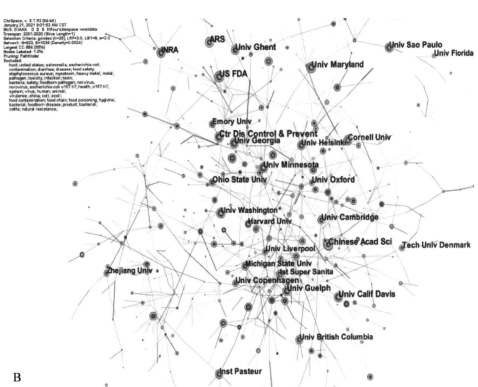

**图9-4 2001—2020年CNKI和WoS上机构共现图**

注：A. CNKI上机构共现图；B. WoS上机构共现图。

## （四）论文国家分析

2001—2020年WoS上动物食品链安全研究论文排名前3的国家（地区）分别为美国（14 600篇）、中国（5 612篇）和英国（3 805篇）（图9-5）。这反映了中国关于动物食品链安全研究在国际上处于较领先的地位。图9-6为2001—2020年WoS上国家共现图。

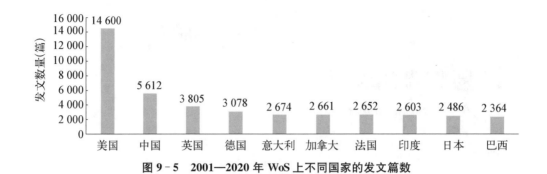

图 9-5 2001—2020 年 WoS 上不同国家的发文篇数

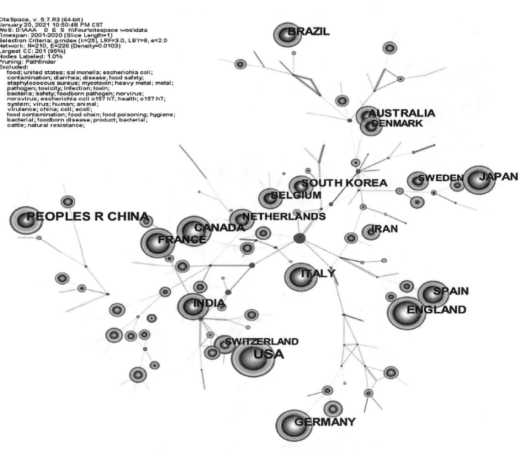

图 9-6 2001—2020 年 WoS 上国家共现图

## (五) 关键词共现分析

分析文章的关键词可知,在 CNKI 上,动物食品链安全研究主要关注处理疾病的方法:流行病学、调查、分析、预防、护理及凝胶电泳法;疾病的类型:胃肠炎;疾病危害来源:变形杆菌、青绿饲料及高铁血红蛋白(表 9-3)。

表 9 - 3　CNKI 和 WoS 中前十位高频关键词

| 排名 | CNKI | | WoS | |
|---|---|---|---|---|
| | 关键词名称 | 数量 | 关键词名称 | 频次 |
| 1 | 流行病学 | 779 | epidemiology | 4 564 |
| 2 | 调查 | 650 | risk | 3 709 |
| 3 | 变形杆菌 | 275 | prevalence | 3 681 |
| 4 | 分析 | 245 | identification | 3 641 |
| 5 | 预防 | 204 | resistance | 3 559 |
| 6 | 护理 | 169 | strain | 3 105 |
| 7 | 青绿饲料 | 166 | expression | 2 953 |
| 8 | 胃肠炎 | 119 | listeria monocytogenes | 2 237 |
| 9 | 脉冲场凝胶电泳 | 108 | water | 2 159 |
| 10 | 高铁血红蛋白 | 100 | children | 2 138 |

而在 WoS 上，动物食品链安全研究主要关注处理疾病的方法：流行病学、识别；高危人群：儿童；疾病危害来源：单核细胞增多性李斯特菌、水；疾病的特征：风险、患病率；致病因子的特征：抗性、菌株及表达。

结合上述重要关键词分析可知，在动物食品链安全研究领域，两个数据库均显示流行病学是最常见处理疾病的方法；高危人群主要为儿童；导致最常见的疾病类型是胃肠炎；疾病的危害来源主要有变形杆菌和单核细胞增生李斯特菌；比较关注疾病的风险和发病率；也关注致病因子的抗性和菌株类型。

## （六）关键词聚类分析

在 CNKI 上前十名的关键词聚类中，聚类的轮廓值均较高，其中聚类号 1 的轮廓值最高。一个聚类的平均引用年表示该聚类的文章是由近期还是发表年代较久远的文献组成的。从表 9 - 4 可见，引文关键词多集中在 2003—2011 年；且聚类号 6、7 可归为动物食品链中风险因素的特征。

表 9 - 4　CNKI 上前十位关键词聚类

| 聚类号 | 文献数量 | 轮廓值 | 年份 | 聚　类　标　签 |
|---|---|---|---|---|
| 0 | 81 | 0.896 | 2011 | 脉冲场凝胶电泳；毒力基因 |
| 1 | 62 | 0.936 | 2007 | 护理；高铁血红蛋白 |
| 2 | 59 | 0.864 | 2008 | 分析；预防 |
| 3 | 58 | 0.797 | 2005 | 奇异变形杆菌；实验室检测 |

| 聚类号 | 文献数量 | 轮廓值 | 年份 | 聚 类 标 签 |
|---|---|---|---|---|
| 4 | 56 | 0.844 | 2004 | 死亡人数;有毒动植物 |
| 5 | 51 | 0.715 | 2006 | 调查;四季豆 |
| 6 | 43 | 0.872 | 2008 | 罹患率;临床表现 |
| 7 | 41 | 0.798 | 2010 | 流行病学;危险因素 |
| 8 | 36 | 0.861 | 2003 | 中毒原因;卫生行政部门 |
| 9 | 33 | 0.758 | 2006 | 毒鼠强;氟乙酰胺 |

### (七) 关键词突现分析

突现,分析的是含关键词文献被引频次的变化率,往往成为之后的研究热点。因篇幅所限,仅列出关键词突现信息的前十位(图9-7、图9-8)。

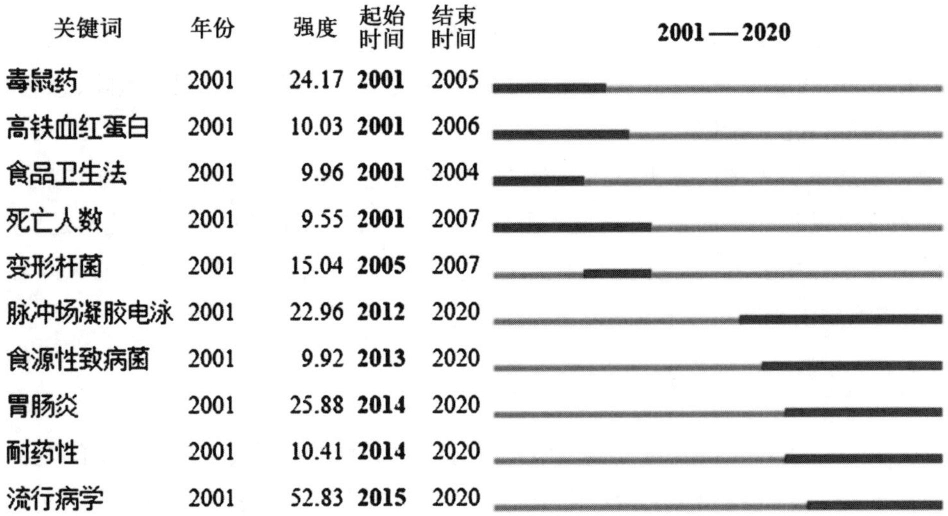

| 关键词 | 年份 | 强度 | 起始时间 | 结束时间 | 2001 — 2020 |
|---|---|---|---|---|---|
| 毒鼠药 | 2001 | 24.17 | 2001 | 2005 | |
| 高铁血红蛋白 | 2001 | 10.03 | 2001 | 2006 | |
| 食品卫生法 | 2001 | 9.96 | 2001 | 2004 | |
| 死亡人数 | 2001 | 9.55 | 2001 | 2007 | |
| 变形杆菌 | 2001 | 15.04 | 2005 | 2007 | |
| 脉冲场凝胶电泳 | 2001 | 22.96 | 2012 | 2020 | |
| 食源性致病菌 | 2001 | 9.92 | 2013 | 2020 | |
| 胃肠炎 | 2001 | 25.88 | 2014 | 2020 | |
| 耐药性 | 2001 | 10.41 | 2014 | 2020 | |
| 流行病学 | 2001 | 52.83 | 2015 | 2020 | |

图9-7 2001—2020年CNKI上关键词突现图

CNKI上,"流行病"突现率最高,从2015年激增,可以见到研究热点的转移,由2001年起始的"毒鼠药""高铁血红蛋白""食品卫生法""死亡人数"到2005年的"变形杆菌",再到2012年起始的"脉冲场凝胶电泳",到2013起始的"食源性致病菌",到2014年起始的"胃肠炎"和"耐药性",最后到2015年起始的"流行病学"。可见该领域的研究由一开始研究相对散发的中毒案例转向到研究整类致病菌的同异性,最后上升到逐渐以流行病学的视野来研究解决问题。

而在WoS上,"cell(细胞)"为突现率最高,早在2001年就激增,研究热点的转移,由2001年起始的"cell(细胞)""hemolytic uremic syndrome(溶血尿毒症综合征)""tumor necrosis factor(肿瘤坏死因子)""hemorrhagic coliti(出血性结肠炎)""strain(菌株)"

| 关键词 | 年份 | 强度 | 起始时间 | 结束时间 | 2001 — 2020 |
|---|---|---|---|---|---|
| cell | 2001 | 79.43 | **2001** | 2007 | |
| hemolytic uremic syndrome | 2001 | 71.56 | **2001** | 2007 | |
| tumor necrosis factor | 2001 | 49.04 | **2001** | 2009 | |
| hemorrhagic coliti | 2001 | 44.21 | **2001** | 2006 | |
| strain | 2001 | 42.42 | **2001** | 2007 | |
| polymerase chain reaction | 2001 | 40.45 | **2001** | 2008 | |
| lipopolysaccharide | 2001 | 38.67 | **2001** | 2006 | |
| cloning | 2001 | 37.95 | **2001** | 2008 | |
| norwalk like virus | 2001 | 75.35 | **2004** | 2011 | |
| health risk assessment | 2001 | 37.12 | **2018** | 2020 | |

图 9‐8 2001—2020 年 WoS 上关键词突现图

"polymerase chain reaction(聚合酶链反应)""lipopolysaccharide(脂多糖)"和"cloning(克隆)",到 2004 年的"Norwalk like virus(诺沃克样病毒)",再到 2018 年起始的"health risk assessment(健康风险评估)"。可见该领域的研究由一开始研究具体疾病转向致病因子,最后到健康风险评估。

# 四、讨　论

## (一) 研究热点、前沿及未来发展趋势

我们结合两者关键词和引用突现共同分析,以揭示动物食品链安全领域的研究热点、前沿及未来发展趋势。

### 1. 流行病学研究

统计学结果表明,在 CNKI 上,关键词频次最高的为"流行病学"(779),且 WoS 上关键词频次最高的也为"epidemiology"(4 564);表 9‐4 中聚类号 7"流行病学"文献数量较高,轮廓值 0.798 也较高。因此,我们认为聚类号 7"流行病学"是最重要的。其聚类标签为"流行病学"和"危险因素",这与最高频关键词所关注的内容一致。并且,"流行病学"是距今最近的突现,而且聚类数较高,同质性较好,说明研究的热点从单一散发的病例分析逐渐向"流行病学"转移,以"动物—人—环境"三者相关的全健康为研究趋势,可视为现阶段的研究热点。

流行病学方法主要包括描述性流行病学、分析性流行病学及实验性流行病学。分析结果显示,描述性流行病学主要针对动物食品链上致病因子进行横断面调查、监测、个例分析及生态学研究等,并产生假设。例如,Zhou 等[15]的文章中,主要利用描述性流行病学的方法来调查分析中国武汉某所大学发生的一起可疑食物中毒事件的中毒原因,根据

流行病学特征,再结合病原学分析,初步产生该事件可能为诺沃克病毒污染食物引起的食物中毒的假设。

分析性流行病学主要针对动物食品链上致病因子进行病例-对照研究、队列研究等,并检验假设。例如,Packer 等[16]的文章中,为了解母亲节当天在英格兰西南部一家餐厅暴发胃肠道疾病的传染源并控制疫情,英国公共卫生组织对当天在餐厅就餐的所有人进行了一项回顾性队列研究。最终检验假设,这是一起由产气荚膜梭菌导致食物中毒暴发的疫情。

实验性流行病学主要针对动物食品链上致病因子进行临床试验等,并最终验证假设,但是由于伦理学等多方面的限制,往往开展较少。所以,针对动物食品链上致病因子的流行病学方法主要以描述性流行病学方法、分析性流行病学方法为主;最终达到防治动物食品链疾病及促进人群、动物、生态健康的目的。对动物食品链致病因子所引起的疾病进行流行病学调查的意义主要是查明原因、控制疾病进一步发展、终止暴发或流行、提高疾病的检测能力。

### 2. 研究方法的应用

聚类号 0"脉冲场凝胶电泳"文献数量较高,轮廓值 0.896 也较高,突现强度较强,也可视为研究的热点。脉冲场凝胶电泳(pulsed field gel electrophoresis, PFGE)技术是一种用于分离大分子 DNA 的电泳技术,近年来发展迅速,从最初分离分子片段长度为 10 kb 到如今的 10 Mb,分离效率得到极大提高[17]。分析发现,脉冲场凝胶电泳技术在动物食品链安全研究中主要涉及传染源的追溯、传播链的确认、寄生虫的分子生物学研究、研究菌株间的遗传差异。① 传染源的追溯:PFGE 对食源性病原体进行亚型分析已被证明是检测疫情和实验室监测的重要工具[18]。白莉等[19]对 4 省的肉鸡屠宰场的 167 株沙门菌运用 PFGE 分型,结果显示各省沙门菌的带型具有地区性差异,又具有优势型别的交叉,且屠宰场存在严重的交叉污染,应加强加工环节中沙门菌的监测和干预,从而降低肉鸡及其产品中沙门菌的污染。② 传播链的确认:吴爱萍等[20]对食物中毒中采集的 215 份样本采用 PFGE 进行研究,结果经溯源可知是冷菜在制作过程中受到携带肠炎沙门菌厨师的污染。PFGE 技术在流行病传播链的溯源方面不仅可精确对菌株分型,还可为准确分析污染源提供依据。③ 寄生虫的分子生物学研究:目前,PFGE 主要用于临床诊断和微生物病原体的分型鉴定,为研究寄生虫的毒力、抗原多态性、抗药性及疫苗研究提供了技术基础[21]。许艳起等[22]利用 PFGE 研究两种巴贝虫亲缘关系,确认羊巴贝虫未定种新疆株与牛巴贝虫的亲缘性较近,而莫氏巴贝虫临潭株与双芽巴贝虫的亲缘关系较近,为今后利用 PFGE 技术鉴定寄生虫的种属关系开辟先河。④ 研究菌株间的遗传差异:宁昆等[18]于 2003 年对 13 株猪源沙门菌进行耐药性检测后,应用 PFGE 进行基因分型及流行病学分析,研究优势基因型;Vanitha 等[23]利用 PFGE 对不同来源的分枝杆菌进行了大限制性片段多态性分析,结果显示非结核分枝杆菌,特别是龟分枝杆菌和地分枝杆菌,可以利用 PFGE 进行大限制性片段分型,而不需要特定物种的 DNA 探针。以上研究表明,菌株间的遗传差异可通过 PFGE 技术准确地鉴定,为后续的兽医诊断提供参考。

随着 DNA 测序技术的发展,近年来二代和三代测序技术也在动物食品链中有广泛应用,在很多方面甚至已经取代了 PFGE 的应用。二代 DNA 测序技术利用 DNA 聚合反应和荧光素酶发光反应相偶联,实现了边合成边测序,提高了测序效率和测序通量,相当于一代测序的 2 000 倍,使 DNA 测序进入高通量时代。但是这种测序方法的读长短,测序费用依然昂贵,精度不如一代测序[24-26]。三代 DNA 测序技术原理主要分为两大类:① 单分子荧光测序[27],以 Helisope Bioscience 公司的单分子测序(single molecular sequencing,SMS)技术、Pacfic Bioscience 公司的单分子实时测序系统(single molecule real time,SMRT)技术为代表,用荧光标记脱氧核苷酸进行探测,用显微镜观测、记录荧光强度的实时变化;② 纳米孔测序[28],以英国牛津纳米孔公司为代表,利用直径非常细小的纳米孔,根据不同碱基产生的电信号差异进行测序,实现单分子 DNA(RNA)通过生物纳米孔的电流变化推测碱基组成而进行测序。这种测序法不受 DNA 聚合酶活性影响,读长接近 1 Mb。

值得一提的是,宏基因组测序在 COVID-19 的病原体鉴定和检测中也发挥了重要作用。COVID-19 的病原体最先由中国疾病预防控制中心主任高福院士团队发现,通过宏基因组的方法在 3 例不明肺炎的患者支气管肺泡灌洗液样本中检测到,是一种与此前报道的严重急性呼吸综合征(SARS)病毒相似性较高的病毒[29]。随后,该团队从样本中分离到病毒株,并通过纳米孔测序和 Sanger 法测序相结合的方法获得了该病毒的基因组。经序列分析,该病毒与已报道来源于蝙蝠的 SARS 类似病毒的相似性为 86.9%,是一种新型冠状病毒[30]。检测技术的发展日新月异,根据文献计量分析的数据,PFGE 虽然是研究热点,但在实际发展中,高通量测序技术在动物食品链中的应用也逐渐增多。

3. 风险评估

WoS 中,关键词频次第二高的为"风险"("risk")(3 709),且在动物食品链安全研究关键词突现分析中,"health risk assessment"是距今最近的突现,而且聚类数较高,可推断该类研究将成为动物食品链安全研究领域的新兴趋势。健康风险评估主要涉及危害识别、剂量反应关系、接触评定和风险表征。危害识别是风险评估的第一阶段,主要确定动物食品链的可疑致病因子被人体摄入后所产生的潜在不良作用,这种不良作用产生的可能性,以及产生这种不良作用的确定性和不确定性。剂量反应关系是第二阶段,主要将动物食品链的可疑致病因子进行高剂量的动物实验,通过实验结果来预测对人体低剂量暴露所产生危害的意义,包括剂量反应的外推、有阈值化学毒物的剂量反应关系评价、无阈值化学毒物的剂量反应关系的评价。接触评定是第三阶段,目的是确定风险人群接触动物食品链的可疑致病因子并阐明接触特征,为风险评估提供可靠的接触数据或估测值。风险表征是第四阶段,是在特定的条件下定性或定量地确定某规定机体、系统或亚人群发生已知的和潜在的有害作用的概率,及其伴随的不确定性,是健康风险评估的最后总结阶段。

## （二）中外研究热点和前沿同异性原因分析

从高频关键词上来看，CNKI 和 WoS 上排名第一的均为"流行病学"，且"流行病学"在突现图上排名前十，这提示"流行病学"是中外动物食品链安全研究领域共同的热点，这可能是由于流行病学在对动物食品链致病因子的溯源、疾病的控制中均发挥了重要作用；而结合高频关键词、关键词聚类、突现图，可以发现第二大热点和前沿，中国更注重在动物食品链安全研究中"PFGE"技术的应用，而国外更倾向于"风险评估"。这可能是由于中国疆域辽阔，人口众多，每年发生的动物食品链安全事件更多，对该领域研究技术的需求更为迫切和重视；而国外由于疆域、人口相对中国都较少，每年发生的动物食品链安全事件相对较少，而一旦发生突发的动物食品链安全事件，将对其造成比较严重的影响。所以，国外对未来可能发生的动物食品链安全事件的风险评估更为重视。

# 五、结　　论

通过对动物食品链安全研究领域文献进行计量分析，系统梳理了该领域文献。可见，动物食品链安全研究领域处于上升发展期，该领域的研究热点是动物食品链致病因子的流行病学研究、PFGE 技术；研究前沿及发展趋势有两点。一是动物食品链致病因子的流行病学研究；二是动物食品链致病因子的健康风险评估。动物食品链安全研究是具有重要意义的食品安全研究方向，对于其研究现状的了解有助于对接热点研究方向，通观目前的整体研究趋势，也为动物食品链安全的相关法律法规的制定提供了理论性基础。以"人—动物—环境"综合治理的全健康理念正在成为动物食品链安全性研究的趋势。

# 参 考 文 献

［1］斯琴图雅,齐伟.动物食品安全问题分析及应对措施[J].生物技术世界,2016,(5)：57-58.

［2］孟国庆,李玲,关琴,等.动物食品安全现状及对策[J].新疆畜牧业,2011,(10)：9-11.

［3］徐晓新.中国食品安全：问题、成因、对策[J].农业经济问题,2002,(10)：45-48.

［4］Vitiello D J, Thaler A M. Animal identification：links to food safety[J]. Rev Sci Tech Off Int Epiz, 2001, 20(2)：598-604.

［5］Verbeke W. The emerging role of traceability and information indemand-oriented livestock production[J]. Outlook Agr, 2001, 30(4)：249-255.

［6］孟凡乔,周陶陶,丁晓雯,等.食品安全性[M].北京：中国农业大学出版社,2005：1-254.

［7］JSA. 2005 Food safety management systems-requirements for any organization in the food chain[J]. NSAI, 2005(1)：1-7.

［8］刘文,吴晶.GB/T22000—2006《食品安全管理体系食品链中各类组织的要求》理解与实施[M].北京：中国标准出版社, 2007：1-25.

［9］Association K S. Traceability in the feed and food chain — General principles and basic requirements for system design and implementation[S]. ISO 22005：2007.

［10］刘佩智.切实保障食品安全［J］.中国科技产业,2011,(5)：17.

［11］和汝全,和抱寰,王红云.动物食品安全存在的问题及对策［J］.畜禽业,2011,(6)：4－5.

［12］汪冰.我国文献计量学十年研究与发展(1979—1989)［J］.情报科学,1992(1)：56－64.

［13］庞景安.文献计量学的研究与发展［J］.情报理论与实践,1994,(3)：46－50.

［14］黄世喆,莫靖林.科技文件及其生产者分布规律：集中与分散［J］.湖北档案,2006,(6)：11－13.

［15］Zhou X, Kong D G, Li J, et al. An outbreak of gastroenteritis associated with GII.17 Norovirus-contaminated secondary water supply system in Wuhan, China, 2017［J］. Food Environ Virol, 2019, 11 (2)：126－137.

［16］Packe S, Day J, Hardman P, et al. A cohort study investigating a point source outbreak of Clostridium perfringens associated with consumption of roasted meat and gravy at a buffet on Mothering Sunday 2018, South West, England［J］. Food Control, 2020, 112(1)：1－7.

［17］尹海权,王明召.分离 DNA 的琼脂糖凝胶电泳技术［J］.化学教育,2012,(12)：1－2,19.

［18］宁昆,张维谊,沈莉萍,等.上海市猪源沙门菌耐药性及脉冲场凝胶电泳分型研究［J］.中国动物检疫, 2015,(02)：78－81.

［19］白莉,李薇薇,王岗,等.我国 4 省肉鸡屠宰场沙门菌脉冲场凝胶电泳分子分型［J］.中国食品卫生杂志,2013,(4)：303－308.

［20］吴爱萍,汪皓秋,郑伟,等.应用脉冲场凝胶电泳技术对肠炎沙门菌食物中毒溯源分析［J］.疾病监测, 2013,(12)：1027－1029.

［21］刘家英,沈杰.脉冲电场凝胶电泳技术及其在寄生虫学中的应用［J］.中国兽医寄生虫病,1993, (01)：57－60.

［22］许艳起,张浩浩,杨强,等.2 种羊巴贝虫的核型及系统发育分析［J］.河南农业科学,2017,(03)： 138－142.

［23］Vanitha J D, Venkatasubramani R, Dharmalingam K, et al. Large-restriction -fragment polymorphism analysis of Mycobacterium chelonae and Mycobacterium terrae isolates［J］. Appl Environ Microbiol, 2003, 69(7)：4337－4341.

［24］谢浩,赵明,胡志迪,王大巾,孟旭莉,丁先锋.DNA 测序技术方法研究及其进展［J］.生命的化学, 2015,35(06)：811－816.

［25］Sanger F, Nicklens S, Coulson A R. DNA sequencining with chain-terminating inhibitors［J］. Biotechnology, 1977, 24(12)：104－108.

［26］夏险,李京京,董昌金,等.基因组测序在新型冠状病毒研究中的应用［J］.湖北师范大学学报(自然科学版),2020,40(3)：56－61.

［27］Munroe D J, Harris T J. Third-generation sequencing fireworks at Marco Island［J］. Nat Biotechnol, 2010, 28(5)：426.

［28］Eisenstein M. Oxford Nanopore announcement sets sequencing sector abuzz［J］. Nat Biotechnol, 2012, 30(4)：295－296.

［29］Zhu N, Zhang D, Wang W, et al. A novel coronavirus from patients with pneumonia in China, 2019［J］. N Engl J Med, 2020, 382(8)：212－215.

# 第十章
## 全健康理念下环境与生态领域研究现状及趋势分析

杭　添[1,2]　郭晓奎[1,2,3,4]　周晓农[1,2,3,4]　许靖姗[1,2,3,4]　钱门宝[1,2,3,4]*

## 一、引　言

2019 年底以来,新型冠状病毒在全球肆虐。根据世界卫生组织(WHO)疫情报告,截至北京时间 2020 年 12 月 31 日,全球六大洲 220 个国家和地区累计报告 COVID‐19 确诊病例 81 540 567 例,累计死亡 1 800 300 例[1]。目前,新型冠状病毒确切的传播途径尚未明了,但是普遍认为通过动物宿主传播到人类[2]。新型冠状病毒的流行再次表明,人类社会的发展离不开人—动物—环境的协调发展这一理念。全健康(One Health)则是能涵盖复杂的健康问题,并能系统、全面、解决这一问题的重要手段和理念。

全健康概念涉及多学科,目前国际上比较认同的定义是美国兽医协会提出的:全健康通过地区、国家和全球多学科的共同努力,来实现人类、动物和环境的最佳健康[3]。One Health 是在之前的 One Medicine、EcoHealth 等理念的基础上进一步发展的[4]。One Health 一词中文翻译尚未统一,包括"同一(个)健康"[5]"一健康"[6]"全健康"[7]等多种翻译形式。陈国强院士将"One Health"翻译成"全健康"[8],他认为"全"字包含"人、土、王"三字,体现了人、环境、动物一齐治理的概念。本文采用"全健康"这一译法。

1. 上海交通大学医学院—国家热带病研究中心全球健康学院,国家卫生健康委员会寄生虫病原与媒介生物学重点实验室,上海(200025)
2. 上海交通大学—爱丁堡大学全健康研究中心,上海(200025)
3. 中国疾病预防控制中心寄生虫病预防控制所,国家热带病研究中心,上海(200025)
4. 科技部国家级热带病国际联合研究中心,WHO 热带病合作中心,上海(200025)
* 通讯作者

环境因素可以影响人类健康这一理念很早就已存在，古希腊医药之父希波克拉底（Hippocrates）曾将"空气、水、土地"记载为可以影响人类健康的环境因素[9]。根据 WHO 统计[10]，全球 24％的死亡与环境有关。环境因素每年大约导致 1 370 万人死亡，尤其是中低收入国家的人民承受了相当严重的疾病负担。应用"全健康"方法论来解决环境和生态因素对人类和动物健康产生的影响已逐渐成为国际上的主流范式，并已有多个取得重要成果的组织以及机构。本研究以 Web of Science（WoS）为数据库来源，检索涉及"全健康"理念的环境和生态领域研究，通过 CiteSpace 软件进行文献计量分析，以期展现该领域发展状况，并探讨未来发展趋势。

## 二、数据来源与研究方法

### （一）数据来源

以 WoS 数据库中的核心合集为数据源，时间范围设置为 2001 年 1 月 1 日至 2020 年 12 月 31 日，语种限制为英语，类型限定为论著和综述。以主题词检索，检索策略为：（"environment＊" OR "ecosystem＊" OR "ecolog＊" OR "air" OR "water" OR "soil" OR "climate"）AND（"one health" OR "ecohealth" OR "one medicine"）。将数据文件保存类型为记录内容（全记录与引用的参考文献），输出文件格式为纯文本"TXT"。

### （二）分析方法

文献分析采用 CiteSpace.5.7.R2 软件。通过软件对文献进行降重处理（剔除重复文献）。文献筛选流程如图 10－1 所示。选择作者、机构及关键词为节点类型，分别绘制相应的可视化知识图谱，进行国内外作者和机构合作情况以及关键词共现、聚类和突现情况分析。

## 三、结果与分析

### （一）发文量分析

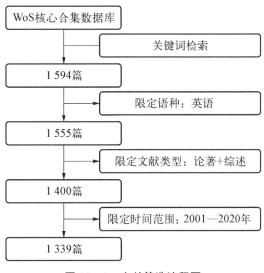

图 10－1　文献筛选流程图

2 个数据库获得的文献并通过 Citespace 软件识别共获 1 327 篇有效文献。"全健康"理念下的环境与生态领域发文量近年来呈显著上升趋势（图 10－2）。按时间可分为两个阶段。一是初期（2001—2012 年），发文量较少；二是快速发展期（2012—2020 年），发文数量显著快速增加。尤其是 2020 年，共发表了 307 篇文献，相比 2019 年增长了 72 篇（上升 30.64％）。

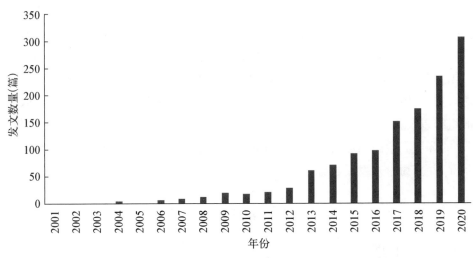

图 10-2　2001—2020 年全健康理念下环境与生态领域发文量分析

此外,发文量排名前 5 的学科分别为公共卫生学($n=303$,22.83%)、兽医学($n=290$,21.85%)、传染病学($n=241$,18.16%)、环境科学($n=200$,15.07%)和微生物学($n=179$,13.49%)。

## (二) 国家共现分析

发文量排名前十的国家中,8 个为北美和欧洲发达国家,而发展中国家仅中国和巴西入列,且排名较后(表 10-1)。按发文数量排列,排名前 5 的国家分别为美国、英国、澳大利亚、加拿大和法国。法国和瑞士均具有 0.2 的中心度,并列第一。综合来看,美国(发文数量:464,中心度:0.11)、英国(发文数量:171,中心度:0.13)、法国(发文数量:95,中心度:0.2)和瑞士(发文数量:83,中心度:0.2)为该领域最具影响力的国家。

表 10-1　2001—2020 年全健康理念下环境与生态领域国家发文表现

| 国　　家 | 发文数量 | 首篇文献年份 | 中介中心度 |
|---|---|---|---|
| 美　国 | 464 | 2003 | 0.11 |
| 英　国 | 171 | 2004 | 0.13 |
| 澳大利亚 | 126 | 2007 | 0.06 |
| 加拿大 | 126 | 2001 | 0.13 |
| 法　国 | 95 | 2011 | 0.20 |
| 意大利 | 90 | 2012 | 0.12 |
| 瑞　士 | 83 | 2008 | 0.20 |
| 中　国 | 64 | 2007 | 0.04 |
| 德　国 | 61 | 2010 | 0.05 |
| 巴　西 | 60 | 2010 | 0.04 |

国家共现图如图 10-3 所示,共有 123 个国家(N=123)发表过相关文献,且存在 992 个合作关系(E=992),合作网络规模庞大且联系紧密。从合作国家间发表文献的数量来看,法国(66 个)、瑞士(62 个)、英国(56 个)、意大利(50 个)和美国(41 个)为具有合作伙伴最多的国家,中国拥有 37 个合作国家,主要合作关系以周边东南亚国家(如老挝、柬埔寨)为主。

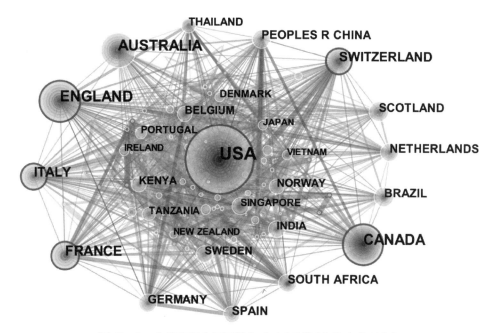

**图 10-3 全健康理念下环境与生态领域国家发文共现分析**

### (三) 机构共现分析

发文量排名前十的机构中,有 9 个来自发达国家,其中美国 4 个,英国 2 个,加拿大、瑞士和澳大利亚各 1 个,仅 1 个来自发展中国家(表 10-2)。发文量排名前 5 的机构分别为美国的加利福尼亚大学戴维斯分校(University of California,Davis)、美国疾病预防与控制中心(Center for Disease Control and Prevention,CDC)、肯尼亚的国际家畜研究所(International Livestock Research Institute,ILRI)、加拿大的卡尔加里大学(University of Calgary)以及英国的爱丁堡大学(University of Edinburgh)。加利福尼亚大学戴维斯分校最早一篇该领域文献于 2004 年发表,至今共发文 38 篇(2.88%)。排名前十的机构中,仅美国 CDC 与肯尼亚 ILRI 的中心度高于 0.1。其中,ILRI 位于肯尼亚首都内罗比(Nairobi),为肯尼亚与埃塞俄比亚政府共同创办的合作机构,至今共在该领域发文 28 篇,与 34 个机构有过合作关系,包括爱丁堡大学、瑞士热带病与公共卫生研究中心(Swiss Tropical and Public Health Institute,Swiss TPH)以及悉尼大学 (University of Sydney)等。

表 10 - 2　2001—2020 年全健康理念下环境与生态领域机构发文表现

| 机　　构 | 所属国家 | 年份 | 发文数量 | 中心度 |
| --- | --- | --- | --- | --- |
| 加利福尼亚大学戴维斯分校 | 美　国 | 2004 | 38 | 0.04 |
| 美国疾病预防控制中心 | 美　国 | 2004 | 37 | 0.11 |
| 国际家畜研究所 | 肯尼亚 | 2012 | 28 | 0.14 |
| 卡尔加里大学 | 加拿大 | 2009 | 25 | 0.08 |
| 爱丁堡大学 | 英　国 | 2014 | 25 | 0.06 |
| 明尼苏达大学 | 美　国 | 2012 | 25 | 0.07 |
| 巴塞尔大学 | 瑞　士 | 2011 | 23 | 0.06 |
| 悉尼大学 | 澳大利亚 | 2015 | 22 | 0.05 |
| 伦敦卫生与热带医学院 | 英　国 | 2007 | 21 | 0.05 |
| 佛罗里达大学 | 美　国 | 2008 | 20 | 0.03 |

机构共现图(图 10 - 4)显示共有 433 个研究机构($N=433$),存在 1 201 个合作关系($E=1\ 201$),机构之间合作较为紧密且集中。加拿大的圭尔夫大学(University of Guelph)和坦桑尼亚的索可茵农业大学(Sokoine University of Agriculture)虽然发文数量不高,但均有较高的中心度,表明这两个机构与别的机构合作较多,具有一定的影响力。

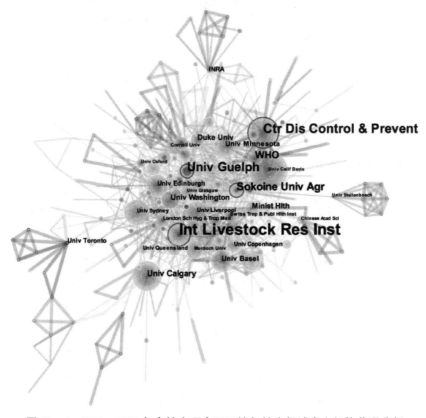

图 10 - 4　2001—2020 年全健康理念下环境与健康领域发文机构共现分析

图 10-4 还表明,机构间的合作在同一国家内较为集中。例如,加拿大的各个机构形成了一定的合作团体,以多伦多大学为首的合作团体,包括了魁北克大学和多伦多公共卫生中心等共同形成了较强的合作关系。

### (四) 作者共现分析

表 10-3 列出了过去 20 年中发文量排名前十的作者。排在第 1 位的作者为 Jakob Zinsstag,于 2008 年在该领域内发表了第 1 篇相关文献,至今发文 12 篇。2017 年是该作者发文的巅峰期,在该领域共发文 4 篇。该作者是瑞士巴塞尔大学以及瑞士热带病与公共卫生研究所的教授,是较早开始全健康理念相关研究的学者。他于 2011 年发表在《预防兽医学杂志》(*Preventive Veterinary Medicine*)上的一篇介绍 One Medicine 到全健康理念演变过程的文章[11]是其在该领域被引用频次最高的文章,至今已被引用 313 次。

表 10-3　2001—2020 年全健康理念下环境与生态领域作者发文表现

| 作　者 | 国　家 | 机　构 | 发文数量 | 首篇年份 |
| --- | --- | --- | --- | --- |
| Jakob Zinsstag | Switzerland | Swiss Tropical & Public Health Institute | 12 | 2008 |
| Chiara Frazzoli | Italy | Istituto Superiore di Sanita (ISS) | 10 | 2017 |
| Zohar Lederman | Israel | Rambam Health Care Campus | 8 | 2015 |
| Delia Grace | Kenya | International Livestock Research Institute | 6 | 2012 |
| Mazet，Jonna A K | USA | University of California Davis | 6 | 2016 |
| Bassirou Bonfoh | Côte d'Ivoire | Center Suisse Recherche Science Cote Ivoire | 6 | 2008 |
| Chris Degeling | Australia | University of Wollongong | 5 | 2015 |
| Richard Kock | England | University of London Royal Veterinary College | 5 | 2016 |
| Barbara Hasler | England | University of London Royal Veterinary College | 5 | 2017 |
| Aguirre A Alonso | USA | George Mason University | 5 | 2015 |

排名前十的作者中,有 8 位来自发达国家,其余 2 位作者分别来自肯尼亚和科特迪瓦。Delia Grace 是来自 ILRI 的学者,撰写了该机构在该领域发表的最具有影响力的一篇文章[12]。该文于 2012 年发表于 *Tropical Animal Health and Production* 上。该文估计了人兽共患病对低收入国家造成的伤残调整寿命年(disability adjusted life years, DALYs),并以此分析了人兽共患病防控的重要意义,提出了具有建设性意义的方案框架。

图 10-5 显示,共有 529 位作者(N=529)在该领域发文,存在 746 个合作关系(E=746),作者之间的合作并不紧密,较为分散。排名前几位的作者都具有自己的合作团体以及相对固定的合作伙伴。

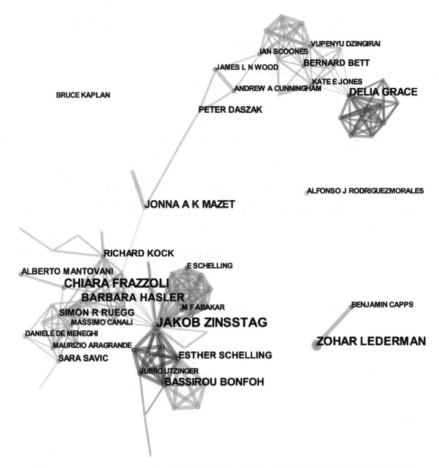

图 10-5  2001—2020 年全健康理念下环境与生态领域发文作者共现分析

## (五) 关键词分析

关键词时区图(图 10-6)展示了关键词共现网络的时区视图,以映射研究的知识结构,关键词总数达 587 个($N=587$),图谱密度良好($E=3\,605$)。共现频率而言,去除掉检索词"One Health"和"ecoHealth"后,排名前 20 的关键词如表 10-4 所示,排名前十的分别为"抗生素耐药性""人兽共患病""传染""流行病学""流行""疾病""大肠埃希菌""健康""公共卫生"和"传播"。关键词"抗生素耐药性"和"人兽共患病"分别成为自 2006 年和 2009 年以来的两大研究热点,分别出现 210 次与 207 次。

表 10-4  2001—2020 年全健康理念下环境与生态领域文献高频次关键词

| 关  键  词 | 中心度 | 年份 | 频次 |
| --- | --- | --- | --- |
| Antibiotic resistance | 0.06 | 2006 | 210 |
| Zoonose | 0.06 | 2009 | 207 |
| Infection | 0.03 | 2008 | 123 |

| 关　键　词 | 中心度 | 年份 | 频次 |
|---|---|---|---|
| Epidemiology | 0.05 | 2007 | 121 |
| Prevalence | 0.02 | 2013 | 111 |
| Disease | 0.07 | 2008 | 102 |
| *Escherichia coli* | 0.04 | 2013 | 96 |
| Health | 0.13 | 2004 | 94 |
| Public health | 0.05 | 2004 | 92 |
| Transmission | 0.05 | 2012 | 90 |
| Risk factor | 0.04 | 2007 | 88 |
| Outbreak | 0.02 | 2012 | 72 |
| Surveillance | 0.03 | 2013 | 71 |
| Climate change | 0.03 | 2008 | 70 |
| Infectious disease | 0.04 | 2010 | 67 |
| Human | 0.07 | 2009 | 63 |
| Animal | 0.04 | 2009 | 62 |
| Biodiversity | 0.03 | 2009 | 60 |
| Dog | 0.03 | 2013 | 55 |
| Emergence | 0.02 | 2007 | 54 |

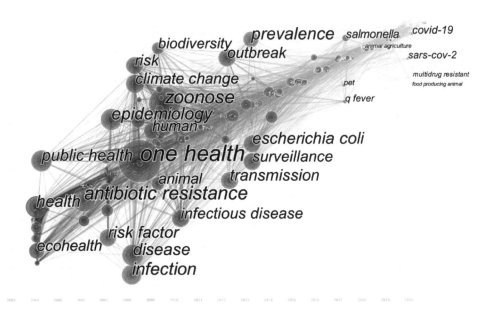

图 10 - 6　2001—2020 年全健康理念下环境与健康领域关键词时区图

与环境以及生态领域直接相关的关键词还有"气候变化"和"生物多样性",可见在全健康理念的研究中,这两者属于环境及生态范围内的研究重点,出现频次分别为 70 次与

60 次。从时区图中也可以看到，这两个关键词分别是自 2008 年以及 2009 年以来的研究热点。

### (六) 引文突现分析

参考文献突现引用是指某参考文献在一段时间内具有高被引用频率，表示一个知识领域的演变[13]。图 10-7 展示了前 20 位最高突现强度的引文，按照突现时间顺序排列。引文突现最早出现在 2008 年[14]，最近出现在 2018 年[15]，共有 6 篇文献自 2018 年至今保持高突现被引强度。

| 参考文献 | 年 | 突现 | 起始 | 结束 | 2001－2020 |
|---|---|---|---|---|---|
| Jones KE, 2008, NATURE, V451, P990, DOI | 2008 | 13.78 | 2009 | 2013 | |
| Zinsstag J, 2011, PREV VET MED, V101, P148, DOI | 2011 | 17.23 | 2012 | 2016 | |
| Mazet JAK, 2009, PLOS MED, V6, P0, DOI | 2009 | 6.2 | 2012 | 2014 | |
| Charron DF, 2012, INSIGHT INNOV INT DE, V0, P1, DOI | 2012 | 6.21 | 2013 | 2017 | |
| Karesh WB, 2012, LANCET, V380, P1936, DOI | 2012 | 5.9 | 2013 | 2017 | |
| Keesing F, 2010, NATURE, V468, P647, DOI | 2010 | 5.07 | 2013 | 2015 | |
| Coker R, 2011, LANCET INFECT DIS, V11, P326, DOI | 2011 | 6.88 | 2014 | 2016 | |
| Leach M, 2013, SOC SCI MED, V88, P10, DOI | 2013 | 5.06 | 2014 | 2017 | |
| Webb JC, 2010, CAN J PUBLIC HEALTH, V101, P439, DOI | 2010 | 5.03 | 2014 | 2015 | |
| Morse SS, 2012, LANCET, V380, P1956, DOI | 2012 | 4.7 | 2014 | 2017 | |
| Zinsstag J, 2012, ECOHEALTH, V9, P107, DOI | 2012 | 6.57 | 2015 | 2016 | |
| Coker RJ, 2011, LANCET, V377, P599, DOI | 2011 | 4.37 | 2015 | 2016 | |
| Whitmee S, 2015, LANCET, V386, P1973, DOI | 2015 | 5.84 | 2017 | 2018 | |
| Zinsstag J, 2015, ONE HLTH THEORY PRAC, V0, P0 | 2015 | 4.42 | 2017 | 2020 | |
| Baum SE, 2017, ONE HEALTH-AMSTERDAM, V3, P5, DOI | 2017 | 6.36 | 2018 | 2020 | |
| Ruegg SR, 2017, FRONT PUBLIC HEALTH, V5, P0, DOI | 2017 | 5.93 | 2018 | 2020 | |
| Gibbs EPJ, 2014, VET REC, V174, P85, DOI | 2014 | 5.14 | 2018 | 2020 | |
| Hasler B, 2014, REV SCI TECH OIE, V33, P453, DOI | 2014 | 5.08 | 2018 | 2020 | |
| Robinson TP, 2016, T ROY SOC TROP MED H, V110, P377, DOI | 2016 | 4.93 | 2018 | 2020 | |
| **World Health Organization, 2015, GLOB ACT PLAN ANT RE, V0, P0 | 2015 | 4.27 | 2018 | 2020 | |

图 10-7 全健康理念下环境与生态领域前 20 位高突现被引文献

总体来看，高突现被引文献大部分来自 *The Lancet*、*Nature*、*PLoS Medicine* 等医学顶刊，也有部分来自全健康理念相关的兽医学杂志以及荷兰的 *One Health - Amsterdam* 杂志。其中强度最大的是前文提到的 Jakob Zinsstag 教授的最高被引次数的文章[11]。可见该篇文章既拥有高被引又拥有高突现的特征，从 2012—2016 年一直为该领域学者广泛引用。

## 四、讨 论

全健康作为 21 世纪新出现的大健康理念，因为其跨学科、全方位看待人类社会发展的问题，将人—动物—环境交叉领域纳入同一体系，可为人类未来发展带来全新的模式。因此，全健康在环境和生态领域也逐渐被学界所接受，这体现在领域内发文量在近年内出现显著的增长。这一增长可以分为两个阶段。一是 2012 年之前，为平稳发展阶段；二是 2012 年后，为快速增长阶段，尤其是近 5 年的发表文献数量急剧增加。

　　总体上看，全球各国家和机构在该领域发表文献数量发达国家遥遥领先，欧美发达国家占据了排名前十国家中的 8 个，占据了排名前十机构中的 9 个。表明发达国家起步早，已将全健康理念引入环境与生态领域，这与发达国家在该领域的投入和重视程度密切相关。如美国 CDC 利用全健康方法成立了全健康有害藻华监测系统（One Health Harmful Algal Bloom System，OHHABS）[16]，旨在预防与藻华事件引起的人类或动物疾病。美国 CDC 在该领域发文量位列全球机构第 2 位。相比较，发展中国家在环境与生态领域开展全健康研究起步较晚，整体落后于发达国家。排名前十的国家中仅有中国和巴西 2 个发展中国家，且分别排名第八和第十位。而排名前十的机构中，仅有 1 家来自位于发展中国家的国际机构，即总部位于内罗比的国际家畜研究所。该研究所在非洲建立了非洲全健康研究、教育、推广中心（One Health Research，Education and Outreach Centre in Africa，OHRECA）。该中心旨在帮助控制与预防撒哈拉以南地区的热带人兽共患病、食品安全问题以及抗生素耐药性等人—动物—环境界面的复杂问题[17]。

　　另一方面，环境和生态领域全健康理念的实践也展现了国际合作的多样性。如美国与 41 个国家有合作，英国与 56 个国家有合作，法国与 66 个国家有合作。美国与英国偏重合作发达国家，包括加拿大、瑞士和荷兰等，法国不仅与发达国家保持着高度的合作关系，并且积极与非洲的一些贫困国家开展合作。我国也与 37 个国家有合作，其中有 12 个发达国家与 25 个发展中国家，中国与一些周边东南亚国家联系更为紧密，与欧美国家合作相对较少。

　　尽管国家和机构之间合作较紧密，但是作者团队之间的合作相对松散。可能是由于作者一般局限于在同一机构或同一国家内的合作，形成了一个个相对较为分散的小团队，而各个团队之间研究的领域可能较为相仿，专家、学者由于专业的孤岛效应也可能更倾向于与相同专业的学者合作。然而，全健康是倡导不同专业、不同领域、不同机构部门之间协作，单一的团队很难完成一个全健康项目，未来希望各领域的专家学者间的合作更为紧密。

　　研究热点方面，目前，全健康尤其偏重抗生素耐药性和人兽共患病，其次气候变化和生物多样性也是研究热点。在抗生素耐药性方面，分析了包含该关键词的前 5 篇高被引文献后[18~22]，可以发现水产养殖、可食用动物食品安全是抗生素耐药性的两大热点研究方向，数篇文献中均提到了全健康可以作为解决抗生素耐药性问题的一种新的有效途径与观点。在人兽共患病方面，布鲁菌病[23]、棘球蚴病[24]、蛔虫病[24]是最为热门的 3 种疾病，且学者普遍开始关注人兽共患病与环境以及生态的界面上的科学问题[23]，并通过全健康方法来解决这些科学问题。同时伴侣动物[24]和野生动物[25-26]也逐渐进入学者视野，很有可能成为今后研究的热点领域。在气候变化方面，研究领域主要集中在气候变化对人类和动物产生的健康影响，尤其是对寄生虫病[27]、动物健康和食品安全[28]的影响。此外,还有学者提出利用全健康理念解决具体的环境问题,诸如水资源管理问题等[29]。在生物多样性方面,学者主要关注人类活动对生态系统健康的影响[30],其中细分为对宏观的野生动物种群的影响,以及对微观的人类、动物、环境三者微生物群落共同变化的研究。学者提出人类和动物在环境变化中承担着相同的风险,只有将动物和人类健康信息联系起来,才可以降低物种之间共享的环境威胁[31]。

而最新的高突现被引文献分析发现,全健康作为一种新理念、新方法已逐步应该于解决实际问题,具体体现在应用该理念或方法有效性,以及在应用中面临的机遇和挑战。如全健康在解决抗生素耐药性问题方面已经展现了其优势,然而全健康方法在该领域中的应用仍面临诸多挑战。上述这些问题的解决需要不同学科、领域的专家学者通力合作,提供更好的方案,靠任何一个部门或机构的单打独斗都是不可取的。生态环境、野生动植物与人类健康之间的关系错综复杂,全球对于全健康策略的研究都应加以重视,并提上议事日程。

新型冠状病毒病全球流行问题,对全球社会经济造成了巨大影响,但同时也提示我们,应用全健康理念解决新发传染病防控问题是实现人—动物—环境综合健康的必由之路途径。分析发现,我国全健康理念在环境和生态领域的应用,与发达国家尚有较大差距,需要努力提高该方面的研究。其一,加强国际合作,目前我国与东南亚国家合作相对较多,但与欧美发达国家和非洲国家的合作相对较弱。因此,需要加强与欧美发达国家的合作,学习其长处。同时,也需要加强与非洲国家的合作,基于中非在多个方面具有良好的合作基础,可以为该领域的合作提供契机。其二,需要培育一批领域内优秀的机构和专家,全面带动多学科发展,促进全健康研究的快速发展。其三,抓住关键领域,形成集群优势。如我国在人兽共患病方面防治取得了显著成就,应提炼相关的经验,促进与东南亚和非洲国家人兽共患病防治的合作。目前,我国抗生素不合理应用问题较为突出[32],需要加强在该领域的研究,促进抗生素的安全应用。此外,还需加强气候变化和碳中和等方面的研究,以保障我国 2050 年实现二氧化碳净零排放的目标[33]。

## 参 考 文 献

[1] 武洁雯,杨昕娉,纪瀚然,等.2020 年 12 月全球新型冠状病毒肺炎疫情风险评估[J].疾病监测,2021,36(1):11 - 15.

[2] Andersen K G, Rambaut A, Lipkin W I, et al. The proximal origin of SARS - CoV - 2[J]. Nat Med, 2020, 26(4):450 - 452.

[3] Destoumieux - Garzón D, Mavingui P, Boetsch G, et al. The One Health concept:10 years old and a long road ahead[J]. Front Vet Sci, 2018, 5:14.

[4] Romanelli C, Cooper H D, Campbell - Lendrum D, et al. Connecting global priorities:biodiversity and human health[M]. Geneva:WHO,2015.

[5] 庞素芬,袁丽萍.世界动物卫生组织"同一健康"理念和实践[J].中国动物检疫,2015,32(10):58 - 60.

［6］中国青年报.闻玉梅院士捐资发起"一健康基金"［EB/OL］. http://zqb.cyol.com/html/2013 - 01/
30/nw.D110000zgqnb_20130130_5 - 03.htm. 2013.

［7］陈国强.中国开展"全健康"理论与实践研究势在必行［N］.科技导报,2020,38(5)：1.

［8］陈国强."全健康"理念：推进人类健康的新视角［N］.2020 - 09 - 17.

［9］李彬彬.推进生物多样性保护与人类健康的共同发展——One Health［J］. 生物多样性,2020, 28
(5)：596 - 605.

［10］Neira M，Prüss - Ustün A. Preventing disease through healthy environments：A global assessment
of the environmental burden of disease［J］. Toxicol Lett, 2016，259：S1.

［11］Zinsstag J，Schelling E，Waltner - Toews D，et al. From "one medicine" to "one health" and
systemic approaches to health and well-being［J］. Prev Vet Med, 2011，101(3 - 4)：148 - 156.

［12］Grace D，Gilbert J，Randolph T，et al. The multiple burdens of zoonotic disease and an Ecohealth
approach to their assessment［J］. Trop Anim Health Prod, 2012，44(Suppl 1)：S67 - S73.

［13］Synnestvedt M B，Chen C，Holmes J H. CiteSpace II：visualization and knowledge discovery in
bibliographic databases［J］. AMIA Annu Symp Proc，2005，2005：724 - 728.

［14］Jones K E，Patel N G，Levy M A，et al. Global trends in emerging infectious diseases［J］. Nature，
2008，451(7181)：990 - 993.

［15］Baum S E，Machalaba C，Daszak P，et al. Evaluating one health：Are we demonstrating
effectiveness［J］. One health, 2017，3：5 - 10.

［16］Roberts V A，Vigar M，Backer L，et al. Surveillance for harmful algal bloom events and associated
human and animal illnesses — One Health harmful algal bloom system，United States，2016—2018
［J］. MMWR Morb Mortal Wkly Rep，2020，69(50)：1889 - 1894.

［17］ILRI. One Health Centre in Africa［EB/OL］. https://www.ilri.org/research/facilities/one-health-
centre. 2020.

［18］McEwen S A，Collignon P J. Antimicrobial resistance：a One Health perspective［J］. Trans R
Soc Trop Med Hyg,2017,111(6)：255 - 260.

［19］Santos L，Ramos F. Antimicrobial resistance in aquaculture：current knowledge and alternatives to
tackle the problem［J］. Int J Antimicrob Agents,2018,52(2)：135 - 143.

［20］Founou L L，Founou R C，Essack S Y. Antibiotic resistance in the food chain：a developing
country-perspective［J］. Front Microbiol，2016,7：1881.

［21］Cabello F C，Godfrey H P，Buschmann A H，et al. Aquaculture as yet another environmental
gateway to the development and globalisation of antimicrobial resistance［J］. Lancet Infect Dis，
2016，16(7)：e127 - e133.

［22］European Centre for Disease Prevention and Control（ECDC），European Food Safety Authority
（EFSA），European Medicines Agency（EMA）. ECDC/EFSA/EMA second joint report on the
integrated analysis of the consumption of antimicrobial agents and occurrence of antimicrobial
resistance in bacteria from humans and food-producing animals：Joint Interagency Antimicrobial
Consumption and Resistance Analysis（JIACRA）Report［J］. EFSA J,2017，15(7)：e04872.

［23］Godfroid J，Scholz H C，Barbier T，et al. Brucellosis at the animal/ecosystem/human interface at
the beginning of the 21st century［J］.Prev Vet Med, 2011，102(2)：118 - 131.

［24］Deplazes P，van Knapen F，Schweiger A，et al. Role of pet dogs and cats in the transmission of
helminthic zoonoses in Europe，with a focus on echinococcosis and toxocarosis［J］. Vet Parasitol，
2011，182(1)：41 - 53.

［25］Thompson R C. Parasite zoonoses and wildlife：One Health，spillover and human activity［J］. Int J
Parasitol，2013，43(12 - 13)：1079 - 1088.

［26］Cunningham A A，Daszak P，Wood J L N. One Health，emerging infectious diseases and wildlife：

two decades of progress[J]. Philos Trans R Soc Lond B Biol Sci, 2017, 372(1725): 20160167.

[27] Squire S A, Ryan U. Cryptosporidium and Giardia in Africa: current and future challenges[J]. Parasit Vectors, 2017, 10(1): 195.

[28] Stevenson T J, Visser M E, Arnold W, et al. Disrupted seasonal biology impacts health, food security and ecosystems[J]. Proc Biol Sci, 2015, 282(1817): 20151453.

[29] Bunch M J, Morrison K E, Parkes M W, et al. Promoting health and well-being by managing for social-ecological resilience: the potential of integrating ecohealth and water resources management approaches[J]. Ecol Soc, 2011, 16(1): 1-18.

[30] Flandroy L, Poutahidis T, Berg G, et al. The impact of human activities and lifestyles on the interlinked microbiota and health of humans and of ecosystems[J]. Sci Total Environ, 2018, 627: 1018-1038.

[31] Rabinowitz P, Scotch M, Conti L. Human and animal sentinels for shared health risks[J]. Vet Ital, 2009, 45(1): 23-24.

[32] 胡燕,白继庚,胡先明,等.我国抗生素滥用现状、原因及对策探讨[J].中国社会医学杂志,2013,30(2): 128-130.

[33] 项目综合报告编写组.《中国长期低碳发展战略与转型路径研究》综合报告[J].中国人口·资源与环境,2020,30(11): 1-25.

# 第十一章
# 全健康理念下人兽共患病防控研究

## ——基于 CiteSpace 的文献计量分析

郭超一[1,2]　许靖姗[1,2,3,4]　朱泳璋[1,2,3,4]　郭晓奎[1,2,3,4]
周晓农[1,2,3,4]　艾　琳[1,2,3,4] *

## 一、引　　言

　　人兽共患病(zoonoses)是指在人类和其他脊椎动物之间自然传播的疾病,即人类和其他脊椎动物由共同的病原体引起的、在流行病学上有关联的疾病[1]。人兽共患病病原体种类繁多,包含病毒、细菌、寄生虫、真菌和朊粒等在内的 800 多种病原体[2]。相关数据显示,人兽共患病的病原体与人类新发疾病相关的可能性是非人兽共患病原体的 2 倍[3]。目前,全世界人兽共患病有 250 多种,中国有 90 多种[4]。科学家估计人类每 10 种已知的传染病中至少有 6 种是由动物传播的,而人类每 4 种新发传染病中有 3 种是由动物传播的,每年造成 25 亿人类病例和 270 万人死亡[5]。21 世纪以来,全球范围内发生的公共卫生事件中,人兽共患病所占的比例不断提高。一方面是由于一些传统流行病的病原体通过变异再度肆虐人类,如狂犬病、结核病和布鲁菌病等;另一方面是新发人兽共患传染病

1. 上海交通大学医学院—国家热带病研究中心全球健康学院,国家卫生健康委员会寄生虫病原与媒介生物学重点实验室,上海(200025)
2. 上海交通大学—爱丁堡大学全健康研究中心,上海(200025)
3. 中国疾病预防控制中心寄生虫病预防控制所,国家热带病研究中心,科技部国家级热带病国际联合研究中心,上海(200025)
4. 世界卫生组织热带病合作中心,上海(200025)
* 通讯作者

对人类造成新威胁,如 SARS、埃博拉病毒病、高致病性禽流感和新型冠状病毒肺炎(COVID-19)。目前,COVID-19 疫情在全球范围内的大流行仍未得到有效遏制,截至 2020 年 12 月 31 日,全球确诊病例已达 8 000 多万例,死亡病例达 180 万例以上[6],人兽共患病的防控工作也变得更加复杂化。根据联合国环境规划署(United Nations Environment Programme,UNEP)和国际畜牧研究所(International Livestock Research Institute,ILRI)报告显示[7],人类对动物蛋白的需求增加、不可持续的农业集约化、对野生动植物的利用和开发增多、气候变化等因素均导致了人兽共患病的频发,该报告同时提供了预防和应对人兽共患病和大流行暴发的最佳方法——"全健康"(One Health)计划。

全健康理念涉及人类、动物、食品、环境和城市规划等诸多方面,是跨学科、跨地域协作和交流的全球拓展战略,致力于结合人类医学、兽医学和环境科学以促进人类和动物健康,维护和改善生态环境[8~10]。由于全球面临着严重的公共卫生危机,为应对不断出现的新型挑战,该理念已受到全球的广泛关注,各个国家也纷纷展开有关"全健康"交叉互作的相关研究。2009 年,美国疾病预防与控制中心(CDC)建立"全健康"办公室(One Health Office)[10];2010 年,世界卫生组织(WHO)、联合国粮食及农业组织(FAO)和世界动物卫生组织(OIE)在全球范围内开展全健康合作[11],致力于人类—动物—环境整体健康;2011 年,第一届国际 One Health 会议在澳大利亚墨尔本举办,第七届会议将于 2022 年在新加坡举办[12]。全健康理念也逐渐受到更多国内学者专家的关注,2013 年 1 月,复旦大学闻玉梅院士以个人名义捐赠成立"一健康基金"[13];2014 年 11 月,中山大学陆家海教授等在广州发起了"中国首届 One Health 研究国际论坛"[14];2020 年,上海交通大学联合爱丁堡大学签署合作框架协议,共同成立"全健康研究中心"[15]。

面对当前世界范围内复杂的生态环境问题和形势严峻的 COVID-19 疫情,任何一个单独的学科已不足以解决如此复杂的公共卫生问题,同样也并非是单一机构、单一国家所能解决的,全球应当凝聚力量,携手应对重大公共卫生危机的挑战。全健康理念作为一个致力于人、动物和生态环境整体健康的跨学科综合理念,其实践应用显得尤为重要。中国作为最大的发展中国家,人口基数大,在快速发展过程中面临环境污染、食品安全、新发传染病和资源短缺等问题和挑战,解决这些问题就需要打破陈旧观念,需要综合考虑各方面的因素。因此,鼓励支持全健康理念在我国的发展势在必行[16-17]。

本章通过文献计量学的方法,运用 CiteSpace 软件对近 20 年人兽共患病防控的相关文献进行梳理和可视化分析,以全健康理念为指导,探讨对比中外人兽共患病防控研究现状和研究热点,以期为我国人兽共患病防控工作提供参考建议。

## 二、资料与方法

### (一) 资料

中文文献全部选自中国知网数据库(CNKI);检索方式采用专业检索,检索时间范围为

2001 年 1 月 1 日—2020 年 12 月 31 日;检索式为:SU=('人兽共患病'＋'人畜共患病')AND('预防'＋'控制'＋'防控'＋'防治'＋'防制'＋'监测'),初始检索得到文献 12 668 篇,经过去除无作者文献、会议、访谈等无效文献,并去重处理后导入软件中,最终获得有效文献 10 363 篇。英文文献全部选自 Web of Science(WoS)数据库核心合集,检索时间范围为 2001 年 1 月 1 日—2020 年 12 月 31 日,文献类型限定为论著和综述,语种限定为英语,检索式为:TS=('zoonoses'＋'zoonosis'＋'zoonotic')AND('prevention'＋'control'＋'preventive'＋'precaution'＋'surveillance'＋'monitor')共检索得到 39 220 篇文献,经去重处理后得到有效文献 38 419 篇。文献检索流程见图 11－1。

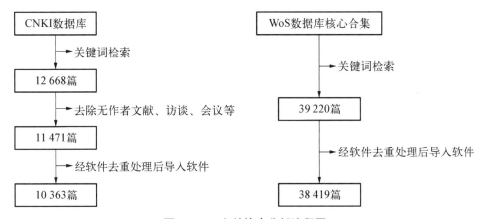

**图 11－1　文献检索分析流程图**

## (二) 方法

以 CiteSpace 5.7.R3 软件作为文献计量和可视化分析工具。WoS 数据库核心合集导出的英文文献可直接导入软件;CNKI 得到的文献需要以 Refworks 的格式导出,经CiteSpace 软件格式转化后导入软件;参数均设置为默认值。根据研究目的选择作者、机构、国家、关键词等分析内容作为节点生成图谱。

# 三、结　　果

## (一) 文献年度分布统计分析

WoS 和 CNKI 初始检索得到的人兽共患病防控研究文献历年发文量见图 11－2。在近 20 年内 2 个数据库中相关文献发文量总体上呈增长趋势,英文文献发文量的增长趋势更为明显,中文文献增长幅度较慢且波动较大。2001 年,英文文献发表数量为 621 篇,2020 年为 3 844 篇,达到历年来发表数量的顶峰,年均发文量为 1 961 篇;2001 年,中文文献发表数量是 196 篇,2017 年达到顶峰为 989 篇,年均发文量为633 篇。

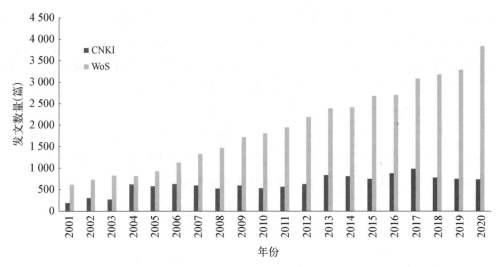

**图 11-2　WoS 和 CNKI 中关于人兽共患病防控研究文献 2001—2020 年年度分布**

## (二) 文献作者统计分析

中(英)文文献发文数量排名前十的作者见表 11-1。由于中文作者存在同名不同人现象,故中文文献作者发文量排名,根据 CNKI 数据库提供的信息进行手动识别、筛选,并进行计量统计。统计分析结果显示,中文文献发文数量第一的是来自四川省动物疫病预防控制中心的高级兽医师侯巍(29 篇)。在英文文献发文数量排名前十的作者中,有 2 位来自中国,分别是中国农业科学院的朱兴全教授(109 篇)和中国疾病预防控制中心的周晓农教授(62 篇)。图 11-3 为中文文献作者合作关系图谱,共有 1 000 个节点,1 152 条连线。该图谱密度为 0.002 3,密度较低,存在大量作者节点之间连线较少或无连线,表明大多数作者是独立开展研究,未进行合作研究。虽然图谱密度较低,也形成了几个较为稳定的小型合作团队,如以四川省动物疫病预防控制中心的侯巍、阳爱国和郭莉等人的合作团队,主要研究方向为棘球蚴病的防控;以中国动物疫病预防控制中心的马世春、池丽娟等人的合作团队,主要研究方向为布鲁菌病的防控。

**表 11-1　CNKI 和 WoS 中发文量排名前十的作者**

| 排名 | CNKI | | WoS | |
| --- | --- | --- | --- | --- |
| | 作　者 | 发文量 | 作　者 | 发文量 |
| 1 | 侯　巍 | 29 | Shyam Sundar | 113 |
| 2 | 阳爱国 | 24 | Xingquan Zhu | 109 |
| 3 | 郭　莉 | 23 | Charles E Rupprecht | 79 |
| 4 | 王　涛 | 15 | Pradeep Das | 72 |
| 5 | 陈　冬 | 13 | Marleen Boelaert | 71 |
| 6 | 文　豪 | 13 | Robert G Webster | 69 |

续　表

| 排名 | CNKI | | WoS | |
| --- | --- | --- | --- | --- |
| | 作　者 | 发文量 | 作　者 | 发文量 |
| 7 | 和　平 | 12 | Richard J Webby | 67 |
| 8 | 苏敬良 | 12 | Xiaonong Zhou | 62 |
| 9 | 王　军 | 12 | Donald P Mcmanus | 62 |
| 10 | 马世春 | 11 | Pierre Dorny | 60 |

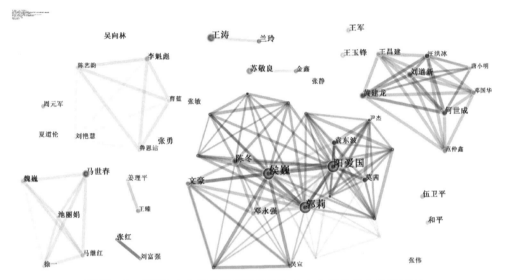

**图 11 - 3　CNKI 上人兽共患病防控研究中文文献作者合作关系图**

图 11 - 4 为英文文献作者合作关系图谱,该合作关系图谱中共有 1 408 个节点,2 927 条连线,图谱密度为 0.003 0。该图谱的作者节点、连线数与图谱密度均高于图 11 - 3,存在一定数量的合作团队;同时合作团队之间存在连线交叉,表明团体内成员存在跨团队合作研究关系。连线表示相互之间存在合作,连线的粗细表示合作的强弱。中国学者与国内学者之间连线较多,与国外学者连线相对较少,表明中国学者的合作团队仍主要与国内学者联合开展研究,与国外学者之间虽存在连线,但线条较少且较细,表明与国外学者合作关系较弱。

### (三) 发文机构/国家统计分析

图 11 - 5 为中文文献发文机构合作关系图谱,该图谱共有 790 个节点,130 条连线,图谱密度为 0.000 4,图谱密度极差,仅有极少数机构节点之间存在连线,表明大量发文机构之间缺乏合作关系,如四川省动物疫病预防控制中心节点最大,其发文量最多(36 篇),但该节点同其他节点之间不存在任何连线,表明该机构可能与其他发文机构未建立合作关系。中文文献发文机构之间存在极少数较为稳定的合作团队,主要以新疆维吾尔自治区

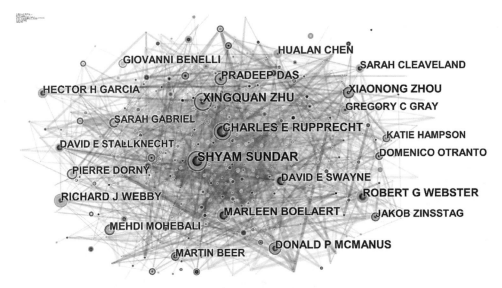

图 11 - 4　WoS 上人兽共患病防控研究英文文献作者合作关系图

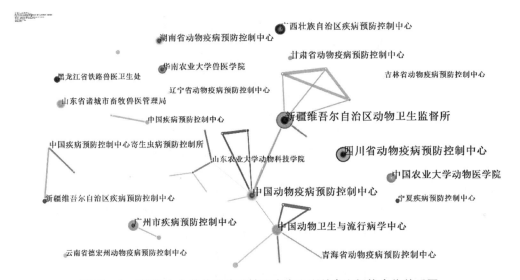

图 11 - 5　CNKI 上人兽共患病防控研究中文文献发文机构合作关系图

动物卫生监督所、中国动物疫病预防控制中心、中国动物卫生与流行病学中心等机构为首,主要研究方向为棘球蚴病、布鲁菌病等疾病的防控研究。文献发文机构中大多位于西部地区,表明西部地区机构较其他地区更关注人兽共患病的防控研究。同时,绝大多数发文机构是各省、市县的疾病预防控制中心等相关单位,仅有少数为高校,如中国农业大学和华南农业大学等,表明高校在此方面的研究关注度较低。

图 11 - 6 是英文文献发文机构合作关系图谱,该图谱共有 878 个节点,8 839 条连线,图谱密度为 0.023,图谱密度较好,节点之间连线较为密集,表明发文机构之间存在良好合作关系。根据图 11 - 6 分析显示,发文量最多的是美国 CDC,发文 1 035 篇,且绝大多数

发文机构均与美国 CDC 存在连线合作关系。中国农业科学院(350 篇)、中国疾病预防控制中心(330 篇)和中国科学院(292 篇)发文量较多,分别位列第 11、13 和 19 名,并同全球范围内其他机构之间存在良好的合作关系,如中国疾病预防控制中心与瑞士热带病和公共卫生研究所(Swiss Tropical Public Health Institute,Swiss TPH)之间连线最密集,两家单位建立了 20 多年的合作关系[18],共同致力于热带病研究、人才培养等方面。与中文文献图谱不同的是,发文机构中高校占比较高,其中发文量排名前十的机构中高校达 6 个,表明在世界范围内高校在该领域的研究贡献较大。

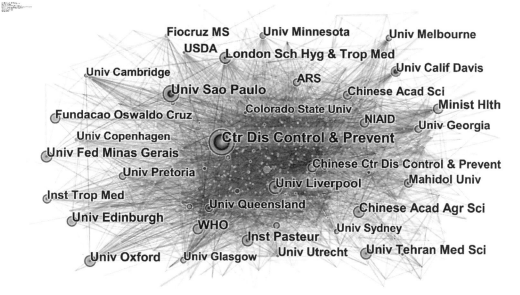

**图 11 - 6　WoS 上人兽共患病防控研究英文文献发文机构合作关系图**

对英文文献来源国家进行统计分析,表 11 - 2 为 WoS 人兽共患病防控研究发文数量排名前十的国家。美国发文数量(10 221 篇)最多;中国发文数量(4 393 篇)排名第 2,在发展中国家中发文量排第 1。仅从数量上对比,美国在人兽共患病防控研究领域的研究处于绝对领先地位,且发达国家在该领域的研究多于发展中国家。图 11 - 7 为 WoS 人兽共患病防控研究发文国家合作关系图谱,该图谱共有 200 个节点,3 315 条连线,图谱密度为 0.166 6,图谱密度高,各节点之间连线密集,说明国家之间存在紧密的合作关系,中国同美国、英国等国家均存在密切的合作关系。

**表 11 - 2　WoS 中人兽共患病防控研究英文文献发文量排名前十的国家**

| 排　名 | 国　　家 | 发文量 |
| --- | --- | --- |
| 1 | 美　国 | 10 221 |
| 2 | 中　国 | 4 393 |
| 3 | 英　国 | 3 757 |

续　表

| 排　名 | 国　家 | 发文量 |
|---|---|---|
| 4 | 巴　西 | 3 121 |
| 5 | 印　度 | 2 498 |
| 6 | 法　国 | 2 337 |
| 7 | 德　国 | 2 036 |
| 8 | 澳大利亚 | 1 718 |
| 9 | 意大利 | 1 646 |
| 10 | 加拿大 | 1 470 |

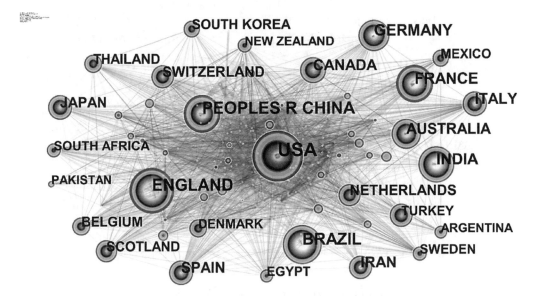

图 11 - 7　WoS 上人兽共患病防控研究发文国家合作关系图

## （四）文献关键词统计分析

### 1. 研究热点分析

对关键词进行共线分析，分别得到中英文文献关键词的共线图谱。图 11 - 8 是中文文献关键词共线图谱，该图谱共有 844 个节点，7 231 条连线，图谱密度为 0.020 3，图谱密度良好。布鲁菌病、狂犬病、禽流感和大肠埃希病等疾病关键词节点较大，表明其出现频次较高，是中文文献中人兽共患病防控研究的重点。

图 11 - 9 是英文文献关键词共线图谱，该图谱共有 1 313 个节点，17 770 条连线，图谱密度 0.020 6，图谱密度良好。infection（感染）、prevalence（患病率）、epidemiology（流行病学）、transmission（传播）等关键词节点较大，说明其为英文文献的研究热点。其中，"One Health（全健康）"节点出现 362 次，首次记录时间为 2009 年。通过两图节点对比发现，中

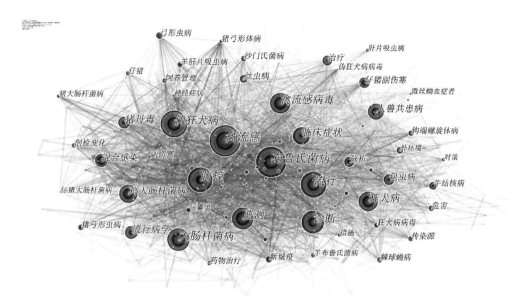

**图 11-8　CNKI 上人兽共患病防控研究文献关键词共线图**

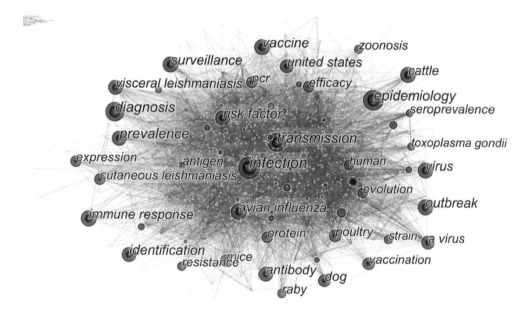

**图 11-9　WoS 上人兽共患病防控研究文献关键词共线图**

英文文献在人兽共患病防控研究中关注度有所差异,中文文献多关注具体的疾病种类以及对其的相关研究,而英文文献则多关注疾病的流行和传播。

2. 研究前沿分析

从表 11-3 可以看出不同时间段内前沿关键词的变化。突现强度最大的是 bovine spongiform encephalopathy (106.58),即牛海绵状脑病(俗称疯牛病),持续时间为 2001—2009 年,表明在这 9 年间,疯牛病是在全球范围人兽共患病防控研究领域的研究热点。

21 世纪初,欧盟作为疯牛病危害最严重的地区,出台了一系列与饲料、监测和贸易等相关的政策[19],从而成功地遏制了疯牛病的传播,且在 2009 年英国通过被动监测发现了最后一例临床病例[20]。伴随着全球公共卫生事件的发生与结束,热点关键词也随之发生变化。例如,avian influenza(禽流感)、H5N1 等。"One Health"作为关键词突现强度为38.48,从 2017 年开始成为热点关键词,且为在突现强度前 15 位关键词中目前唯一突现时间仍在持续的关键词(表 11-3),表明全健康理念是当今全球人兽共患病防控研究领域内的研究热点和前沿趋势。

表 11-3 WoS 上排名前 15 位的人兽共患病防控研究文献关键词突现强度

| 关　键　词 | 强度 | 起始时间 | 结束时间 | 2001—2020 |
| --- | --- | --- | --- | --- |
| bovine spongiform encephalopathy | 106.58 | 2001 | 2009 | |
| avian influenza | 69.35 | 2007 | 2010 | |
| antigen | 48.98 | 2001 | 2008 | |
| interferon gamma | 48.05 | 2001 | 2008 | |
| scrapie | 47.55 | 2001 | 2011 | |
| polymerase chain reaction | 47.4 | 2001 | 2010 | |
| bioterrorism | 43.88 | 2002 | 2010 | |
| Hong Kong | 42.14 | 2005 | 2011 | |
| creutzfeldt jakob disease | 42.13 | 2001 | 2009 | |
| One Health | 38.48 | 2017 | 2020 | |
| Influenza A Virus | 37.87 | 2009 | 2012 | |
| tumor necrosis factor | 37.58 | 2001 | 2008 | |
| H5N1 | 34.63 | 2009 | 2012 | |
| mice | 33.37 | 2001 | 2009 | |
| anthrax | 32.96 | 2002 | 2007 | |

## 四、讨　论

进入 21 世纪,全健康理念随着人类和社会的发展越来越受到关注。该理念与实践涉及人类、动物、食品、环境等方面,是跨学科、跨地域协作和交流的新策略,其宗旨是致力于共同促进人和动物健康,维护和改善生态环境,最终达到各方面的平衡发展。该理念也包括"全球健康(Global Health)",正所谓"一个世界,一体健康"。任何单独学科或机构、组织、国家,都无法解决以减轻复杂公共卫生问题为宗旨的全健康科学问题,尤其是在COVID-19 疫情暴发期间,更加感到开展全健康理论与实践研究势在必行。

鉴于当前人兽共患病暴发的频率和强度不断增加,全球卫生界已经呼吁采取全健康理念的方法来预防、发现和应对疾病暴发,部分国家地区已经采取全健康理念进行人兽共患病综合防控,并已初见成效。例如,新西兰应用全健康理念建立综合监视系统、启动风险管理策略等多种措施有效控制了弯曲菌病[21];印度泰米尔纳德邦通过成立全健康委员会制订干预措施,有效降低了人类狂犬病病死率[22];秘鲁采用基于空间地理的全健康方法对肝片吸虫及其引起的疾病实行了有效管理和控制等[23]。这些实例均表明全健康理念不仅对控制疾病的发展有着良好的效果,而且还是最具成本效益的方法。此次COVID-19疫情的暴发及流行以来,全健康的发展在全球范围内更是呈现加速趋势,我国也应当抓住发展机遇,积极开展全健康研究。

本章基于文献计量学的研究方法,使用 CiteSpace 软件对 CNKI 和 WoS 中人兽共患病防控研究中英文献进行可视化统计分析,对比分析相关的发文量、作者、发文机构、国家和关键词等,以全健康理念为指导进行深入讨论,初步得出以下结论。

第一,在文献发文量方面,总体来看 WoS 中人兽共患病防控研究相关文献数量远高于 CNKI 中的该方面文章的数量,并且在年增长幅度上也是领先于 CNKI。仅从文献数量及增长幅度来看,英文文献较中文文献更加重视人兽共患病防控研究;国内关注度较低,该领域发展较为缓慢,且多关注具体疾病的诊断和治疗。人兽共患病的防控工作需要在政府的主导下,加强学术研究领域达成共识,关注人类—动物层面,推动高校进行全健康高素质专业型人才培养,鼓励研究人员多开展全健康领域内人兽共患病防控相关研究,提高理论水平,促进理论成果转化,通过跨部门、跨领域、跨学科的合作交流,将理论应用于人兽共患病防控实践中,加强产学研一体化,从宏观角度进行各方面之间的交流合作,为我国构筑更加科学化的公共卫生体系作出贡献。

第二,在作者、机构和国家合作方面,中英文文献均存在大量个体单独开展研究的现象。相比之下,英文文献出处的国家之间有着较为良好的合作关系网络,但中文文献出处的研究机构未能建立起良好的合作关系和成熟的合作团体,多为各自在某个疾病或某个领域进行独立研究。

全健康理念虽是一个新名词,但其理念很早之前就存在,并被有意无意地应用于实践中。我国在过去某些传染病防控实践或政策确立中就曾采用过类似于全健康的理念,并取得了一定成绩。例如,血吸虫病曾经是严重危害国民和动物健康的疾病,我国血吸虫病的防治工作理念就符合全健康方法,20 世纪 80 年代进行跨学科的合作,采取对人和牛等易感动物同时进行治疗的策略[24];2004 年,进行跨部门合作[25],实施有螺地禁止放牧、改建无害化厕所等主要措施,并建立农业、林业及水利血防综合治理工程,同时在国家政策方面出台《血吸虫防治条例》,进一步保障防治策略的落地实施,蕴含全健康理念的一系列防治策略推动了我国血吸虫防治工作的开展和成就。当前,在 COVID-19 疫情的防控中,我国政府为有效控制疫情的发展、部署落实各项工作,由国家卫生健康委员会牵头建立、32 个部门参与的联防联控工作机制[26],集疫情防控、医疗救治、科研攻关、宣传外事、后勤保障、前方工作等工作组于一体,明确职责,分工协作,在战胜本次疫情中起到了关键的协调作用。此类联防、联控机制符合全健康理念,但这种联防、联控机制仅是在应急状态下的临时应对,还没有形成常态。综上所述,可以体现出我国在过去人兽共患病防控工作中就已经应用了跨学科、跨部门的合作理念,只是全健康理念的精髓并未真正深入人心,部分多学科、多部门的合作机制未能得到进一步的强化和拓展,需要在后续的研究和合作中进一步深化。

我国应当建立跨学科、跨部门的常态化人兽共患病防控合作机制,将健康融入万策,加强组织机构、学科力量之间的合作交流,优化资源信息的配置,建立一套科学、高效、完整的人兽共患病防控体系,全面增强人兽共患病的防控能力[16~27]。在全健康理念的指导下,对于人兽共患病的防控不仅涉及人类临床医学,更需要强化兽医职能,加强兽医与人医之间的合作,有效监测和应对人兽共患病[28-29]。伴随着全球化的发展,人兽共患病是全人类面临的共同挑战,防控工作任重而道远,任何国家都不能置身其外,独善其身,COVID‐19疫情更是验证了这一点。面对世界百年未有之大变局,我国应当积极推行主导建设全健康全球卫生体系,加强国际合作交流,依托"一带一路"等平台构筑常态化国家合作关系,为人类健康命运共同体作出贡献。

第三,在研究热点分析上,中英文文献关注侧重点也有所不同。英文文献更加关注人兽共患病的流行病学特点等方面,研究热点也较为宏观,从流行、感染、传播、诊断与监测等因素探讨人兽共患病的防控,强调公共卫生相关研究。而中文文献研究则更侧重于个别疾病的整体。例如,病例的个性化描述、诊断和治疗。英文文献关键词衍生变化紧贴时事,对于未来研究发展趋势具有较为准确客观的判断,而中文文献关键词衍生变化则较为滞后,不能提供准确的趋势判断。根据共线图谱显示,国外早在2009年就已开展全健康理念的相关研究,发文量较多,并且是未来人兽共患病防控研究中的发展趋势和研究热点,国外在全健康领域的研究已较为深入,而我国相对起步较晚,研究较少,影响力较弱。在全健康理念下,国内研究人员应在立足于自身研究基础及我国人兽共患病防控现状,扩大研究视野与研究范围,关注国际人兽共患病防控研究相关问题,着眼于研究前沿和研究热点,明确疾病防控重点和目标,为人兽共患病防控工作注入新理念、新方法,推动全健康理念在我国的发展,普及全健康理念。国内各科研机构之间也应不断加强合作,整合各方面的资源,实现资源共同利用的最大化,以及跨学科、跨领域之间的联合,使其在国内得到越来越多的认可和应用实践,促进我国人兽共患病的综合防控工作。

## 五、结　　论

随着全球化进程发展,人、动物和环境的联系越来越紧密,人—动物—环境的交叉影响着公共卫生的方方面面,人兽共患病的防控形式也比以往更加复杂严峻。面对当前形势,应当打破壁垒和桎梏,将人类健康、动物健康和环境健康三者统合为一个有机体,以整体视角和系统思维来解决人兽共患病问题。全健康理念作为综合性和全局性的策略,注重疾病传播的各个环节,谋求人、动物和环境均衡健康发展。我国应当积极推广全健康理念,打造相关体系和产业,以推动解决人兽共患病防控问题,促进人类健康发展,为构建人类命运共同体贡献中国智慧、中国方案、中国力量。

## 参 考 文 献

[1] 田克恭,吴佳俊,王立林.我国人兽共患病防控存在的问题与对策[J].传染病信息,2015,28(1): 9-14.

[2] 于恩庶,黄丰,潘亮,等.当今人兽共患病病原体分类[J].中国人兽共患病学报,2006,06): 485-492.

[3] Taylor L H, Latham S M, Woolhouse M E. Risk factors for human disease emergence[J]. Philos Trans R Soc Lond B, Bio Sci, 2001, 356(1411): 983-989.

[4] 李巍,张岭岭,王金凤,等.人兽共患病的现状、危害及防控措施[J].动物医学进展,2010,31(S1): 241-243.

[5] Centers for disease control and prevention. Zoonotic diseases[EB/OL]. [2017-07-14]. https://www.cdc.gov/onehealth/basics/zoonotic-diseases.html.

[6] World Health Organization. WHO coronavirus disease(COVID-19) dashboard[EB/OL]. https://covid19.who.int/. 2021.

[7] The United Nations Environment Programme. Unite human, animal and environmental health to prevent the next pandemic — UN Report[EB/OL]. https://www.unenvironment.org/news-and-stories/press-release/unite-human-animal-and-environmental-health-prevent-next-pandemic-un.2020.

[8] 陈国强."全健康"理念:推进人类健康的新视角[N].中国科学报,2020-09-17(001).

[9] 黄祺.陈国强院士:全球疫情大流行下思考"全健康"[J].新民周刊,2020,(10): 26-29.

[10] Centers for disease control and prevention. One Health Basics[EB/OL]. https://www.cdc.gov/onehealth/basics/index.html.2018.

[11] Rabinowitz P, Kock R, Kachani M, et al. Toward proof of concept of a one health approach to disease prediction and control[J]. Emerg Infect Dis, 2013,19(12): e130265.

[12] One Health Platform. One Health Platform Home[EB/OL]. https://onehealthplatform.com/home. 2020.

[13] 本刊编辑部."一健康基金"成立[J].微生物与感染,2013,8(1): 51.

[14] 聂恩琼,夏尧,汪涛,等.One Health——应对新发传染病的新理念[J].微生物与感染,2016,11(01): 3-7.

[15] 陈国强."全健康"理念:推进人类健康的新视角[N].2020-09-17.

[16] 丁小满,Charles. Gray G,陆家海."One Health"和人兽共患病[J].热带医学杂志,2014,14(06): 832-885.

[17] 王安娜,黄琼,张永慧,等."One Health"——解决食品安全问题的有效途径[J].中国食品卫生杂志, 2015,27(2): 155-158.

[18] 李真,郑彬.基于SCIE数据库分析中国疾控中心寄生虫病预防控制所近5年学术影响力[J].中国血吸虫病防治杂志,2017,29(2): 235-240,245.

[19] 宋建德,朱迪国,郑雪光,等.欧盟牛海绵状脑病防控概况[J].中国动物检疫,2011,28(6): 75-78.

[20] Hope J. Bovine spongiform encephalopathy: a tipping point in One Health and food safety[J]. Curr Top Microbiol Immunol, 2013, 366: 37-47.

[21] Schiaffino F, Platts-Mills J, Kosek M N. A One Health approach to prevention, treatment, and control of campylobacteriosis[J]. Curr Opin Infect Dis, 2019, 32(5): 453-460.

[22] Fitzpatrick M C, Shah H A, Pandey A, et al. One Health approach to cost-effective rabies control

in India[J]. Proc Natl Acad Sci U S A，2016，113(51)：14574 - 14581.

[23] Rinaldi L，Gonzalez S，Guerrero J，et al. A One - Health integrated approach to control fascioliasis in the Cajamarca valley of Peru[J]. Geospat Health，2012，6(3)：S67 - S73.

[24] 周晓农,姜庆五,孙乐平,等.我国血吸虫病防治与监测[J].中国血吸虫病防治杂志,2005,17(3)：161 - 165.

[25] 雷正龙,周晓农.消除血吸虫病——我国血吸虫病防治工作的新目标与新任务[J].中国血吸虫病防治杂志,2015,27(1)：1 - 4.

[26] 中华人民共和国中央人民政府.国家卫生健康委会同相关部门联防联控　全力应对新型冠状病毒感染的肺炎疫情[R/OL].[2020 -01 - 22].http：//www.gov.cn/xinwen/2020 - 01 /22 /content_5471437.htm.

[27] 李志慧,李芊璘,王子晨,等.基于"One Health"理念的新型冠状病毒肺炎防控策略[J].暨南大学学报：自然科学与医学版,2020,41(2)：99 - 103，109.

[28] 崔基贤,王靖飞,王幼明,等.兽医工作在"同一健康"实践中的作用与地位[J].中国动物检疫,2014,31(4)：37 - 40.

[29] Burchard J，O'Neill T,孙佩元,等.在"同一个健康"框架下,加强兽医与人医合作,有效监测和应对人畜共患病和新发传染病[J].中国动物检疫,2010，27(3)：11 - 17.

# 第十二章
# 全健康理念下卫生政策研究

## ——基于 CiteSpace 的文献计量的现状和热点分析

苗力元[1,2]　郭晓奎[1,2,3,4]　周晓农[1,2,3,4]　王多全[1,2,3,4] *

## 一、引　言

全健康作为系统性思考和研究人类、动物、环境健康的新策略、新方法和新学科,所涵盖的领域多样、学科交叉且仍在不断迅速扩增,但其核心是在个体健康的基础上强调人群、动物群体的健康和生态系统的健康[1]。近年来,全健康理念在公共卫生和动物卫生界逐渐受到了高度重视。到目前为止,许多国家已将全健康理念积极应用到健康治理中,而卫生政策的支持是促进全健康治理启动和顺利实施的基本条件之一[2]。

国外已开展了许多全健康理念下的卫生政策研究,不仅针对不同国家和地区,对相应的卫生问题提出卫生政策倡议,还对全健康理念的卫生政策实施的困难与挑战进行分析,致力于将全健康理念纳入卫生政策并确保其能有效实施。

全健康研究在中国起步较晚,但已被逐渐认可,接受程度也有大幅提升,特别是在严重急性呼吸综合征(SARS)之后,我国形成了传染病的联防联控机制,即多部门、多区域的

1. 上海交通大学医学院—国家热带病研究中心全球健康学院,国家卫生健康委员会寄生虫病原与媒介生物学重点实验室,上海(200025)
2. 上海交通大学—爱丁堡大学全健康研究中心,上海(200025)
3. 中国疾病预防控制中心寄生虫病预防控制所,国家热带病研究中心,科技部国家级热带病国际联合研究中心,上海(200025)
4. 世界卫生组织热带病合作中心,上海(200025)
* 通讯作者

协作,并投入巨资来改善监测、应急准备和响应能力,加强了公共卫生机构的能力建设。但是,这种联防联控是应急状态下的临时应对,还需进一步提升并形成常态化[3]。而在新型冠状病毒肺炎(COIVD-19)疫情暴发后,2020年2月全国人大常委会通过《关于全面禁止非法野生动物交易、革除滥食野生动物陋习、切实保障人民群众生命健康安全的决定》[4],并在4月修订了《固体废物污染环境防治法》,针对医疗废物处置作了针对性规定[5],从动物和生态环境角度对开展疫情防控工作给予了法律保障。目前,国内越来越多的学者开始运用该理念,针对兽医、环境、人兽共患病、传染病和公共卫生等方面开展综合研究。但是,总体来说在卫生政策方面运用全健康手段的研究数量较少。

当今世界,新发和再发传染病不断出现突发疫情或暴发,严重影响了人类健康,并给社会经济发展造成了巨大损失[6]。世界卫生组织(WHO)早在1996年的《世界卫生报告》中就指出,"我们正处于一场传染性疾病全球危机的边缘,没有哪一个国家可以免受其害,也没有哪一个国家可以对此高枕无忧。"COIVD-19疫情的发生绝不是偶然的。全球化进程的推进,人、动物和食品的快速流通,国际贸易的快速发展,生活方式和营养条件的改变,生态环境的改变,均给病毒提供了大量的"溢出"机会。COIVD-19疫情再次证明文明和病毒之间只隔了一个航班的距离,而70%以上的新发或再发传染病与野生动物有关或者来源于野生动物。我们正面对比以往任何时期都要复杂的健康问题,健康问题复杂性的加剧也使得越来越多的人开始关注公共卫生[1]。事实上,任何一个单独的学科、机构、组织、国家都无法解决当前像COIVD-19疫情这样复杂的公共卫生问题。面对复杂的公共卫生问题,人们可能无法靠单一部门或学科有效的解决,需应用全健康理念建立跨地域、多部门、多学科的策略来抗击新发和再发传染病[7]。

本章为总结全健康理念下的卫生政策研究现状、研究热点及其发展趋势,对2001—2020年Web of Science(WoS)核心合集数据库和中国知网(CNKI)数据库中关于全健康理念下的卫生政策领域相关文献进行计量分析,以期为我国开展该领域相关研究和实践提供参考。

## 二、数据与方法

### (一) 数据来源

本研究以WoS数据库的核心合集和CNKI数据库为数据源,英文检索式定为:TS＝["health policy")AND("one health "OR" ＊ microbial resistance "OR" antibiotic "OR" climate "OR" foodborne "OR" food safety "OR" food security "OR" nutrition "OR" zoono"OR"epidemi ＊ "OR"ecolog ＊ "OR"ecohealth"OR"environmental health "OR" animal health "OR" one medicine")],中文检索式定为:SU＝'卫生政策'AND SU＝'one health'＋'one medicine'＋'全健康'＋'同一健康'＋'一健康'＋'一体健康'。

为了解全健康理念近20年来的演变,将2001年1月定为检索起点,检索时间为2001年1月1日—2020年12月31日,文章类型为期刊论著和综述,经去重后获得用于进一步分析的英文和中文文献。

## (二)纳入与排除标准

纳入标准：① 与全健康主题相关文献；② 文中提到"全健康"这一概念的文章；③ 类型为期刊论著和综述。

排除标准：① 重复报道文献；② 会议通知、作者未知、作者为记者、作者单位未知文献；③ 主题涉及全健康理念但并未对其进行标注的文章；④ 通过浏览文题、摘要，阅读全文，与本研究主题不符、内容不相关的文献。最终，英文文献共计 3 515 篇、中文文献共计42 篇进入分析文献库用于进一步分析。文献筛选纳入流程见图 12-1。

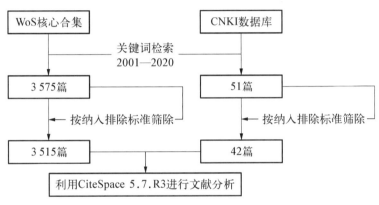

**图 12-1 文献筛选、纳入流程图**

## (三)数据处理

按照不同年份国家、机构、期刊等统计分类信息筛选后，在 Excel 中进行数据整理计算，以论文数、总被引频次及篇均被引频次等指标分析国际全健康理念下的卫生政策的发展态势。运用 CiteSpace 软件挖掘文献信息，并通过绘制国家、机构和作者合作图谱以及关键词共现图谱，分析国内外该领域的合作状况和研究热点。

# 三、结　果

## (一)年度统计分析

WoS 和 CNKI 数据库中全健康理念下的卫生政策相关研究论文的年发文量统计结果见图 12-2。WoS 数据库中 2001—2019 年文献发表量呈缓慢上升趋势，由 2001 年的52 篇增长到 2019 年 328 篇，年均发文量约 74 篇；2020 年发文量急剧增加，达到 479 篇，约是 2001 年发文量的 9 倍。而 CNKI 数据库中第 1 篇相关论文出现在 2009 年，直到2020 年发文数量虽增加到 13 篇，但总数仍然较少，仅有 42 篇，年均发文量 3.5 篇。

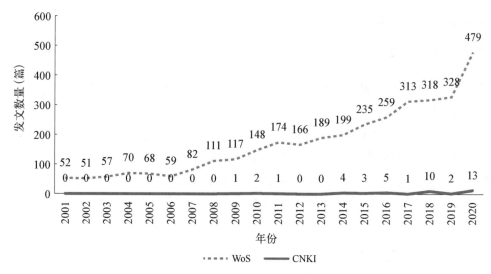

**图 12 - 2　2001—2020 年全健康理念下的卫生政策研究发文量**

## (二) 作者统计分析

英文文献作者合作关系图谱见图 12 - 3,图谱中可以看到目前以悉尼大学 Chris Degeling 为首的合作团队规模较大,其他作者的合作关系稳定性较差,并且各合作团队间相对独立,应加强跨团体间的合作研究。中文文献作者合作关系图谱见图 12 - 4,除陆海林为首的研究团队外,大量作者节点之间连线较少或无连线,表明大多数作者是独立开展

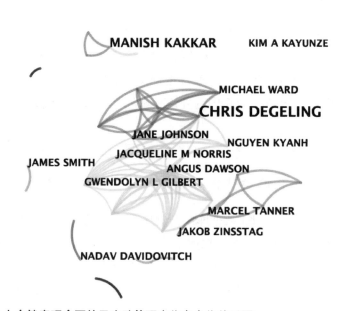

**图 12 - 3　WoS 上全健康理念下的卫生政策研究作者合作关系图**

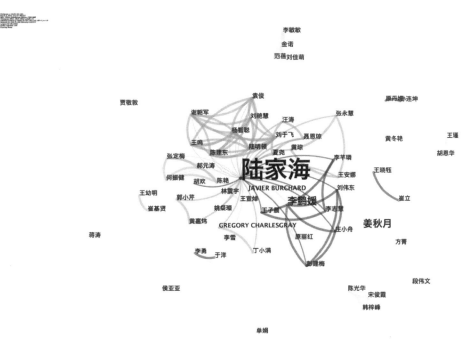

**图 12－4　CNKI 上全健康理念下的卫生政策研究作者合作关系图**

研究，未进行合作研究。中山大学公共卫生学院的陆家海、李鹏媛等人的合作团队规模较大，主要研究方向为全健康理念下的新发传染病、抗生素耐药性和食品安全等。该团队正致力推动全健康理念在国内新发传染病防控中的应用，促进建立跨学科、跨部门、跨地区的合作机制，并且已经在甲型流感病毒[8,9,10]、登革病毒[11]等方向进行了一系列全健康研究，取得了一定成果[12]。

### (三) 机构国家统计分析

#### 1. 机构研究力量分析

英文文献发文机构合作关系图谱见图 12－5，该图谱部分节点之间连线较为密集，表明发文机构之间存在一些良好合作关系。比如，分别以悉尼大学、WHO 和牛津大学等为首的几个合作团队已初具规模。发文最多的是悉尼大学，其与澳大利亚本土的医疗卫生机构与高校形成了较为稳定的合作团队，共同致力于将全健康理念应用于卫生治理[13]，如抗生素滥用的政策干预[14]与狂犬病防控策略的制定[15]。

中文文献发文机构合作关系图谱见图 12－6，图中仅有少数机构节点之间存在连线，表明大多数发文机构之间缺乏合作关系，但也存在少数初具规模的合作团队，比如 2014年中山大学公共卫生学院成立了国内首个 One Health 研究中心，以其和杜克大学医学院为首的合作团队规模较大，主要研究方向为人兽共患病、食品安全与环境健康。发文机构大多位于南部地区，表明南部地区机构较其他地区更关注该领域研究。同时，我国高校与国外高校积极合作，共同致力于将全健康理念引入我国。

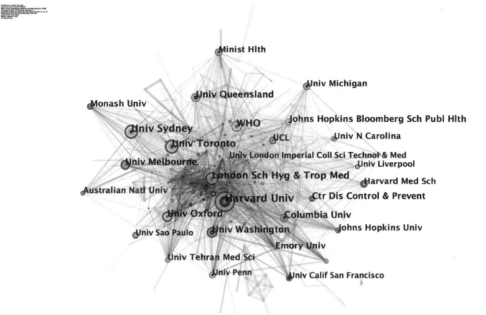

**图 12 - 5　WoS 上全健康理念下的卫生政策研究英文文献发文机构合作关系**

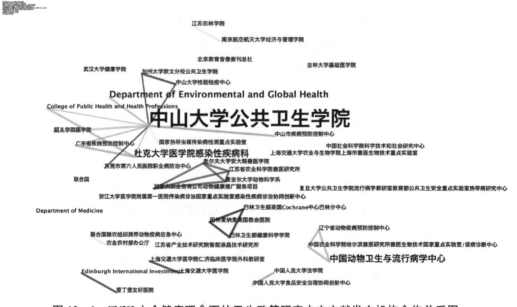

**图 12 - 6　CNKI 上全健康理念下的卫生政策研究中文文献发文机构合作关系图**

### 2. 国家研究力量分析

　　全健康理念下的卫生政策研究论文发表数量排列见表 12 - 1,排名前十位的国家依次是美国、英国、澳大利亚、加拿大、中国、巴西、瑞士、法国、德国和南非。美国发文量远超其他国家,共 1 385 篇,占排名前十位国家总发文量的 39.6%。美国的总被引频次最高,为

48 780 次,其次是英国。篇均被引频次最高的国家是瑞士,而美国高被引论文(被引频
次≥10)数量最多(789 篇),其后依次为英国、法国和德国(此 3 国的高被引论文比例高达
69.4％),显示出这些国家较高的研究水准。中国发文量排名第 5 位,总被引频次(4 643
篇)、篇均被引频次(29.02 篇)、高被引论文数(82 篇)较少,但高被引论文比例(51.3％)相
对较高。

表 12 - 1　2001—2020 年全健康理念下卫生政策研究发文量排名前十位的国家

| 排名 | 国　　家 | 发文量 | 总被引<br>频次 | 篇均被<br>引频次 | 被引次数<br>≥10 的论文 | 被引次数<br>≥10 的论文占比 |
|---|---|---|---|---|---|---|
| 1 | 美　　国 | 1 385 | 48 780 | 35.22 | 671 | 48.4％ |
| 2 | 英　　国 | 584 | 21 206 | 36.31 | 295 | 50.5％ |
| 3 | 澳大利亚 | 410 | 13 054 | 31.84 | 196 | 47.8％ |
| 4 | 加拿大 | 317 | 9 993 | 31.52 | 158 | 49.8％ |
| 5 | 中　　国 | 160 | 4 643 | 29.02 | 82 | 51.3％ |
| 6 | 巴　　西 | 136 | 2 259 | 16.61 | 52 | 38.2％ |
| 7 | 瑞　　士 | 134 | 12 022 | 97.74 | 93 | 69.4％ |
| 8 | 法　　国 | 128 | 5 504 | 43 | 73 | 57.0％ |
| 9 | 德　　国 | 125 | 6 454 | 51.63 | 71 | 56.8％ |
| 10 | 南　　非 | 115 | 2 078 | 18.07 | 58 | 50.4％ |

综合总被引频次、篇均被引频次和高被引论文等指标来看,美国、英国和瑞士的研究
论文影响力较大。

3. 国家合作分析

分析英文文献得到全健康理念下的卫生政策研究领域国际合作网络图谱(图 12 - 7)。
从合作连线来看,法国、美国、英国、瑞士、加拿大与其他国家之间的合作较为密切。其中
法国节点的中心性最大(0.30),美国次之(0.21),表明绝大多数国家都与他们有着直接或
间接的合作关系。中国仅为 0.01,说明中国和其他国家在该领域的合作相对较弱。中国
的主要合作国家有澳大利亚、韩国和蒙古。从连线的粗细程度来看,近年来国家层面上的
合作正在不断加强。

4. 高被引论文分析

提取纳入文献中涉及全健康理念的高被引论文汇总结果见表 12 - 2。结果表明,有
关全健康理念的卫生政策的论文被引次数最多的达 69 次,论文于 2014 年发表在
*Infectious Diseases of Poverty* 期刊上。排名前 10 位的文章发表年份集中于 2009—
2018 年。从这些文章的内容上看,有关人兽共患病的文章(4 篇)居多,其次是新发传
染病(3 篇)。这表明人兽共患病与新发传染病是最近 20 年全健康理念下的卫生政策
研究的热点。

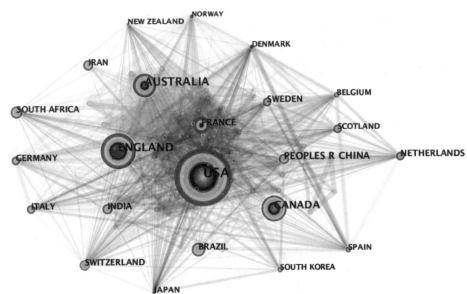

**图 12-7 全健康理念下卫生政策领域研究的国际合作情况**

**表 12-2 2001—2020 年全健康理念下的卫生政策文献按被引频次排名前十的论文**

| 排序 | 文 献 题 目 | 第一作者 | 文 献 出 处 | 被引频次 | 发表年份 |
|---|---|---|---|---|---|
| 1 | *Surveillance-response systems: the key to elimination of tropical diseases* | Tambo E | *Infectious Diseases of Poverty* | 69 | 2014 |
| 2 | *Animal-human connections，"one health," and the syndemic approach to prevention* | Rock M | *Social Science & Medicine* | 63 | 2009 |
| 3 | *Implementing a One Health approach to emerging infectious disease: reflections on the socio-political，ethical and legal dimensions* | Degeling C | *BMC Public Health* | 38 | 2015 |
| 4 | *Japanese encephalitis: on the One Health agenda* | Impoinvil，DE | *Current Topics in Microbiology and Immunology* | 28 | 2013 |
| 5 | *One Health: past successes and future challenges in three African contexts* | Okello AL | *PLoS Neglected Tropical Diseases* | 25 | 2014 |
| 6 | *Integrating a One Health approach in education to address global health and sustainability challenges* | Barrett MA | *Frontiers in Ecology and the Environment* | 24 | 2010 |
| 7 | *Toward elimination of dog-mediated human rabies: experiences from implementing a large-scale demonstration project in Southern Tanzania* | Mpolya EA | *Frontiers in Veterinary Science* | 23 | 2017 |

续　表

| 排序 | 文　献　题　目 | 第一作者 | 文　献　出　处 | 被引频次 | 发表年份 |
|---|---|---|---|---|---|
| 8 | *Antimicrobial resistance in South East Asia: time to ask the right questions* | Kakkar M | *Global Health Action* | 19 | 2018 |
| 9 | *One Health — a strategy for resilience in a changing arctic* | Ruscio BA | *International Journal of Circumpolar Health* | 17 | 2015 |
| 10 | *Rabies control initiative in Tamil Nadu, India: a test case for the 'One Health' approach* | Abbas SS | *International Health* | 16 | 2011 |

### （四）文献关键词分析

对关键词进行共现分析，分别得到中英文文献关键词的共现图谱。英文文献关键词共现图谱（图 12 - 8）直观显示，emerging infection disease（新发传染病）、epidemiology（流行病学）和 antimicrobial resistance（抗生素耐药性）等关键词节点较大，表明其为英文文献的研究热点。图 12 - 9 是中文文献关键词共现图谱，COVID - 19、人兽共患病、狂抗生素耐药和食品安全关键词节点较大，即出现频次较高，是中文文献中的研究热点。

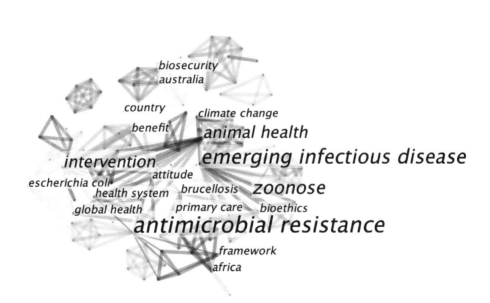

**图 12 - 8　WoS 上全健康理念下的卫生政策研究文献关键词共现图**

通过两图对比发现，中英文文献在全健康理念下的卫生政策研究中关注度有所差异，英文文献多关注如何将全健康理念应用于卫生政策，而中文文献尚处于对全健康理念进行普及和探索的阶段。

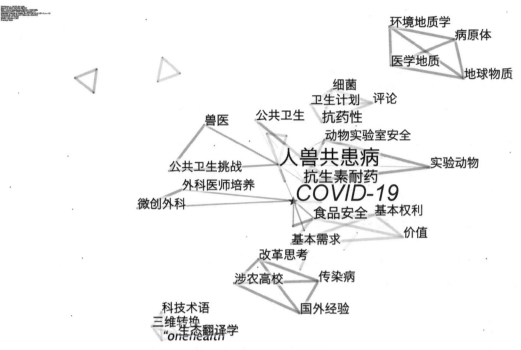

图 12-9　CNKI 上全健康理念下的卫生政策研究文献关键词共现图

## 四、讨　　论

本章采用文献计量方法对全健康理念下的卫生政策研究的基本情况和研究热点进行了研究。提示作为一个新兴领域,全健康理念下的卫生政策研究成果随着新发和再发传染病(如 COIVD-19 疫情)的暴发或扩散传播,越来越多的研究着重于如何将全健康的研究成果转化至卫生政策的制定与评价,并通过卫生政策的实施来提升应对新发和再发传染病疫情的能力与水平,使传染病的监测响应体系进一步得到完善。主要表现在以下 4 个方面。

### (一) COIVD-19 疫情的暴发可能会使发文量再次增速

发文数量是文献计量中的一个重要指标。通过该指标能够反映该研究领域的受关注程度和发展趋势。近 20 年的发文量结果表明,全健康理念下的卫生政策研究在 2001—2019 年以后稳步增长,2020 年发文量急速攀升,可能与 COIVD-19 疫情的暴发有关。据此推测,COIVD-19 肺炎的暴发有可能影响该领域的发文量,使其再度上升[16]。

### (二) 中国发文量居于第 5 位,但影响力较弱,尚处于起步阶段

全健康领域共有 148 个国家参与研究,中国在这一领域的论文发表量居于第 5 位,但

篇均被引频次排名第 8,影响力较弱。总的来说,我国在该领域的研究处于初级阶段。在以后的研究中,我国可以基于平台建设,在学习和借鉴西方过程中逐渐积累该研究领域的经验,培养更多的年轻学者,从而综合提升自身研究水平与队伍。

### (三) 中国应鼓励并支持跨学科、跨部门、跨领域间建立信任与紧密的合作关系

在作者、机构和国家合作方面,中英文文献均存在大量个体单独开展研究的现象。相比之下,英文文献出处的国家之间有着较为良好的合作关系网络,但中文文献出处的研究机构和作者的合作团体基本围绕中山大学公共卫生学院这一机构展开,其余多为各自在某个疾病或某个领域进行独立研究。这说明全健康在中国还是一个新兴领域,且研究学者较少,任重道远。

相比国际上设立的诸多全健康政府机构、国际组织、教育和研究机构、研究基金等,我国还没有相关的独立政府机构来负责全健康事业。经过几次机构改革,人类健康仍然由卫生部门监管,环境仍然由环境部门监管,动物健康则分为农田里的动物和森林里的动物,并归属不同部门(农村农业部、林业和草原局)监管[2]。这使得我国在解决全健康问题时,各个部门以及不同学科之间依然相互孤立、缺乏合作。因此,我国应建立跨部门合作委员会(如人兽共患病委员会)或合作机制(如联防联控合作机制),在较高水平上开展跨部门、跨学科的合作,加强各学科、部门、领域间的合作机制,在全健康理念指导下共同应对现存的和新兴医学问题的挑战[17]。

### (四) 全球的全健康研究学科仍较单一,亟须关注跨学科间的交流与合作

从高被引论文和关键词共现分析中可以看出,该领域主要围绕流行病学展开,高被引文献中与环境健康相关的文章仅有 1 篇。全健康强调将人类健康、动物健康与环境健康相结合的系统思考方法论,需从一个整体来看待三者的结合点和难点,三者间的合作研究方向不能有所偏废。但是,本研究发现政策研究在环境健康相关的界面高被引文章却很少,而涉及人与动物界面的公共卫生方向高被引文章相对较多。同时,由于 COVID-19 的影响,现有的讨论也主要集中在野生动物研究方面,较少关注生态健康[18]。因此,从研究角度出发,需要填补环境健康与人类健康和动物健康界面上的空缺,进一步完善全健康的框架及实现途径,推进全健康整体的发展。

### (五) 全健康领域研究热点集中在 4 个方面,为人—动物—环境复合界面的重点内容

由于全健康领域的人—动物—环境复合界面也是当前全健康治理的难点、盲点,这些难点与盲点集中在人畜共患病、抗生素耐药性、新发传染病及食品安全 4 个方面。有的问题已引起联合国高层的关注,并建立了推动该领域发展的机制,制定了较多的政策与策

略。为此,近年来,这些方面的政策研究进程较快,也推动了全健康领域卫生政策研究的步伐。

1. 全健康理念应用于人兽共患病防控行动

在过去的 20 年中,人们逐渐意识到,由于畜牧业的改变和国际旅行及贸易的增长,人、动物和动物产品的流动以及与野生动植物及其环境的接触随之增加,为疾病在动物与人之间传播提供了更多机会,并且增加了感染从野生生物传播给人类和牲畜的风险,导致人兽共患病的复兴和出现。在全球范围内,全健康作为在人—动物—环境界面上解决健康问题(包括人畜共患疾病)的一种有效方法而获得认可[19]。

国际上,已有将全健康理念应用于人兽共患病防控行动的实例。澳大利亚为了应对 2011 年 6 月和 7 月出现的大量亨德拉病毒病例,成立了亨德拉特别工作组,应用全健康理念确定受影响州的适当风险管理战略,确定了协调和有效的应对措施[20]。乌干达为了更有效地应对人兽共患疾病的挑战,举办了全健康人兽共患疾病优先化研讨会,目的是采用多部门的全健康理念来关注人兽共患病,同时还促进乌干达制订人兽共患疾病的多部门疾病控制和预防策略[21]。自 2006 年以来,肯尼亚建立了可持续的全健康计划,建立了有效的跨部门协调政府部门,增强了满足动物和人类健康需求的家畜和野生动物监测系统,在全健康理念下训练了专业人员,改善了疾病暴发调查[22]。

全健康理念对于人兽共患病防控治理十分有效,许多国家已经开始通过全健康方法来进行人兽共患病防控治理,但是方法差别很大,各个国家实际的实施水平也有很大差异。

2. 基于全健康理念提出针对抗生素耐药性的人—动物—环境综合治理策略

抗生素耐药性有可能影响人类生活的任何阶段,以及医疗、兽医和农业等各个行业,使其成为世界上最紧急的公共卫生问题之一。耐药细菌是全健康问题——它们可以在人、动物和环境(如水、土壤)之间传播[23]。

为了响应国际社会大力倡导的多部门监测政策,越南政府在 2013 年发布了跨部门抗生素耐药性监测策略,根据全健康理念有效地解决抗生素耐药性问题[24]。2014 年在中国和瑞典的 10 个研究和政府组织获得资助,在中国开展名为"Sino‐Swedish Integrated Multisectoral Partnership for Antibiotic Resistance Containment"的关于抗生素耐药性的跨部门综合项目[25]。Cabrera‐Pardo 等倡导,与瑞典合作,在智利使用全健康理念控制抗生素耐药性。该方法将使不同国家能够通过共享有关感染、暴发和监测的信息来建立联系,并认为这样的策略应在全球范围内实施,以减轻抗生素耐药性的发展和传播[26]。

人与动物体内的耐药菌可以通过食物链与水体互相传播,忽视其任何一方的防控工作都无法从根本上解决抗生素耐药问题[23]。因此,基于全健康理念提出人—动物—环境综合治理策略是十分必要的。

3. 全健康治理是应对新发传染病的一种最有效的并最具成本效益的方法

从 20 世纪 70 年代和 80 年代开始,由于人类旅行的增加和全球化贸易的增多,逐渐出现了一系列新的疾病,它们传播力强(如严重急性呼吸综合征,SARS)、病死率高(例如,埃博拉病毒病),并且其中一些疾病(如艾滋病)的药物和疫苗的研发一直缓慢而昂贵,使得公众对新发传染病的关注程度有所提高[27]。

2013年,中国应对H7N9流行的监测以及应急准备和响应都十分迅速。这是兽医和公共卫生服务协作的成果,是全健康理念的应用[28]。2014年,WHO、OIE和FAO建立了全球预警系统(global early warning system),旨在加强全世界新发传染病的预警和风险评估能力[29]。中国在此次COIVD-19期间建造的方舱医院,从全健康的角度来看,结合了来自医学、工程、建筑、心理学、环境卫生和社会科学等学科的专业人员为COIVD-19患者提供隔离和治疗,使中国能够在短时间内控制疫情[30]。

全健康治理是应对新发传染病的一种最有效的并最具成本-效益的方法。除此之外,有针对性的全球监测计划也是新发传染病的控制策略之一。例如,很多实验室专门研究野生动物宿主(如蝙蝠),以识别新病毒[31],扩展病毒数据库,使人们在新发传染病暴发前能够快速识别病原体,降低大流行的风险。

4. 通过全健康领域部门合作解决食源性疾病引起的食品安全问题

食品供应的全球化为食源性病原体的出现、复现和传播创造了有利条件。食源性疾病是全球健康的一个巨大的威胁。这些疾病在发展中国家和发达国家都经常发生,是由于食用被各种微生物污染的食品引起的[32]。据美国CDC统计,食源性疾病超过了250种。FAO、OIE和WHO认识到,应对人—动物—环境界面的健康风险需要所有相关人员建立强有力的合作关系[33]。

1996年,美国建立了PulseNet,它可将食源性疾病病例连接起来,记录人类、动物和环境的数据,以监测疫情。许多食源性疾病暴发都是通过PulseNet发现的(www.cdc.gov/pulsenet/index.html)。2011年,美国医学研究所(Institute of Medicine,IOM)举办了关于食品安全的全健康研讨会,鼓励各个国家公开食品安全问题和调查的记录,针对食品安全这个共同目标,各个组织和部门共同参与,密切配合[34]。此外,美国在解决食源性疾病引起的食品安全问题的时候,政府的相关法律也体现了全健康理念。

环境卫生部门在减少病原体传播和食物来源污染方面也起关键作用。从本质上讲,要想在餐桌上提供安全的食物,就需要各部门合作,即采取全健康的办法进行从农场到餐桌的全面监管。

## 五、总　　结

近年来,在联合国多个机构的共同努力下,全健康理念在公共卫生和动物卫生界得到了越来越多的认可,全健康作为一个新兴的研究领域,针对人—动物—环境界面的交叉点、难点与盲点,亟须在整体、系统思维的基础上,研究卫生政策治理范式,而三者界面研究不能有任何偏废,特别对环境相关界面上的研究应给予强化与支持。对于我国全健康研究领域,更不能仅仅停留在对全健康理念概念层面的研究,而是应该积极推行在全健康理念的基础上,将其融入卫生政策的制定与实施的各个环节和过程中,从而为全健康体系的发展提供政策与法律的保障,进一步倡导建立更加智能化、国际化、多学科及跨部门的合作伙伴关系,共同促进全球健康问题的解决。

# 参 考 文 献

[1] 陈国强."全健康"理念:推进人类健康的新视角[N].中国科学报,2020-09-17(001).

[2] Bonnie H, Elena O, Alejandro R, et al. Establishing a community of practice of researchers, practitioners, policy-makers and communities to sustainably manage environmental health risks in Ecuador[J]. BMC Int Health Hum Rights, 2011, Suppl 2 (Suppl 2):S5.

[3] 李志慧,李芊璘,王子晨,等.基于"One Health"理念的新型冠状病毒肺炎防控策略[J].暨南大学学报:自然科学与医学版,2020,41(2):99-103,109.

[4] 沈跃跃.全国人民代表大会常务委员会执法检查组关于检查《全国人民代表大会常务委员会关于全面禁止非法野生动物交易、革除滥食野生动物陋习、切实保障人民群众生命健康安全的决定》和《中华人民共和国野生动物保护法》实施情况的报告——2020年8月10日在第十三届全国人民代表大会常务[J].中华人民共和国全国人民代表大会常务委员会公报,2020(4):674-682.

[5] 周誉东.固体废物污染环境防治法修订:污染防治攻坚战的全新"答卷"[J].中国人大,2020,(9):50-51.

[6] Delphine D G, Patrick M, Gilles B, et al. The One Health concept:10 years old and a long road ahead[J]. Front Vet Sci, 2018, 5:14.

[7] 聂恩琼,夏尧,汪涛,等.One Health——应对新发传染病的新理念[J].微生物与感染,2016,11(1):3-7.

[8] Ma M, Anderson B D, Wang T, et al. Serological evidence and risk factors for swine influenza infections among Chinese swine workers in Guangdong Province[J]. PLoS One, 2015, 10(5):e0128479.

[9] Wu Y, Shi W, Lin J, et al. Aerosolized avian influenza A (H5N6) virus isolated from a live poultry market, China[J]. J Infect, 2017, 74(1):89-91.

[10] Zhang Z, Yao X, Yi L, et al. Prediction of H7N9 epidemic in China[J].中华医学杂志:英文版,2014,127(002):254-260.

[11] Liu K, Wang T, Yang Z, et al. Using Baidu Search Index to Predict Dengue Outbreak in China[J]. Sci Rep, 2016, 6:38040.

[12] 李鹏媛,原丽红,陆家海.应对新发传染病,One Health策略势在必行[J].传染病信息,2018,31(1):11-14,54.

[13] Degeling C, Johnson J, Kerridge I, et al. Implementing a One Health approach to emerging infectious disease:reflections on the socio-political, ethical and legal dimensions[J]. BMC Public Health, 2015, 15:1307.

[14] Degeling C, Johnson J, Iredell J, et al. Assessing the public acceptability of proposed policy interventions to reduce the misuse of antibiotics in Australia:a report on two community juries[J]. Health Expect,2018,21(1):90-99.

[15] D Chris, Victoria B, Tess L, et al. Rabies response, One Health and more-than-human considerations in Indigenous communities in northern Australia[J]. Soc Sci Med, 2018, 212:60-67.

[16] Humboldt‐Dachroeden S，Rubin O，Sylvester Frid‐Nielsen S. The state of One Health research across disciplines and sectors — a bibliometric analysis[J]. One Health，2020，10：100146.

[17] 姜萍，姜秋月."One Health"理念的提出及其当代价值[J].自然辩证法通讯,2018,40(6)：17‐22.

[18] 李彬彬.推进生物多样性保护与人类健康的共同发展——One Health[J].生物多样性,2020,28(5)：596‐605.

[19] Centers for Disease Control and Prevention.One Health.[EB/OL]. [2017‐12‐15]. https://www.cdc.gov/onehealth/basics/history/index.html.

[20] Wang L F. Henipaviruses — ScienceDirect[S]. Reference Module in Biomedical Sciences.

[21] Musa S，Vikram K，Lilian B，et al. Multisectoral prioritization of zoonotic diseases in Uganda，2017：a One Health perspective[J]. PLoS One，2018，13(5)：e0196799.

[22] Munyua P M，Njenga M K，Osoro E M，et al. Successes and challenges of the One Health approach in Kenya over the last decade[J]. BMC Public Health，2019,19(Suppl 3)：465.

[23] Centers for disease control and prevention. Where antibiotic resistance spreads. Antibiotic/antimicrobial resistance（AR/AMR）. [EB/OL]. [2020‐03‐10]. https://www.cdc.gov/drugresistance/about/where-resistance-spreads.html.

[24] Bordier M，Binot A，Pauchard Q，et al. Antibiotic resistance in Vietnam：moving towards a One Health surveillance system[J]. BMC Public Health，2018，18(1)：1136.

[25] Sun Q，Wang Y，Hulth A，et al. Study protocol for One Health data collections，analyses and intervention of the Sino‐Swedish integrated multisectoral partnership for antibiotic resistance containment（IMPACT)[J]. BMJ Open，2018，8(1)：e017832.

[26] Cabrera‐Pardo J R，Lood R，Udekwu K，et al. A One Health-One World initiative to control antibiotic resistance：a Chile — Sweden collaboration[J]. One Health,2019 Aug 14;8：100100.

[27] Cunningham A A，Daszak P，Wood J. One Health，emerging infectious diseases and wildlife：two decades of progress[J]. Philos Trans R Soc Lond B Biol，2017，372(1725)：20160167.

[28] Vong S，M O'Leary，Feng Z. Early response to the emergence of influenza A（H7N9）virus in humans in China：the central role of prompt information sharing and public communication[J]. Bulletin of the World Health Organization，2014，92(4)：303‐308.

[29] One World，One Health. OIE — World Organisation for Animal Health[EB/OL]. http://www.oie.int/for-the-media/editorials/detail/article/one-world-one-health/

[30] Wang K K，Gao J，Song X X，et al. Fangcang shelter hospitals are a One Health approach for responding to the COVID‐19 outbreak in Wuhan，China[J]. One Health，2020，10：100167.

[31] Menachery V D，Jr B，Debbink K，et al. Author Correction：A SARS‐like cluster of circulating bat coronaviruses shows potential for human emergence[J]. Nat Med，2020，26(7)：1146.

[32] Shariff M. Food safety：a linchpin of One Health[J]. Rev Sci Tech，2019，38(1)：123‐133.

[33] World Health Organization. The FAO‐OIE‐WHO Collaboration：tripartite concept note[EB/OL]. [2010‐04]. http://www.who.int/influenza/resources/documents/tripartite_concept_note_hanoi/en/index.html.

[34] Erickson M C，Doyle M P. Plant food safety issues：linking production agriculture with One Health-improving food safety through a One Health approach[M]. Pittsburgh：National Academies Press，2012.

# 第十三章
# 大数据驱动的全健康决策支持系统研究

## ——基于 WoS 和 CNKI 的文献计量分析

吴哲元[1,2]　郭晓奎[1,2,3,4]　周晓农[1,2,3,4]　夏　尚[1,2,3,4]　王心怡[3,4]*

## 一、引　言

　　随着科技和经济的不断发展进步,人们逐渐意识到,我们所生活的世界是"一体"的。随着时间的推移,人类对"健康"这一概念有了新的认识。长远、可持续的"健康"不能只局限在人类健康上,人类健康与动物健康、环境健康息息相关。2004 年 9 月,国际野生动物保护协会提出了曼哈顿原则,强调了人类、动物和环境之间的密切联系,呼吁国际间跨学科协作以预防疾病,形成了"One World,One Health"的概念[1]。Zinsstag 等[2]认为,相较把人类健康和动物健康看作相互独立的学科和范畴,"全健康(One Health)"做到了融合人类医学、兽医学和环境卫生服务以及相应的卫生经济储蓄,以及由此产生的所有附加价值。陈国强院士[3]建议将"One Health"译为"全健康",并呼吁国内大力推行全健康理论和实践研究。"全健康"作为一个正在兴起的研究领域,作为维系人类健康、动物健康和环境健康的新策略,无疑将成为建设人类健康命运共同体的重要思想。

1. 上海交通大学医学院—国家热带病研究中心全球健康学院,国家卫生健康委员会寄生虫病原与媒介生物学重点实验室,上海(200025)
2. 上海交通大学—爱丁堡大学全健康研究中心,上海(200025)
3. 中国疾病预防控制中心寄生虫病预防控制所,国家热带病研究中心,科技部国家级热带病国际联合研究中心,上海(200025)
4. 世界卫生组织热带病合作中心,上海(200025)
* 通讯作者

　　大数据(big data)是指成批大规模的、复杂的、可链接的数据信息,涵盖基因组学、医疗、环境、金融、地理和社会媒体信息等。在学术界,*Nature* 最早在 2008 年推出 *Big Data* 专刊[5]。大数据是当今社会所独有的一种新型的能力,它以一种前所未有的方式,通过对海量数据进行分析,获得有巨大价值的产品和服务[4]。大数据作为全球范围内的重要战略资源,给社会各行各业带来了深远的影响。同时,大数据也深刻地影响着全健康领域,在疾病诊疗和预测、营养监测与食品安全管理、环境监测和改善、野生动物保护和维持生物多样性,以及自然灾害等突发事件的预测预警等方面的决策支持上,发挥着重大作用。我国对全健康大数据的应用处于起步阶段。如何深度挖掘、分析整合海量且复杂的数据,突破关键技术,提高数据精度,搭建更开放、融合、实时的大数据平台,从而为更好、更及时地做出相应的决策提供支持,维护全健康,是一个值得思考的问题。

　　决策支持系统(decision support system,DSS)最早于 20 世纪 70 年代提出,它将"决策""支持"和"系统"汇集成一,利用数据库、人-机交互进行多模型的有机组合,以计算机技术、信息技术和人工智能技术为手段,辅助决策者实现半结构或非结构化的科学决策[6]。在大数据时代,决策场景与过去相比有了极大地变化,决策环境变得异常复杂,这为决策支持系统的发展带来了新的需求和挑战[7]。如何依托海量数据而不是少量样本数据,如何将探求因果关系的思维转换成探求相关关系,如何在"大、多、杂、快"的数据海洋中提取有用信息,构建快速、及时、准确、灵活的决策支持系统,是大数据和人工智能时代无法避免的思考和挑战。

　　近年来,有关全健康的文献数量飞速增加,但由于全健康研究涵盖范围极广,且涉及多学科,全健康领域内大数据相关研究热点比较分散,给学者把握其研究热点和前沿带来困难。本章利用文献计量学方法,通过分析全健康领域内大数据研究相关的中英文献,初步探究文献状况,锁定热点研究主题,把握研究前沿,为全健康决策相关的后续研究提供参考依据。

## 二、对象与方法

　　以 Web of Science (WoS)数据库核心合集以及 CNKI 数据库为平台进行文献检索和引文分析,围绕"大数据"和"全健康"两块内容、时间跨度为 2001—2020 进行检索,在 WoS 核心合集中选择高级检索,检索式为 TS=[("big data")AND("one health"OR"one medicine" OR" ecohealth" OR" * microbial resistance" OR" antibiotic" OR" microbial resource"OR"infectious disease" OR" emerging disease" OR" public health emergency" OR"food safety"OR"food security"OR"foodborne disease"OR"nutrition"OR"zoono * " OR"vectorborne disease" OR" animal disease" OR" animal health" OR" animal welfare" OR"animal migration"OR"wildlife"OR"insect migration"OR"parasit * " OR"veterinar * " OR"tropical disease"OR"environmental health"OR"environmental hazard"OR"climate"

OR"ecolog＊"OR"pollution"OR"natural disaster"OR"natural hazard"OR"biodiversity" OR"biological diversity"OR"biosafety"OR"biosecurity"OR"mass behavio＊r")〕，文献类型为论著和综述，共获得有效文献 1 756 篇；在 CNKI 数据库中选择专业检索，检索式为 SU＝'大数据'AND SU＝'one health'＋'one medicine'＋'全健康'＋'同一健康'＋'一健康'＋'一体健康'＋'微生物耐药'＋'微生物资源'＋'食品安全'＋'营养'＋'气候变化'＋'人兽共患病'＋'食源性疾病'＋'新发传染病'＋'再发传染病'＋'突发公共卫生事件'＋'环境保护'＋'生态健康'＋'环境污染'＋'自然灾害'＋'生物多样性'＋'昆虫迁徙'＋'病媒昆虫'＋'动物疾病'＋'动物健康'＋'动物福利'＋'兽医'＋'热带病'＋'生物安全'＋'大众行为'，并选择同义词扩展，文献类型为学术期刊和学术辑刊，共获得有效文献 303 篇。利用 WoS 自带文献分析工具描述，利用 Citespace5.7.R3 软件进行文献量时序分布分析，国家、机构和作者间合作分析，关键词共现和聚类分析以及文献共被引分析，分析探究这些文献的基本情况，捕捉国内外该领域研究热点和研究前沿趋势动态变化。研究文献计量分析流程见图 13－1。

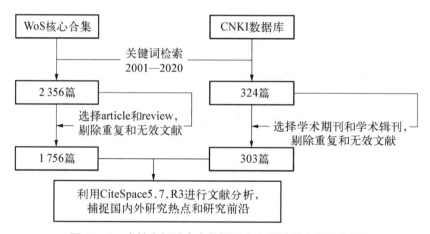

图 13－1　全健康领域内大数据研究文献计量分析流程图

## 三、结　　果

### （一）文献量时序分布分析

在 WoS 数据库中，自 2010 年第 1 篇全健康领域内大数据相关的文章发表以来，文献数量总体呈现每年递增状态（图 13－2）。大致可以分为 3 个阶段：① 缓慢增长阶段（2010—2014 年）：该阶段处于初始阶段，每年增长数量和年均发文量均较低。② 稳步增长阶段（2015—2017 年）：该阶段每年文献发表增幅明显高于初始阶段，以每年递增 65～85 篇的幅度平稳增长。③ 飞速增长阶段（2018—2020 年）：以每年论文数＞100 篇的增幅不断增长。

CNKI 数据库中该领域内第 1 篇文献于 2013 年发表，从文献数量看，2013—2018 年

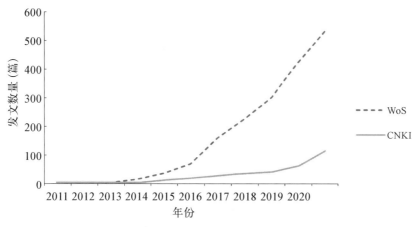

图 13 - 2　全健康领域内大数据研究文献量时序分布图

处于缓慢增长阶段,2019 年比前一年增长了 21 篇,2020 年则比前一年增长了 40 篇,全健康领域的大数据研究热度飞速提升。预计 2021 年中英文献量涨幅稳定。全健康领域内的大数据研究具有良好的发展前景。

## (二) 国家地区分布

2010—2020 年底共有 106 个国家地区发表了该领域相关文献,如表 13 - 1 和图13 - 3所示。从发文量上看,发文量最多的国家是美国(601 篇),其次是中国(433 篇)、英国(232篇)、澳大利亚(146 篇)和德国(127 篇);中心度用于衡量节点的重要性,对应图谱中的紫色圈,中心度排名前 5 的国家是澳大利亚、法国、西班牙、英国和苏格兰。被引频次排名与发文量排名基本一致,荷兰的篇均被引频次(23.4 次)较高,说明荷兰的文献质量相对较高。总体来看,在全健康领域内大数据研究领域,国际间合作交流和学习紧密。

表 13 - 1　全健康领域内大数据研究国家发文量、中心度及被引频次情况

| 排名 | 发文量 | | 中心度 | | 被引频次 | |
|---|---|---|---|---|---|---|
| | 国　家 | 发文量 | 国　家 | 中心度 | 国　家 | 被引频次 |
| 1 | 美　国 | 601 | 澳大利亚 | 0.23 | 美　国 | 13 319 |
| 2 | 中　国 | 433 | 法　国 | 0.19 | 中　国 | 6 241 |
| 3 | 英　国 | 232 | 西班牙 | 0.13 | 英　国 | 4 999 |
| 4 | 澳大利亚 | 146 | 英　国 | 0.12 | 澳大利亚 | 2 565 |
| 5 | 德　国 | 127 | 苏格兰 | 0.12 | 瑞　士 | 2 411 |
| 6 | 加拿大 | 100 | 瑞　士 | 0.10 | 德　国 | 2 126 |
| 7 | 西班牙 | 92 | 南　非 | 0.10 | 荷　兰 | 1 711 |
| 8 | 意大利 | 79 | 德　国 | 0.09 | 西班牙 | 1 397 |
| 9 | 法　国 | 76 | 美　国 | 0.08 | 法　国 | 1 362 |
| 10 | 韩　国 | 75 | 瑞　典 | 0.08 | 加拿大 | 1 225 |

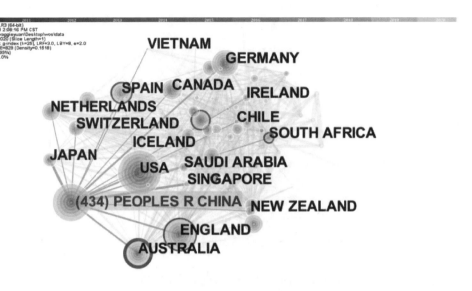

**图 13‑3　中国在全健康领域内大数据研究领域与其他国家合作关系图**

我国与 60 个国家在该领域进行了合作交流，合作研究最多的国家有日本、新加坡、美国、英国和澳大利亚，说明我国在全健康领域内大数据研究领域国际间合作交流较为密切。

### （三）研究机构分布

从图 13‑4 和表 13‑2 可以看到，该领域研究机构以高校为主体。中国科学院在发文量、中心度和被引频次上均排名第 1，表明其在全健康领域内大数据研究上影响力较大。从发文量上看，发文较多的机构还有英国牛津大学、美国亚利桑那大学、北京师范大学和美国威斯康星大学。中心度最高的机构还有英国剑桥大学、英国牛津大学、美国明尼

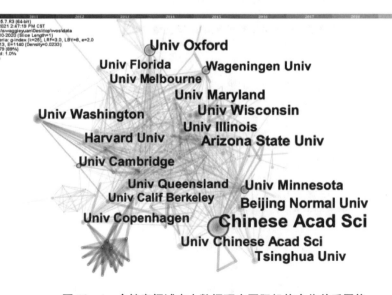

**图 13‑4　全健康领域内大数据研究国际机构合作关系网络**

苏达大学以及荷兰瓦格宁根大学；被引最多的机构还有美国华盛顿大学、英国牛津大学、美国伊利诺伊大学和荷兰瓦格宁根大学。总体来说，美国、中国、英国、荷兰以及澳大利亚的高校在该领域有较大的影响力，各机构间存在一定的合作关系。

表 13－2　全健康领域内大数据研究国际机构发文量、中心度及被引频次情况

| 排名 | 发文量 | | 中心度 | | 被引频次 | |
| --- | --- | --- | --- | --- | --- | --- |
| | 机　构 | 发文量 | 机　构 | 中心度 | 机　构 | 被引频次 |
| 1 | 中国科学院 | 66 | 中国科学院 | 0.21 | 中国科学院 | 13 319 |
| 2 | 英国牛津大学 | 28 | 英国剑桥大学 | 0.12 | 美国华盛顿大学 | 6 241 |
| 3 | 美国亚利桑那大学 | 27 | 英国牛津大学 | 0.11 | 英国牛津大学 | 4 999 |
| 4 | 北京师范大学 | 26 | 美国明尼苏达大学 | 0.11 | 美国伊利诺伊大学 | 2 565 |
| 5 | 美国威斯康星大学 | 26 | 荷兰瓦格宁根大学 | 0.11 | 荷兰瓦格宁根大学 | 2 411 |
| 6 | 美国伊利诺伊大学 | 22 | 挪威生命科学大学 | 0.10 | 美国威斯康星大学 | 2 126 |
| 7 | 美国华盛顿大学 | 22 | 英国伦敦大学学院 | 0.10 | 美国加州伯克利大学 | 1 711 |
| 8 | 清华大学 | 22 | 美国伊利诺伊大学 | 0.09 | 英国伦敦大学学院 | 1 397 |
| 9 | 中国科学院大学 | 22 | 澳洲昆士兰大学 | 0.09 | 香港科技大学 | 1 362 |
| 10 | 美国明尼苏达大学 | 21 | 澳洲墨尔本大学 | 0.09 | 美国加州大学戴维斯分校 | 1 225 |

　　图 13－5 显示，在 CNKI 数据库中，中国疾病预防控制中心营养与健康所发文最多（7篇），并与中国科学院计算机网络信息中心存在合作关系。国家食品安全风险评估中心（6篇）与中科院微生物研究所和贵州省分析测试研究院也形成了较紧密的合作关系，华东理工大学（3篇）也有学院间的合作。

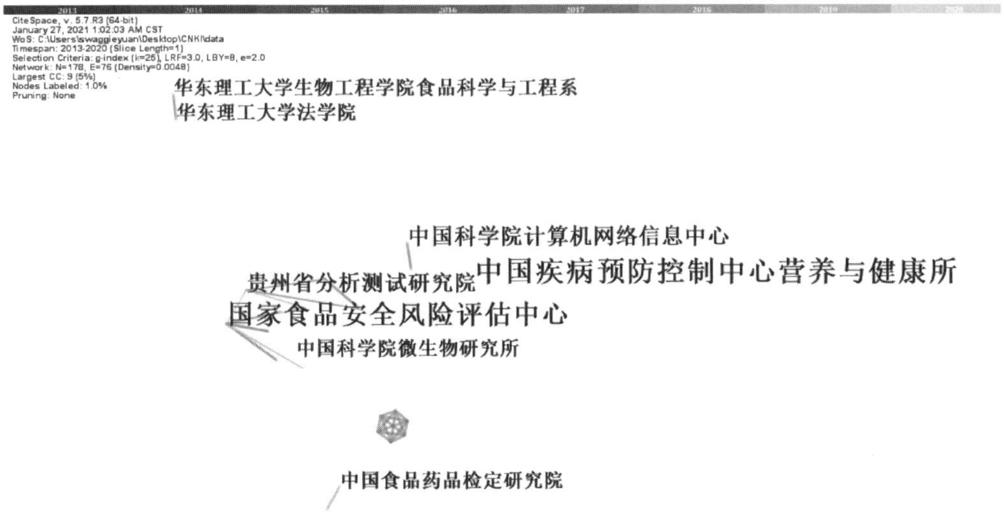

图 13－5　CNKI 中全健康领域内大数据研究国内机构合作关系网络

### （四）作者合作关系

由于全健康是一个新兴概念,且涵盖范围极广,在大数据驱动全健康决策支持系统领域内作者间合作关系较为疏散,但各国国内已有小型研究团队形成,国际间合作还处于萌芽状态(图 13 - 6)。从发文量来看,发文较多的作者是 Chao Wei Yang(7 篇)、Gunasekaran Manogaran(7 篇)和 Chen B(7 篇)。被引最多作者是 Noel Gorelick(3 篇,488 次)和 Matt Hancher(3 篇,353 次)。如图 13 - 6 所示,全健康大数据驱动决策领域内形成的研究团队有:美国乔治梅森大学的 Chaowei Yang 团队[9]主要通过云计算手段分析地理大数据,并进行自然灾害管理;美国加州戴维斯分校的 Bin Chen 团队[10]主要研究基于移动设备和站点获得大数据,以进行实时的人口空气中漂浮的颗粒物(PM$_{2.5}$)暴露估算;印度的 Gunasekaran Manogaran 研究团队[11]主要研究气候变化大数据;中国香港大学的 Chen Xi 团队[12]主要研究大数据及其技术如何处理建筑垃圾,减少生态环境污染;越南的 Shahab S Band 团队[13]致力于食品安全大数据研究以及利用机器学习预测小麦产量。

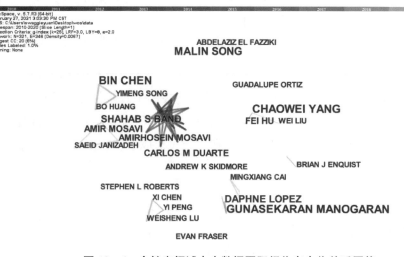

**图 13 - 6　全健康领域内大数据国际间作者合作关系网络**

基于 CNKI 数据库得到的国内作者关系网络显示,国内形成了几个稳定的合作团队(图 13 - 7)。赖建强、王烨和于欣平合作团体[14]注重探讨"物联网"和"互联网＋"如何更好地助力营养健康工作,对我国未来营养调查发展模式进行了探索和设想;以刘杨、肖革新为代表的合作团队[15]针对食源性疾病,基于多源数据设计建立了食品安全时空预警信息化体系;华东理工大学的孙佳斐和隋川石[16]进行了食品安全与法律的跨学科研究(图 13 - 7)。食品安全与营养领域内大数据研究的团体逐渐成熟。

### （五）研究热点分析

用 Citespace 导出关键词共现图谱,在图 13 - 8 和图 13 - 9 中可以看出,除去"大数

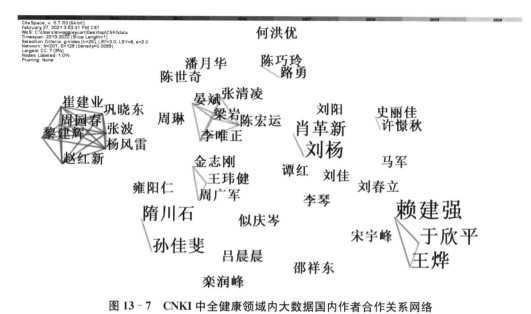

图 13-7　CNKI 中全健康领域内大数据国内作者合作关系网络

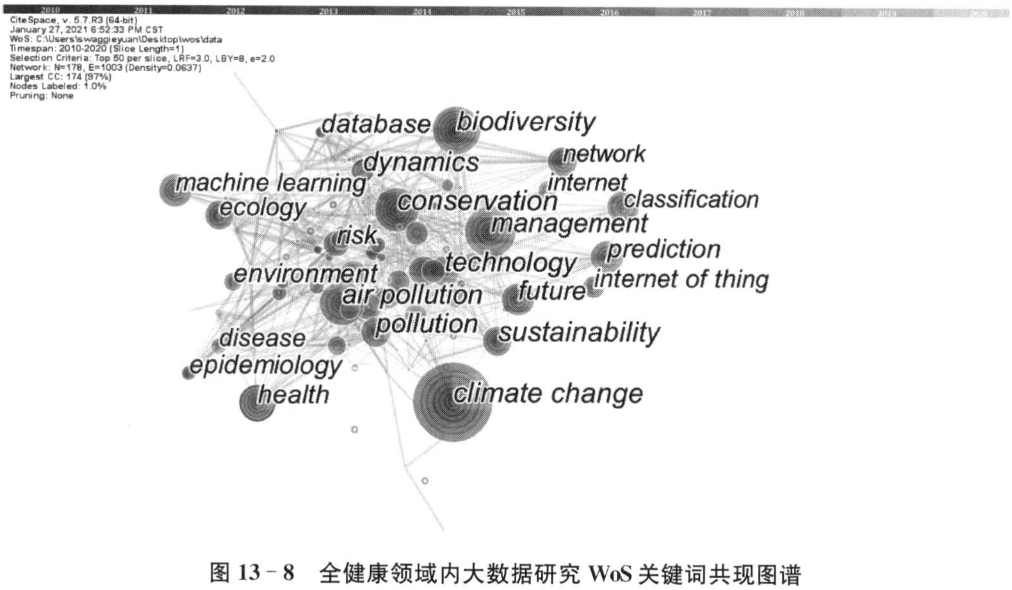

图 13-8　全健康领域内大数据研究 WoS 关键词共现图谱

据"相关的主题词外,WoS 核心合集中该领域研究的高频关键词有：climate change(气候变化)、air pollution(空气污染)、machine learning(机器学习)、biodiversity(生物多样性)、conservation(自然保护)等；CNKI 数据库中的高频关键词有：食品安全、突发公共卫生事件、生物多样性、生态保护、互联网＋及环保大数据等。

当用 CiteSpace 进行关键词聚类分析时,根据聚类模块值(modularity,$Q$ 值)和聚类平均轮廓值(silhouette,$S$ 值)对聚类结果进行评估,一般当 $Q>0.3$ 时,意味着划分出来的社团结构是显著的；$S>0.7$ 时,表明聚类效果是令人信服的[17]。利用 CiteSpace 将 WoS 核心合集中的文献进行关键词聚类分析,节点类型选择"Keyword",阈值为系统默

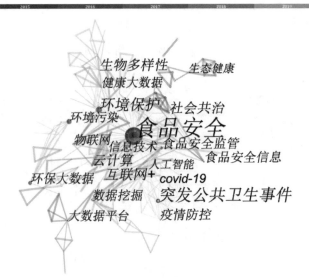

**图 13‑9 全健康领域内大数据研究 CNKI 关键词共现图谱**

认,聚类选择"labeling clusters with indexing terms",得到明显的 6 个聚类,序号由小到大分别为 air pollution(空气污染)、biodiversity(生物多样性)、machine learning(机器学习)、climate change(气候变化)、Internet of Things(物联网)、food safety(食品安全),S 值=0.856 3(>0.7),说明聚类效果明显,网络同质性良好。表 13‑3 为所得 6 个聚类及其所含其他关键词,目前全健康领域内大数据研究要聚焦于:

**表 13‑3 WoS 核心合集关键词聚类及其所含关键词**

| 聚类序号 | 聚类名称 | 包含关键词 |
| --- | --- | --- |
| 0 | Air pollution | pollution、exposure、quality、surveillance、public health、emission、$PM_{2.5}$、infectious diseases 等 |
| 1 | Biodiversity | bioinformatics、diversity、conservation、biodiversity informatics、ecosystem、vulnerability 等 |
| 2 | Machine learning | framework、AI、prediction、modeling cloud computing、simulation 等 |
| 3 | Climate change | temperature、land use、$CO_2$ emission、sustainability、ecosystem service 等 |
| 4 | Internet of Things | MapReduce、remote sensing、smart city、modeling、neural network、sensor network 等 |
| 5 | Food | foodborne disease、food safety、agriculture、precision nutrition 等 |

(1)空气污染。空气污染影响着全球数十亿人,而城市空气污染浓度在短距离内差异较大,常规的固定场所空气质量检测方法有局限性,而大数据平台和技术[如,Google street view(谷歌街景视图)][18]弥补了空气质量监测的缺口。另外,也能利用大数据模型(如 SDM 模型)[19]来研究空气污染造成的健康影响和疾病经济负担。

（2）生物多样性。生物多样性包括遗传多样性、物种多样性和生态系统多样性，与人类生存息息相关。全球范围内收集了许多分散的生物多样性数据，统一分散的生物多样性数据仍然是一个巨大挑战。Kissling 等[20]引入了基础生物多样性变量（essential biodiversity variable，EBV）的概念，以构建全球性生物多样性监测，并协调和标准化不同来源的生物多样性数据。大数据平台能够极大地推动全球生物多样性监测。Engemann[21]等使用大数据采样方法和大数据算法来监测厄瓜多尔的热带植物多样性，弥补了通常使用的博物馆标本作为其主要信息来源带来的偏差。

（3）机器学习。机器学习是人工智能的核心，通过专门研究、模仿人类行为，从而获得新的知识技能，目前已应用于多领域[22]。机器学习也渗透于全健康领域决策的方方面面，极大地协助了预测和预警工作。如农作物管理、畜牧管理（动物疫病预警预测）、水资源和土地资源管理[23]等。

（4）气候变化。温室气体的排放导致全球气候变暖，影响着全健康领域内可持续发展的问题。依靠大数据模型，可以更准确实时地进行气候预测。比如，具有良好时空分辨率的区域气候模型（regional climate model，RCM）生成的未来气候数据集[24]，具有更高的实用性，从而改善并促进了气候变化的影响评估。

（5）物联网。物联网是"无处不在的"，通过将射频识别设备、红外传感器、全球定位系统激光扫描仪等设备与 Internet 结合起来，形成一个新的巨大网络，以实现智能识别和管理[25]。物联网、大数据与智慧城市紧密联系。目前，物联网技术应用于医疗和环境治理等各种领域，还可用红外传感器进行农产管理和牧场管理，如动植物食品的溯源[26]。

（6）食品。大数据作为一种重要的信息技术，可以指导农业食品供应链中的决策，并潜在地根据供应链中消费者所要求的基础农业生产属性来区分和识别最终产品[27]。大数据技术不仅用于食源性疾病监测和食品安全管理，还促进了营养学与基因组学的结合，达到精准营养[28]的目的。

结合关键词频次和中心度，得到两者均较高的前 20 名主题词，如表 13 - 4 所示，全健康大数据研究领域中，大数据（big data）、气候变化（climate change）、机器学习（machine learning）、空气污染（air pollution）、预测（prediction）、挑战（challenge）、框架（framework）、生态（ecology）及健康（health）等是研究热点。

表 13 - 4　WoS 中全健康领域内高频次和高中心度的排名前二十的关键词

| 排名 | 频　次 | | 中　心　度 | |
| --- | --- | --- | --- | --- |
| | 频　次 | 关键词 | 中心度 | 关键词 |
| 1 | 818 | big data | 0.09 | biodiversity |
| 2 | 257 | climate change | 0.07 | ecosystem |
| 3 | 154 | model | 0.06 | big data |
| 4 | 114 | management | 0.06 | community |
| 5 | 111 | system | 0.05 | climate change |

续 表

| 排名 | 频 次 | | 中 心 度 | |
| --- | --- | --- | --- | --- |
| | 频 次 | 关键词 | 中心度 | 关键词 |
| 6 | 107 | impact | 0.05 | machine learning |
| 7 | 86 | air pollution | 0.05 | health |
| 8 | 86 | challenge | 0.05 | science |
| 9 | 81 | machine learning | 0.05 | analytics |
| 10 | 78 | biodiversity | 0.05 | database |
| 11 | 72 | conservation | 0.05 | bioinformatics |
| 12 | 61 | pattern | 0.04 | pollution |
| 13 | 61 | prediction | 0.04 | behavior |
| 14 | 58 | framework | 0.04 | environment |
| 15 | 58 | health | 0.04 | identification |
| 16 | 57 | social media | 0.04 | land use |
| 17 | 57 | ecology | 0.03 | air pollution |
| 18 | 56 | classification | 0.03 | challenge |
| 19 | 56 | future | 0.03 | framework |
| 20 | 51 | technology | 0.03 | ecology |

## (六) 研究前沿分析

对所得关键词进行 Burst 分析,得到图 13 - 10。近十年内,该领域的研究前沿从早

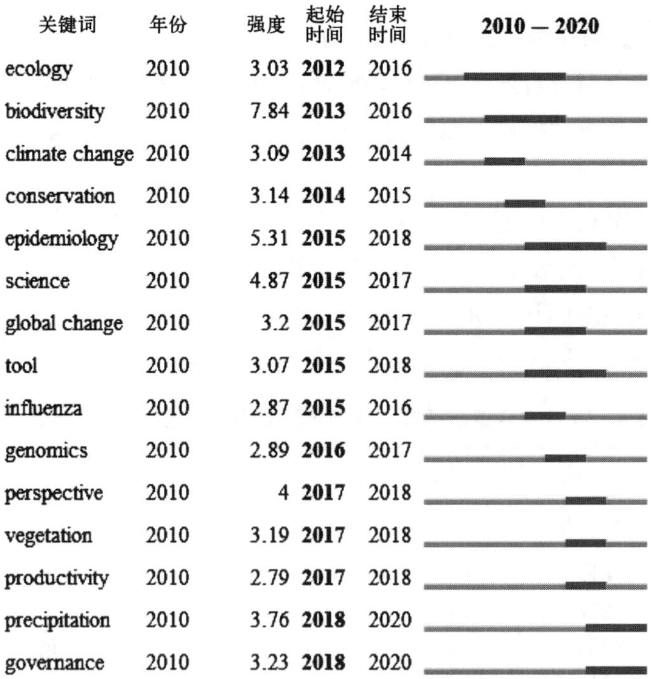

| 关键词 | 年份 | 强度 | 起始时间 | 结束时间 | 2010 — 2020 |
| --- | --- | --- | --- | --- | --- |
| ecology | 2010 | 3.03 | 2012 | 2016 | |
| biodiversity | 2010 | 7.84 | 2013 | 2016 | |
| climate change | 2010 | 3.09 | 2013 | 2014 | |
| conservation | 2010 | 3.14 | 2014 | 2015 | |
| epidemiology | 2010 | 5.31 | 2015 | 2018 | |
| science | 2010 | 4.87 | 2015 | 2017 | |
| global change | 2010 | 3.2 | 2015 | 2017 | |
| tool | 2010 | 3.07 | 2015 | 2018 | |
| influenza | 2010 | 2.87 | 2015 | 2016 | |
| genomics | 2010 | 2.89 | 2016 | 2017 | |
| perspective | 2010 | 4 | 2017 | 2018 | |
| vegetation | 2010 | 3.19 | 2017 | 2018 | |
| productivity | 2010 | 2.79 | 2017 | 2018 | |
| precipitation | 2010 | 3.76 | 2018 | 2020 | |
| governance | 2010 | 3.23 | 2018 | 2020 | |

图 13 - 10　WoS 核心合集中全健康领域内大数据研究
排名前十五的最高突现值的关键词

年的生态、生物多样性、气候变化和自然保护逐渐转向近年的流行性感冒、基因学、植被、生产以及政府管理方面,在全健康领域内建立大数据驱动的决策支持系统将成为研究热点。

在 CiteSpace 中将网络节点设置为 Reference(参考文献),得到文献共被引网络图谱(图 13-11)。图中节点越大,引用频次越多,被引次数最多的 3 篇文献由 Hampton、Boyd 和 Wolfert 分别在 2013、2012、2017 年发表,在全健康领域内大数据研究有着较大的影响力。其中 Hampton[31]对生态学在大数据时代的未来发展方向进行了设想;Boyd[32]阐述了大数据时代即将面临的 6 种挑战;Wolfert[33]对大数据在智慧农业中的应用进行了回顾和展望。

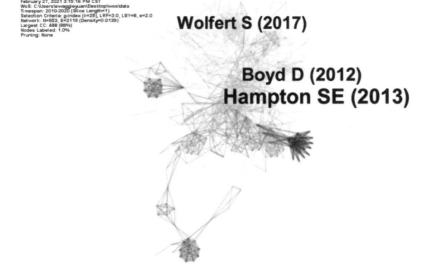

图 13-11　WoS 核心合集中全健康领域内大数据研究文献共被引分析网络

在文献共被引网络基础上,对文献进行聚类分析,得到图 13-12 所示的 15 个聚类。由聚类色块颜色和聚类序号可以看出,大数据在全健康领域内的热点领域,从 $PM_{2.5}$、气温、气象指数保险、公民科学和绿色创新,逐渐向生物多样性大数据、智慧城市、智慧农业以及数字化流行病学。研究手段和平台从深度学习、谷歌地球引擎逐渐转向分布式计算(Hadoop)平台和社交媒体。

## 四、讨　　论

2015 年 8 月,国务院发布《促进大数据发展行动纲要》,提出要加快政府数据开放共享,推动资源整合,提升治理能力[34]。由此,大数据正式上升为我国的国家战略。全健康作为一种新的思考方式,国内外近十年内已有不少学者对大数据驱动其领域内决策支持

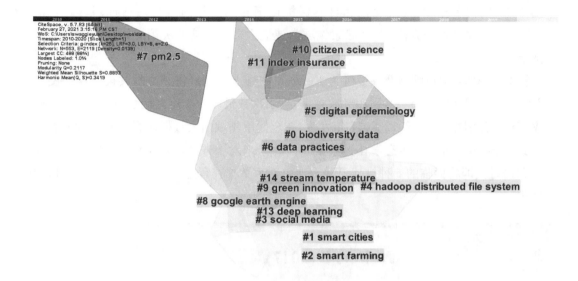

**图 13 - 12    WoS 核心合集中全健康领域内大数据研究文献共被引分析网络聚类图谱**

系统进行了研究。环境监测方面,中国科学院[35]建立了基于物联网的区域环境监测与管理集成系统。自然灾害管理上,Fotovatikhah 等[36]基于计算机智能对未来洪灾治理进行了未来工作和挑战的设想。在应对气候变化和自然资源保护方面,Justin 等[37]通过气候引擎和云计算,实现了有效、可视化的气候预测和自然资源监测。农业方面,Peyman 等[38]基于大数据中的 FMEA 和 AHP 分析法进行农业风险管理。对于新发传染病防控,Nguyen 等[39]通过 1.64 亿个 Google street view 图像,来推测 COVID - 19 病例的发生。除上述以外,大数据也极大地影响着动物疫病管理[40]、生物多样性保护[41]和抗生素管理[42]等。

全健康领域内的大数据研究是一个新兴领域,研究热度处于持续上升阶段。"大数据""全健康"本身就是相对较新的概念,智能化和信息化的到来,人类不断加强对"整体性"的思考;两个新兴理念的结合,对于现实生活和学术界而言,都是一个必然趋势。相较于发达国家,国内研究起步较晚,但每年文献量增幅较大,预计今后全健康领域的大数据研究将成为国内学者的研究热点。

(1)合作学习。我国在该领域内注重国际合作交流,国际和国内作者开始形成小型的合作团队。从全球范围来看,各国在全健康大数据研究领域合作交流密切,我国已与60 个国家在大数据驱动污染治理、能源规划和生物信息管理等方面进行了合作交流,未来将更注重全球范围的研究。作者合作方面,国际上已逐渐形成通过大数据进行自然灾害管理、生态保护、应对气候变化和农场管理等方面的合作团体,国内也形成了稳定的食品安全与营养以及环境保护方面研究的合作,并开始尝试与法学等社会科学的跨学科合作研究。

（2）发文情况。我国在该领域发文数量多、影响力大，但仍需提升文献质量。我国发文数量约占英文文献总量的1/4。国际机构中，中国科学院在发文量、中心度和被引频次上均排名第1，在全健康领域内大数据研究中有重要影响力。但篇均被引频次不高，需要提升文献质量。

（3）研究热点。国际研究热点聚焦于大数据在气候变化、空气污染、保护生物多样性和食品安全上的应用，以及物联网和机器学习。国内研究热点则聚焦于大数据在食品安全管理的应用，以及依靠大数据技术进行突发公共卫生事件的应急处理（如疫情防控）。对于全健康研究领域的热点问题，如微生物耐药性控制和人兽共患病防控方面，大数据的应用研究很少，今后可能成为新的研究方向。

（4）研究前沿。从全球范围看，该领域的研究前沿从物种多样性、环境保护和气候变化逐渐转向数字化流行病学、智慧城市、智慧农业和政府管理等方面。由此可以得出，全健康领域内的大数据研究，逐渐从单一的聚焦于生物或环境层面，提升到了系统的、交互的人—生物—环境层面上。因此，建立有效、实时的大数据驱动全健康决策支持系统势在必行。

# 五、结　　论

对于全健康的大数据研究领域，近十年来研究热度不断上升，我国在该领域研究上有较大的影响力，未来的研究热点可能偏向数字化流行病学、智慧城市、智慧农业和政府管理层面。全健康领域内大数据研究在未来有巨大的研究空间，但研究尚处于初级阶段，需要大力加强国内以及全球范围内合作交流，需要建立完善大数据驱动的全健康决策支持系统，以及加深对全健康涵盖内容整体的思考。

## 参 考 文 献

［1］Cook R a，Karesh W B，Osofsky S A，et al. The Manhattan Principles on "One World，One Health"［R］. New York：Wildlife Conservation Society，2004.

［2］Zinsstag J，Schelling E，Waltner Toews D，et al. One Health：the theory and practice of integrated health approaches［M］.Cambridge：Cambridge University Press，2015.

［3］陈国强.中国开展"全健康"理论与实践研究势在必行［N］.科技导报，2020,38(5)：1.

［4］宋运娜，贾翠英，谢维.大数据在医疗卫生领域的应用［J］.理论观察，2017(05)：67-69.

［5］Nature.BigData［EB/OL］.［2012-10-02］. http：// www.nature.com /news /specials /bigdata / index.html.

［6］陈曦，王执铨.决策支持系统理论与方法研究综述［J］.控制与决策，2006(09)：961-968.

［7］梁罗希，吴江.决策支持系统发展综述及展望［J］.计算机科学，2016,43(10)：27-32.

［8］Anton J. Nederhof. Bibliometric monitoring of research performance in the social sciences and the Humanities：a review［J］. Scientometrics，2006,66(1)：81-100.

［9］Yang C W，Yu M Z，Hu F，et al. Utilizing Cloud Computing to address big geospatial data challenges[J]. Computers，Environment and Urban Systems，2017，61：120-128.

［10］Chen B，Song Y M，Jiang T T，et al. Real-time estimation of population exposure to PM2.5 using mobile- and station-based big data[J]. Int J Environ Res Public Health，2018，15(4)：573.

［11］Manogaran G，Lopez D. Spatial cumulative sum algorithm with big data analytics for climate change detection[J]. Comput Electr Eng，2018，65：207-221.

［12］Lu W S，Chen X，Peng Y，et al. The effects of green building on construction waste minimization：Triangulating 'big data' with 'thick data'[J]. Waste Manag，2018，79：142-152.

［13］Mostafaeipour A，Fakhrzad M B，Gharaat S，et al. Machine Learning for Prediction of Energy in Wheat Production[J]. Agriculture，2020，10(11)：517.

［14］王烨,于欣平,赖建强.我国营养调查未来发展模式探索[J].营养学报,2017,39(05)：431-435.

［15］王博远,肖革新,郭丽霞,等.基于多源数据的食品安全时空预警信息化体系设计研究[J].食品安全质量检测学报,2018,9(24)：6551-6556.

［16］孙佳斐,隋川石.网络食品交易第三方平台食品安全法律风险防控研究[J].法制与社会,2016(15)：106-107.

［17］陈悦,陈超美,刘则渊,等.CiteSpace知识图谱的方法论功能[J].科学学研究,2015,33(2)：242-253.

［18］Apte Joshua S，Messier Kyle P，Gani Shahzad，et al. High-resolution air pollution mapping with google street view cars：exploiting big data.[J]. Environ Sci Technol，2017，51(12)：6999-7008.

［19］Chen X Y，Shao S，Tian Z H，et al. Impacts of air pollution and its spatial spillover effect on public health based on China's big data sample[J]. Journal of Cleaner Production，2016，142(P2)：915-925.

［20］Kissling W D，Ahumada J A，Bowser A，et al. Building essential biodiversity variables (EBVs) of species distribution and abundance at a global scale[J]. Biol Rev，2018，93(1)：600-625.

［21］Engemann Kristine，Enquist Brian J，Sandel Brody，et al. Limited sampling hampers "big data" estimation of species richness in a tropical biodiversity hotspot[J]. Ecol Evol，2015，5(3)：807-820.

［22］刘伟.基于机器学习的匿名大数据访问控制系统设计[J].现代电子技术,2020,43(21)：97-100,105.

［23］Liakos K G，Busato P，Moshou D，et al. Machine learning in agriculture：a review[J]. Sensors (Basel)，2018，18(8)：2674.

［24］Nik VM. Making energy simulation easier for future climate — Synthesizing typical and extreme weather data sets out of regional climate models (RCMs)[J]. Applied Energy，2016，177(9)：204-226.

［25］王威,米合日阿依·阿卜力克木,彭步迅.物联网技术在农业中的应用[J].现代农业科技,2020(22)：245-246.

［26］Paolo Visconti，Roberto de Fazio，Ramiro Velázquez，et al. Development of sensors-based agri-food traceability system remotely managed by a software platform for optimized farm management[J]. Sensors (Basel)，2020，20(13)：3632.

［27］Ahearn M C，Armbruster W，Young R. Big data's potential to improve food supply chain environmental sustainability and food safety[J]. Int Food Agribus Manag Rev，2016，19(3)：155-172.

［28］Özdemir Vural，Kolker Eugene. Precision nutrition 4.0：a big data and ethics foresight analysis — convergence of agrigenomics，nutrigenomics，nutriproteomics，and nutrimetabolomics[J]. OMICS，2016，20(2)：69-75.

［29］薛调.国内图书馆学科知识服务领域演进路径、研究热点与前沿的可视化分析[J].图书情报工作,2012,56(15)：9-14.

［30］李雯，姜仁贵，解建仓，等.基于文献计量学的城市洪涝灾害研究可视化知识图谱分析［J］.西安理工大学学报：36(4)：523－529.

［31］Hampton S E，Strasser C A，Tewksbury J J，et al. Big data and the future of ecology［J］. Frontiers in Ecology and the Environment，2013，11(3)：156－162.

［32］Boyd D，Crawford K. Critical Quedtions for big data［J］. Information，Communication & Society，2012，15(5)：662－679.

［33］Wolfer St，Ge L，Verdouw C，et al. Big data in smart farming — a review［J］. Agricultural Systems，2017，153：69－80.

［34］国务院.关于印发促进大数据发展行动纲要的通知［EB/OL］.［2015－09－05］. http://www.gov.cn/zhengce/content/2015－09/05/content_10137.html.

［35］Su X D，Shao G F，Vause J，et al. An integrated system for urban environmental monitoring and management based on the environmental internet of things［J］. Int J Sust Dev Wirld，2013，20(3)：205－209.

［36］Fotovatikhah F，Herrera M，Shamshirband S，et al. Survey of computational intelligence as basis to big flood management：challenges，research directions and future work［J］. Eng Appl Comput Fluid Mech，2018，12(1)：411－437.

［37］Huntington J L，Hegewisch K C，Daudert B，et al. Climate engine：cloud computing and visualization of climate and remote sensing data for advanced natural resource monitoring and process understanding［J］. Bull Am Meteorol Soc，2017，98(11)：2397－2410.

［38］Peyman Z，Mohammad R，Mojtaba K，et al. Agricultural risk management using fuzzy TOPSIS analytical hierarchy process (AHP) and failure mode and effects analysis (FMEA)［J］. Agriculture，2020，11(10)：504.

［39］Nguyen Q C，Huang Y，Kumar A，et al. Using 164 million google street view images to derive built environment predictors of COVID－19 cases［J］. Int J Environ Res Public Health，2020，17(17)：6359.

［40］Alkhamis M A，Perez A M，Murtaugh M P，et al. Applications of bayesian phylodynamic methods in a recent U.S. porcine reproductive and respiratory syndrome virus outbreak［J］. Front Microbiol，2016，7：67.

［41］James S A，Soltis P S，Belbin L，et al. Herbarium data：global biodiversity and societal botanical needs for novel research［J］. Appl Plant Sci，2018，6(2)：e1024.

［42］Elbers P W G，Girbes A，Malbrain M L N G，et al. Right dose，right now：using big data to optimize antibiotic dosing in the critically ill［J］. Anaesthesiol Intensive Ther，2015，47(5)：457－463.

# 第四篇

# 政　策　服　务

# 第十四章
# 全球 COVID‒19 疫情大流行下对猪流感等人兽共患病的防控策略

陈木新[1,2]　朱泽林[1,2]　薛靖波[1,2]　周晓农[1,2,3,4]*

2020 年 6 月 29 日,刊登在《美国国家科学院院刊》(*Proceedings of the National Academy of Sciences of the United States of America*,*PNAS*)的一项研究显示,中国研究人员发现了一种可能引发大流行病的新型猪流感病毒[1]。这种名为 G4 的猪流感病毒是从 2009 年大流行病的 H1N1 流感毒株演变而来。研究人员发现,G4 病毒具有高度传染性,可在人体细胞中复制。试验表明,人类暴露于季节性流感所获得的任何免疫力都不足以抵抗 G4 病毒,人类对这种病毒可能几乎没有免疫力[1]。研究还指出,根据血清抗体检测结果,10.4%(35/338)的生猪养殖场工人抗体呈阳性。在总人口中多达 4.4% 的人可能已暴露在此新型猪流感病毒中[1]。上一次的大流行性流感是始于 2009 年在墨西哥暴发的猪流感,导致全球数千万人感染,此后多个国家已经意识到,持续监测猪流感病毒并评估其对人畜共患病的潜在影响对于预防大流行病具有重要意义。G4 型病毒包含了 2009 年 H1N1 大流行的基因,可能会促进病毒的适应,从而导致人与人之间的传播,因此不仅需要加强对中国猪流感病毒的监测,为猪和人类开发针对 G4 的疫苗也是有意义的。

近年来,随着社会经济的快速发展,我国畜牧饲养数量不断增加,畜禽及其产品的流

1. 中国疾病预防控制中心寄生虫病预防控制所,国家热带病研究中心,科技部国家级热带病国际联合研究中心,上海(200025)
2. 世界卫生组织热带病合作中心,上海(200025)
3. 上海交通大学医学院—国家热带病研究中心全球健康学院,国家卫生健康委员会寄生虫病原与媒介生物学重点实验室,上海(200025)
4. 上海交通大学—爱丁堡大学全健康研究中心,上海(200025)
* 通讯作者

动更加频繁,显著增加了各种人兽共患病的发生率。比如,猪流感、禽流感、狂犬病、血吸虫病、棘球蚴病、结核病、布鲁菌病等。这些人兽共患病不仅影响我国畜牧业的发展,同时也威胁着我国人民的生命安全。因此,深入分析我国人兽共患病防控工作存在的问题,有助于国家采取有效防控应对策略,从而促进猪流感等人兽共患病防控工作的有效实施。

目前,全球新型冠状病毒肺炎(COVID-19)疫情仍处于全球大流行阶段,截至北京时间 2020 年 7 月 1 日 10 时 18 分,COVID-19 累计确诊病例超过 1 058 万例,达到 10 585 152 例,累计死亡病例超过 51.3 万例,达到 513 913 例。现在,任何地区都难以承受另一种大型传染病的暴发和大流行。

# 一、长三角地区人兽共患病风险分析

我国政府及公众对猪流感等人兽共患病的认识比较有限,相关部门在发展畜牧业的时候,过度追求养殖的短期经济效益,忽略了对人兽共患病及动物疫病的防控,进而影响到畜牧业的健康发展。此外,人兽共患病的防控涉及多部门、多学科的交叉,而实际工作中各部门各单位往往单打独斗,难以实现整合协同效应。

与发达国家相比,我国在人兽共患病的研究方面存在一定的不足,尤其是检测和监测能力,难以支撑我国人兽共患病防控工作的有效实施。此外,我国对于人兽共患病的联合防控研究、新型疫苗开发和治疗药物研发方面存在较大的滞后性。上海作为我国的经济中心,具有全亚洲最大的经济自由贸易区,人流和物流均处于高密度运转状态,一旦出现 G4 病毒感染人或人传人病例,对人民健康和经济发展都将造成重大冲击。

在猪群中广泛流行的猪流感主要有经典的 H1N1 亚型(CS H1N1)、类禽型 H1N1 亚型(EA H1N1)和类人 H3N2 亚型(H3N2)[2-4]。在中国,猪群中流行的猪流感主要是 H1 和 H3 亚型,也发现有其他亚型的存在,但是尚未在猪群中稳定流行。早在 2009 年 3 月,美国加利福尼亚州圣地亚哥县一名 10 岁流感样患者的鼻咽拭子中发现了一种亚型无法识别的流感病毒。4 月 15 日,美国疾病与预防控制中心确认该病毒是一种猪源甲型流感(H1N1)病毒 S-OIV。虽然人类、家禽和猪三源重组的猪流感病毒并不陌生,早在 10 年前就有报道在猪中发现了三源重组流感病毒,并且已经在猪中流行,但是,猪的重配病毒与这种直接感染人类的 H1N1 流感并不相同。前者广泛存在于猪身上,偶尔会传染给人类,但不能由人传人。甲型 H1N1 流感在猪身上尚未被发现,但已能传播到全球 100 多个国家和地区。2009 年 6 月 11 日,世界卫生组织(WHO)宣布把甲型流感 H1N1 流感的警戒级别提高到 6 级,这是最高级别。6 级意味着在 2 个或更多国家或地区发生同一类型流感病毒在人与人之间的传播。因此,需要时刻警惕猪流感通过自然选择和变异成为人类大流行的流感。

通过查阅近年来我国学者公开发表的学术论文和学位论文,获得了我国大陆地区生猪猪流感血清流行病学感染情况(图 14-1)和我国大陆地区甲型流感 H1N1(2009 H1N1)猪血清流行病学情况(图 14-2)。从以上流行病学地图中,可以看出我国存在猪

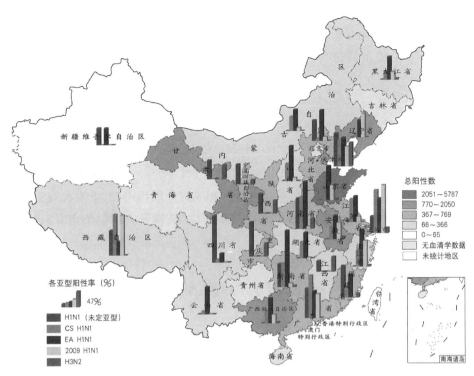

**图 14-1 我国大陆地区生猪猪流感血清流行病学感染情况[国审字(2021)第 3248 号]**

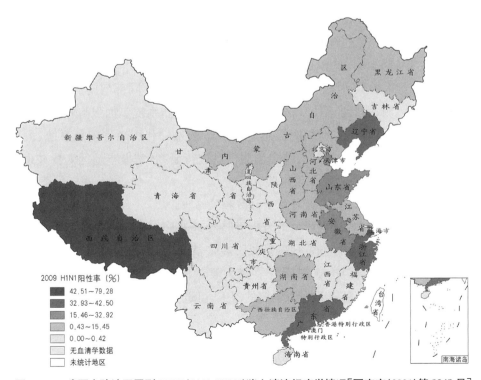

**图 14-2 我国大陆地区甲型 H1N1(2009 H1N1)猪血清流行病学情况[国审字(2021)第 3248 号]**

流感和 2009 H1N1 流感的高风险地区。

据 2011—2012 年调查数据显示,上海地区养殖场猪流感 CS H1N1、EA H1N1、2009 H1N1 和 H3N2 生猪血清抗体阳性率分别为 71.17%(237/333)、57.66%(192/333)、79.28%(264/333)和 9.52%(26/273)[4]。据 2014—2015 年调查数据显示,安徽省 16 个地市 117 所未经流感疫苗免疫的猪场中 2 284 份猪血清样品中 CS H1N1、EA H1N1、2009 H1N1 和 H3N2 抗体阳性率分别为 20.45%、38.62%、27.23%和 3.46%[5],而江苏省和浙江省的 CS H1N1、EA H1N1、2009 H1N1 和 H3N2 抗体阳性率分别为 37.71%、42.16%、9.32%、0.64%和 27.08%、61.25%、42.50%、1.67%[4]。数据显示 4 省(市)均具有较高的血清抗体阳性率。因此,通过调查数据和风险地图可得知,上海及周边长三角地区猪流感 H1N1 具有较高的感染风险,但是否存在 G4 病毒及人群感染情况,有待进一步调查分析。

# 二、防 控 建 议

### 1. 强化城市公共卫生应急体系,完善猪流感等人兽共患病应对计划

制订完善城市应对猪流感等人兽共患病暴发和流行的计划,由政府主导,加强部门间合作,细化各部门和社会各界在疫情应对中的工作职责,从政策规划层面明确对城市公共卫生体系和相关应急响应部门持续稳定的投入。进一步加强突发公共卫生事件的应急作业中心(emergency operation center, EOC)和应急作业网络(EOC Net)建设,稳步推进卫生应急学科和卫生应急队伍建设。

### 2. 强化拓展疾病监测,整合分析综合监测信息

强化猪流感等人兽共患病的监测网络,整合不同渠道、不同部门间的疾病监测信息,发展基于病原学监测、症状监测、事件监测的流感综合监测系统。加强与农业、林业、环境等部门的交流合作,及时获取动物间流感疫情动态信息。利用地理信息系统、大数据技术、5G 技术等手段定期对收集到的综合监测信息进行研判,掌握本地区人兽共患病的流行态势、毒株变异情况以及疫情暴发风险。

### 3. 开展突发事件风险评估,针对性制订防控策略

一旦发生人兽共患病突发疫情,应及时并持续地开展突发事件公共卫生风险评估工作,科学研判疫情的特点和可能造成的后果。在疫情初期,由于对疫情认知有限,采取最严密的疾病防控和应急响应措施,有利于在最大限度上控制疫情扩散,为研究疫情特点和社会卫生动员争取时间。随着对疫情了解的深入,可选择更具针对性、更有效率及可持续发展的防控策略。

### 4. 科学开展应急物资储备,加强疫苗和特效药品研发

开展必要的疫苗、床位、抗病毒药品的储备,采用依靠市场和社会资源,分散和集中储备、合同和实物储备、政府和企业储备相结合的办法。同时,将开展猪流感等人兽共患病

研究和创新研发纳入重点科研计划,加强流行病学、病原学、发病机制等方面的研究,提升现有监测、预警、诊断和治疗能力。具体来说,科学布局猪流感研究方向,一是针对全国猪流感传播扩散的走向,开展有计划的科学布点,强化这些点上的检测与监测能力,为及时采取科学防控措施打断猪流感向人群扩散的路径提供科学的依据;二是组织人医和兽医联合攻关,解决猪流感传播机制与致病机制,为诊断与治疗人感染猪流感提供防控产品;三是根据猪流感传播机制与扩散路径,开展预测预警研究,提前为猪流感对人体影响风险做出预警。

5. 加强风险沟通宣传,提升全社会健康素养

针对猪流感等人兽共患病疫情,应加强舆情信息监测,面向公众主动开展风险预警提示和风险沟通,积极回应社会关切,科学引导舆论。加强健康宣教,提升公众自我防范意识,改善公众健康行为。大力推进健康城市建设,强化健康促进,把健康政策融入多部门政策制订过程,切实提升全社会健康素养。

# 参 考 文 献

[ 1 ] Sun H, Xiao Y, Liu J, et al. Prevalent Eurasian avian-like H1N1 swine influenza virus with 2009 pandemic viral genes facilitating human infection[J]. Proc Natl Acad Sci U S A, 2020, 117(29): 17204 - 17210.

[ 2 ] Olsen C W. The emergence of novel swine influenza viruses in North America[J]. Virus Res, 2002, 85(2): 199 - 210.

[ 3 ] Kothalawala H, Toussaint M J M, Gruys E. An overview of swine influenza [J]. Vet Q, 2006, 28 (2): 46 - 53.

[ 4 ] 尹航.2011—2012 年我国猪流感流行病学监测及分子诊断方法的建立[D].哈尔滨:东北农业大学, 2013: 1 - 50.

[ 5 ] 王海洋.安徽地区猪场猪流感和甲型 H1N1 /2009 流感病毒的血清学调查[D].合肥:安徽农业大学,2016: 1 - 44.

# 第十五章
# 筑牢公共卫生防线，巩固全球 COVID - 19
# 疫情大流行下我国的防控成果

陈木新[1,2]　钱门宝[1,2,3,4]　施春雷[4]　周晓农[1,2,3,4] *

## 一、背　　景

2020 年 7 月 9 日，一篇由"大健康 道森"发布的题为《哈佛大学发表 Science：关于 COVID - 19 的绝望未来》报道获得了媒体较大的关注。该报道解读了 2020 年 4 月 14 日在线刊登在《科学》(Science)杂志的一篇关于《SARS - CoV - 2 在后流行期的传播动力学预测》[1]和 2020 年 6 月 18 日在线刊登在《自然· 医学》(Nature Medicine)杂志的《SARS - CoV - 2 无症状感染者的临床和免疫学评价》[2]研究论文。该自媒体报道解读了如下内容：

根据论文中的描述，无论是否能研发出疫苗，COVID - 19 都可能会陪伴人类到 2025 年。具体来说，这篇论文关键论述了以下几点。

（1）被我们寄予厚望的疫苗，作用很可能会非常小。因为人类感染者产生的抗体有效期可能只有 40 周（<300 d），比疫苗的研发周期都要短。如果疫苗不能起作用，那么

1. 中国疾病预防控制中心寄生虫病预防控制所，国家热带病研究中心，科技部国家级热带病国际联合研究中心，上海（200025）
2. 世界卫生组织热带病合作中心，上海（200025）
3. 上海交通大学医学院—国家热带病研究中心全球健康学院，国家卫生健康委员会寄生虫病原与媒介生物学重点实验室，上海（200025）
4. 上海交通大学—爱丁堡大学全健康研究中心，上海（200025）
* 通讯作者

COVID-19将会变成一个10～50倍致死率的流感，在全世界范围内反复暴发。

（2）未来各国的策略就是尽可能采用疏离措施，把感染率维持在一个较低的水平，以确保医疗体系不崩溃。

（3）COVID-19会长期成为老年人类的头号杀手，而人类整体的医疗支出会大幅上升，预期寿命会降低。

现在看来更可能的情况是以后的每一年病毒都会呼啸而来，而哈佛大学的这篇论文，已经在不少程度上得到了验证。

中国最新的一项研究显示，人体感染新型冠状病毒康复后，体内的抗体可能只能维持2～3个月。尤其是无症状感染者，抗体维持时间会更短。中国研究人员目前在英国《自然·医学》杂志上发表的一项研究显示，他们在重庆市进行的调查发现，新型冠状病毒感染者痊愈后体内抗体水平会迅速下降。此外，无症状感染者的免疫反应弱于有症状感染者。

据介绍，重庆医科大学学者领衔的团队在重庆市启动了新型冠状病毒感染者的追踪研究，研究对象为285名感染者，其中包括37名无症状感染者，从而系统分析新型冠状病毒无症状感染者的临床和免疫学特征。调查发现，约90%的病例在出院后2个月总抗体水平会降低70%以上[2,3]。这项研究瞬间震惊了世界同行，毕竟这是世界上第一份研究这类患者免疫反应的文献。

世界卫生组织（WHO）也发表科学简报，称"没有证据"能证明感染新型冠状病毒后产生的抗体能保护人体免于第2次感染。据《福克斯新闻》6月17日报道，美国得克萨斯州的一名女子最近在社交媒体上分享了她在2次感染新型冠状病毒后的心酸历程。

另据外媒报道，WHO总干事谭德塞6月22日表示，新型冠状病毒大流行仍在加速，其影响将持续数十年。谭德塞说，世界面临的最大威胁不是病毒本身，而是"缺乏全球团结和全球领导"。"在一个分裂的世界里，我们无法战胜这种流行病"，他说："疫情的政治化加剧了这一问题。在我们所有人都安全之前，没有人是安全的。"WHO在发布会上还表示：COVID-19流行到现在，已经很可能成为一个长期性问题。目前来说，已经再难预知病毒何时结束，或者永远不会消失了。新型冠状病毒或者它的变异病毒会将成为类似流感、水痘这种顽疾一样长期和人类共存。

## 二、现 状 分 析

目前，COVID-19疫情仍处于全球大流行，截至北京时间2020年7月10日00时13分，全球COVID-19累计确诊病例超过1216万例，达到12 166 678例，累计死亡病例超过54.9万例，达到549 365例。全球COVID-19疫情依然严峻，这给我国防控输入性COVID-19疫情及应对输入性关联病例的防控带来了前所未有的挑战。但事情却并不像上述自媒体报道得这么严重不堪、犹如世界末日来临一般，毕竟科学的事情应该由科学

家去解读,而不能由自媒体去过度解读。理由如下:

(1)关于"被我们寄予厚望的疫苗,作用很可能会非常小。人体感染 COVID-19 康复后,体内的抗体可能只能维持 2~3 个月"的问题,一方面这项研究仅仅代表重庆地区的数据,能否代表全球数据的观点,需要进一步的数据研究验证;再者,疫苗的保护是个复杂的过程,康复者及无症状感染者抗体水平下降快,是否能证明其没有保护力,还需要获得更多的数据支持。另一方面,根据 7 月 2 日刊发在《科学》的中国医学科学院医学动物实验研究所秦川团队的 *Primary exposure to SARS-CoV-2 protects against reinfection in rhesus macaques* 论文显示,在初次新型冠状病毒感染的早期恢复阶段,用相同的新型冠状病毒株再次进行感染的恒河猴没有显示出可检测的病毒传播、病毒性疾病的临床表现或组织的病理学变化。研究的结果表明,初次感染新型冠状病毒可以保护后续暴露,这对疾病的预后有参考价值,并对疫苗设计有重要意义。更重要的是,恒河猴模型再次感染未成功这一点提示,目前出院患者的"复阳"不可能是由于再感染所致,可能是由于此前检测时的"假阴性"等原因[4]。该项研究成果有待进一步数据验证。

(2)关于"COVID-19 进行到现在,已经很可能成为一个长期性问题。目前来说,已经再难预知病毒何时结束,或者永远不会消失了"的问题,这个是在现今无特效药和疫苗的特定情况下提出的观点。而事实上,全球政府和科学家正在积极开展 COVID-19 药物和疫苗研发,并且取得一定的进展,一旦有药物或疫苗研制成功,COVID-19 疫情将很快得到有效的控制。当然,在药物和疫苗均未面世之前,必须做好 COVID-19 疫情防控的常态化工作。

## 三、长三角地区 COVID-19 疫情风险分析

上海作为我国的经济中心,具有全亚洲最大的经济自由贸易区,是长三角区域核心城市,人流和物流均处于高密度运转状态,一旦出现输入性 COVID-19 疫情,而又未能做到常态化防控的话,很可能造成我国前期某地区一样的局部暴发疫情,直接危害百姓健康,并给百姓生产生活带来沉重的负担,给国民经济发展带来重大损失。

目前,上海市 COVID-19 输入性病例风险依然存在,随着国际交流的不断开放,风险因素也不断加大。因此,筑牢公共卫生防线,完善上海、浙江、江苏和安徽等地联合示范应用机制,建立长三角区域输入性 COVID-19 等传染病联防联控共同体,把疾病传播风险关口前移,保障长三角区域乃至华东地区百姓的健康,为长三角地区经济复苏,打造长三角区域全球重要现代服务业中心、早日实现长三角区域一体化目标,并为全球人类命运共同体计划的有效实施提供健康保障。

为此,对当前长三角的 COVID-19 防控建议如下:

(1)筑牢公共卫生防线,完善常态化疫情防控的应对计划。制订完善城市应对COVID-19 疫情输入、暴发和流行的计划,由政府主导,加强部门间合作,细化各部门和

社会各界在疫情应对中的工作职责，从政策规划层面明确对城市公共卫生体系和相关应急响应部门持续稳定的投入，继续加强突发公共卫生事件的应急作业中心（EOC）和应急作业网络（EOC Net）建设，稳步推进卫生应急学科和卫生应急队伍建设。

（2）应用人工智能和大数据强化拓展疾病监测。强化COVID-19疫情的监测网络，整合不同渠道、不同部门间的疾病监测信息，发展基于病原学监测、症状监测、事件监测的传染病综合监测系统。利用人工智能、大数据技术、地理信息系统、5G技术等手段定期对收集到的综合监测信息进行研判，及时掌握本地区COVID-19等传染病的流行态势、毒株变异情况以及疫情暴发风险。

（3）根据国外疫情的新变化，针对性调整防控策略。根据国外疫情的新变化，不断调整航空、港口和陆地口岸检验的措施和策略，及时发现传染源，确定输入性传染源不再引发本地相关感染病例。无差别地认真对待输入上海的来自各个国家的人群，不能过于强调按输入国的疫情轻重区别对待，不能对来自疫情较轻的国家人员掉以轻心，对所有境外进入到上海的人员采用更为严格的医学隔离措施，对于从事人流密集型服务行业的入境者（如餐饮从业人员、农贸市场及大型超市等从业人员等）建议适当延长入境者的医学观察期限，并增加核酸检测的频次，从而筛检出尽可能多的无症状感染者。

（4）科学开展应急物资储备，加强疫苗和特效药研发。全球疫情仍然未得到缓解，各国COVID-19疫情输入进我国的风险巨大。一方面，需要科学开展药物、诊断试剂、医疗防护用品、生活物资的储备，谨防疫情反弹和第二波暴发流行；另一方面，继续加强COVID-19疫苗和特效药研发，给予相关科研机构和企业政策和财政上的持续支持。

（5）加强COVID-19风险宣传，提升全社会健康素养。科学引导舆论继续做好COVID-19防控的宣传教育工作，继续保持社交距离和在人流密集之处正确佩戴好口罩，避免因为人群懈怠引发输入性病例的关联病例，甚至引发第二波疫情。强化健康意识，把健康政策和习惯融入全体百姓心中，切实提升全社会健康素养，进一步巩固我国疫情防控成果，着力改善百姓健康生活。

## 【附】哈佛大学 *Science* 论文的直接解读

微信公众号关于该篇文章的介绍明显夸大，偏离了研究者的目的。文章的本意是通过模型来预测不同情境下COVID-19的未来变化及所需要采取的应对措施。

### 一、文章的研究方法

该文采用模型，属于理论性研究。由于目前对COVID-19的认识很有限，文章参照了另外2种冠状病毒（HCoV-OC43和HCoV-HKU1），考虑了疾病的季节性、免疫特征及不同冠状病毒的交叉免疫，假设了不同场景，模拟了未来5年可能的趋势及所需要采取的措施。

## 二、文章的主要发现

COVID-19在冬季可能重燃。在没有其他有效的干预措施下(如疫苗和药物),需要继续通过保持社交距离和提高重症救治能力来应对。为避免医疗体系的崩溃,需要采取长期的或周期性的社交距离控制直到2022年。即使将来能消除COVID-19,也需要加强监测,因为在2024年仍然有重燃的风险。

## 三、文章的不足

数学模型常常不得不使用很多的假定,该文作者在文中列出了多个不足,包括模型使用了很多的假设。另外,该模型参照了美国的另外2种冠状病毒(HCoV-OC43和HCoV-HKU1)的数据,模拟温带地区的场景。需要注意的是,目前对COVID-19的认识还很有限,还有很多的未知,新型冠状病毒是否与其他冠状病毒类似、美国的场景是否适合其他国家、过于简化的模型是否充分考虑了其他多种因素的作用等,均是不确定的。

实际上,该篇文章是2020年3月4日投稿的,而对于COVID-19在过去4个月中又有了很多新认识,随着全球对COVID-19研究的不断加强,相关的知识也会不断地更新。

## 四、文章的启示

文章对我们仍然具有一定的启示作用:

(1)鉴于目前的形势,需要做好未来一段时间COVID-19将继续存在甚至在冬季可能暴发的可能,需要加强疾病监测体系、继续提高重症救治能力以应对。这也是目前科学界大部分人的观点。

(2)在疫苗和特效药物出现前,大部分国家可能会采取两种措施应对,其一是少部分国家仍然采取类似于"群体免疫"的策略,对其消极应对;其二是通过"压制—缓解"策略,即在达到一定的流行水平时,采取高压措施,将其压制到较低的水平时,采取放松措施(以便经济发展),待流行水平继续反弹到一定水平后再采取压制。目前,我国的策略仍然是全面的控制,与第二种策略是有差别的。鉴于全球目前的流行情况,以及大部分国家所采取的应对策略(消极应对或"压制—缓解"策略),输入性病例将会是我国未来的主要传播风险,外防输入将是重中之重。

(3)关于COVID-19疫苗的前景存在一定的不确定性,主要是目前尚无任何冠状病毒的疫苗,很多人担心COVID-19疫苗的保护期可能不够,如可能不到1年,这更提醒我们需要加强相关的研究攻关。

(4)需要继续加强对COVID-19基本特征和流行病学传播的研究,这样便于我们不断地调整和优化策略,以最低的成本实现对COVID-19的控制。

# 参 考 文 献

[1] Kissler S M, Tedijanto C, Goldstein E, et al. Projecting the transmission dynamics of SARS-CoV-2 through the postpandemic period[J]. Science, 2020, 368(6493): 860-868.

[ 2 ] Long Q X，Tang X J，Shi Q L，et al. Clinical and immunological assessment of asymptomatic SARS - CoV - 2 infections[J]. Nat Med，2020，26(8)：1200 - 1204.

[ 3 ] Long Q X，Liu B Z，Deng H J，et al. Antibody responses to SARS - CoV - 2 in patients with COVID - 19[J]. Nat Med，2020，26(6)：845 - 848.

[ 4 ] Deng W，Bao L，Liu J，et al. Primary exposure to SARS - CoV - 2 protects against reinfection in rhesus macaques [J]. Science，2020，369(6505)：818 - 823.

# 第十六章
# 筑牢人兽共患病防线，加强
# 崇明岛福寿螺防控工作

张　仪[1,2,3,4]　郭照宇[3,4]　方　圆[1,2,3,4]　王向澄[1,2,3,4]　周晓农[1,2,3,4] *

## 一、引　言

外来入侵物种对全球生物多样性、生态环境、社会经济和人类健康造成的严重危害已成为世界关注热点。截至 2020 年 6 月 5 日，《中国外来入侵物种名单》上已列出 660 多种在我国被发现的外来入侵物种，其中 71 种对自然生态系统造成威胁或具有潜在威胁，年经济损失高达 1 198.76 亿元，且这种影响仍在加剧[1]。

福寿螺是国家环保总局（现生态环境部）公布的首批入侵我国的 16 种危害极大的外来物种之一，属软体动物，原产于南美洲，于 20 世纪 80 年代被引入我国南部地区，最初作为特种经济作物推广养殖。由于其口感不佳，被大量遗弃，随后很快扩散到了周边河流和湿地等区域。福寿螺对环境景观、人类健康和农业生产都有着较大的负面作用。

2006 年，第一次进行福寿螺全国清理行动之后，福寿螺的扩张速度减缓，但近几年因福寿螺的扩散蔓延，相关新闻呈增长趋势，如已有报告上海地区也发现了大量的福寿螺繁殖区域。2020 年，上海市农业农村委员会对上海市 9 个郊区 104 个街镇的 371 个村、

---

1. 上海交通大学医学院—国家热带病研究中心全球健康学院，国家卫生健康委员会寄生虫病原与媒介生物学重点实验室，上海（200025）
2. 上海交通大学—爱丁堡大学全健康研究中心，上海（200025）
3. 中国疾病预防控制中心寄生虫病预防控制所，国家热带病研究中心，科技部国家级热带病国际联合研究中心，上海（200025）
4. 世界卫生组织热带病合作中心，上海（200025）
* 通讯作者

1 070公里河道、4.89万亩水稻、茭白等作物连片区、208个重点水产养殖场,以及徐汇区、杨浦区和长宁区的30个近30公里的自然河道进行了初步调查,发现福寿螺及其卵块在本市多区均有分布,尤其以市郊区域更为严重,并有蔓延趋势[2]。根据中国疾病预防控制中心寄生虫病预防控制所工作人员的实地勘察,福寿螺已于2019年进入崇明岛,繁殖范围呈扩大趋势。为此,我们建议应以"全健康(One Health)"理念指导,采取相应的紧急措施进行合理预防,将外来入侵生物可能造成的危害降低至最低水平。

## 二、福寿螺入侵崇明岛后的风险分析

### 1. 入侵覆盖区域在扩大

2020年11月20日,中国疾病预防控制中心寄生虫病预防控制所的工作人员前往崇明对福寿螺的生长状况进行了实地勘察,发现在长兴岛的公园、崇明本岛的公园及河道均有福寿螺。崇明区向化镇卫星村市民健身步道有大量福寿螺螺卵分布(图16-1),当地居民首次发现福寿螺入侵本地是2019年夏,部分居民还食用了福寿螺。根据健身步道修建工程的情况,估测福寿螺是夹在景观植物(美人蕉等湿生植物)被带入崇明的;而健身步道附近河道暂未发现福寿螺。

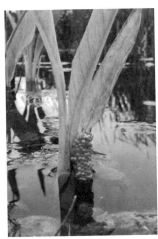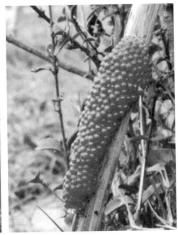

**图16-1 崇明区向化镇卫星村市民健身步道**

### 2. 潜在的健康风险始终存在

工作人员还对崇明本岛的河鲜农贸市场进行了调研,在陈家镇河蟹农贸市场(陈仿公路60号)的田螺(黄泥螺)贩售摊位找到了福寿螺(图16-2)。询问店主,了解到福寿螺是从当地河道捞出的;走访当地居民,了解到部分居民曾看到过河道中有福寿螺分布,以5月份为多。对当地居民进行调查问卷(共20份),50%受访者有食用螺肉的习惯,15%食用过福寿螺,30%见过福寿螺或福寿螺卵;但仅有15%居民具有福寿螺或广州管圆线虫的相关知识。风险分析认为:福寿螺不但扩散到了崇明本岛的河道系统,而且已经进入了当地的交易系

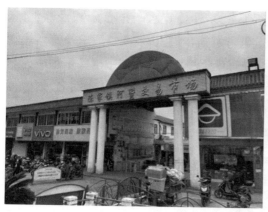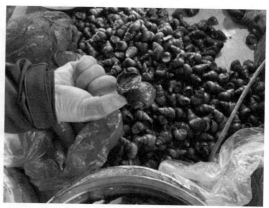

图 16-2　陈家镇河蟹交易市场

统;当地居民有食用福寿螺习惯,但对福寿螺的危害及相关风险知识并不了解。

3. 福寿螺危害广泛

首先,福寿螺可造成水稻等作物减产。福寿螺在野外没有天敌,环境适应力强,繁殖快食量大且食谱广,对水稻等水生农作物造成了巨大的经济损失(水稻受害率为 7%～15%,最高达 64%),污染水体并破坏农田生态系统。研究表明,被福寿螺入侵的水域,其鱼类资源和贝类资源均会遭到不同程度的破坏。福寿螺一年可以繁殖 2～3 代,世代重叠繁殖力惊人。在广州,一只雌螺经一年可以繁殖幼螺 32.5 万只。以往研究发现,福寿螺繁殖和扩散能力极强,几年的时间就大面积繁殖并影响当地农业系统;而且在适宜的区域产螺密度高,破坏力极强,需要大量人力、经济和政策的投入才能进行控制。但如果没有持续的防控政策,福寿螺很有可能再度泛滥。比如,云南地区在 2017 年再度爆发福寿螺问题,并启动了省级福寿螺清理行动,值得其他地区的警示。其次,福寿螺可导致人体中枢神经系统疾病,对人类健康造成危害。福寿螺可能会成为卷棘口吸虫、广州管圆线虫的中间宿主。主要感染方式为进食了含有广州管圆线虫幼虫的生或半生的螺肉,潜伏期为 1～2 周。其幼虫主要侵犯人体中枢神经系统,表现为脑膜炎和脑炎、脊髓膜炎和脊髓炎,可使人致死或致残[3]。福建省对广州管圆线虫的调查研究表明,福寿螺在自然环境下感染广州管圆线虫的平均感染率为23.76%,值得警示。最后,福寿螺可影响生物多样性,对景观生态造成影响。福寿螺适宜繁殖的区域包括河道、公园、稻田和湿地,这些地块在崇明岛大量分布。所以,以生态岛为建设蓝图的崇明岛尤其需要对福寿螺的入侵进行预防。福寿螺的入侵也威胁了入侵地的水生生物和食物链,对生物多样性的危害尤其严重,甚至可能导致当地生物的灭绝。

# 三、政　策　建　议

崇明岛为生态型离岛,一旦福寿螺成为淡水腹足类的优势种群,应用物理和化学方式将难以根除福寿螺。只要仍有少量福寿螺在崇明岛存在,就有可能导致福寿螺暴发,分布范围扩大。因此,须采取有效的监控方法,一方面在无螺区做好预防入侵工作,另一方面在有螺区控制其大规模暴发。

1. 强化城市外来入侵生物监控体系,完善人兽共患病应对计划

在走访当地居民的过程中,得知崇明岛共修建了 69 条健身步道,与向化镇卫星村市民健身步道同期修建的健身步道都有存在福寿螺的可能性。福寿螺的繁殖旺季为每年 5～6 月份,应先对这些健身步道进行筛查,确定危险区域范围,在明年开春时进行及时处理。不仅是健身步道,还需要对公园、湿地、河道和水产品交易市场进行长期的监控,控制福寿螺的扩散,观察福寿螺的扩散规律。另外,还要对福寿螺的广州管圆线虫感染状态进行评估,如果发现阳性,则需要加大防控力度。除此之外,还要开展针对老鼠的定期监测。福寿螺本身并不携带寄生虫,但野生福寿螺在野生环境中与老鼠进行接触后,很可能被感染广州管圆线虫并形成感染链。老鼠不仅是广州管圆线虫病的中间传播媒介,还是很多传染性疾病和寄生虫疾病的中间媒介,对其携带的菌群状况进行分析可以有效地预防可能爆发的疾病。不同种类老鼠携带的病原体及耐药基因不同,如田鼠携带钩端螺旋体。在福寿螺检测地点附近同时对崇明岛当地的老鼠进行定期监测,并进行宏基因测定,对老鼠体内的其他病原体进行归类,便于日后的预防工作。

2. 开展必要和针对性强的措施,封锁进一步的扩散

目前,针对福寿螺的主要防治措施还是化学药剂防治法,但化学药剂在发挥效力的同时也有很多毒副作用,对水体有污染,对非靶标的鱼类蛙类生物也有致命的毒性。所以,化学药剂比较适合在福寿螺大量泛滥,难以使用其他灭螺手段控制的情况下使用。崇明岛的福寿螺虽有扩散迹象,但没有到泛滥成灾的情况,可以选择以下 5 种方式进行清理。

(1)消灭越冬螺源。福寿螺主要集中在河道和水沟中越冬。因此,要在春季前清理稻田边水沟,清除淤泥和杂草,破坏其越冬环境。

(2)阻断传播。在重发生区的下游处,灌溉渠入口或稻田进水口安装阻拦网,同时对沟渠和低洼积水处采用药物防治。还可以在福寿螺产卵的高峰期,在稻田中插上木条或竹片,引诱福寿螺在此产卵,每 2～3 天摘除一次,清理卵块。

(3)人工捕捞,清除卵块,进行销毁。

(4)水旱轮作。随着农业结构的调整,福寿螺失去了适宜的生长环境,从而减少其危害性。

(5)生态防治的方法成本较低,相关文献表明鸭类养殖对福寿螺的控制有积极的作用,相比化学防治的方法更具生态性。

3. 加强风险沟通宣传,提升社会健康素养

现阶段对于福寿螺生态习性的研究以及防控措施已经较为成熟,但福寿螺仍再次泛滥。其原因可能是由于民众对福寿螺的认识有限,有大量人为导致的福寿螺迁移。随着

时间的推移,大众对 2006 年关于福寿螺的相关记忆有所遗忘。根据艾宾浩斯记忆曲线,如果想要受众对信息有比较牢固的记忆,需要多次和阶段性地对知识点进行回顾和刺激。对福寿螺危险地区的靶点受众进行定期知识科普和回顾会有助于福寿螺的防控工作。另外,由于上海地区没有出现过广州管圆线虫感染的事件,这也可能是当地居民对福寿螺的认知程度较低的原因。

所以,对福寿螺的高发地区进行长期调查问卷跟踪调查可能很必要,能够根据问卷的结果定位需要了解寄生虫知识的相关群体。定位信息投放人群之后,可以与信息投放类软件和媒体进行合作,定期对福寿螺的相关信息进行科普类投放。如果建立有效的信息投放机制,对其他疾病的预防和控制也有很好的效果。应建立中国疾病控制中心寄生虫所的相关社交账号,定期推送相关信息进行科普。科普内容可以包括各种常见寄生虫疾病,结合其高发季节和地区的数据进行预推送,以达到预防的作用。

另外,让志愿者参与外来入侵物种的监控是一种低成本、大规模和长期的选择。志愿者可以在智能手机上使用 iNaturalist、IveGot1 和 EDDMaps 应用程序对图像进行记录、识别和定位。这些软件目前只有英文版本,开发符合中国国情的软件可以大幅提升外来入侵物种的筛查和定位效率。

4. 在全健康理念指导下,积极开展疾病预防活动

2021 年,联合国《生物多样性公约》(*Convention on Biological Diversity*)第十五次缔约方大会(COP15)即将在我国昆明举办。国际自然保护组织(Invasive Species Specialist Group,ISSG)在这一框架下提出了关于防控外来入侵物种的路线图,2030 年的目标包括消除外来入侵物种脆弱地区 100% 的影响,高效管理 50% 的传播路径和法律规范 50% 的外来入侵物种[4]。为了达成这一目标,全健康的思维模式必不可少,在人医、兽医和环境学科交叉的基础上,对人兽共患病进行系统性的观察和比较,所得到的规律与异同将有助于对其他外来入侵生物进行管控,提出可类推的政策建议。另外,不同人兽共患病之间的对比分析也有助于为日后的科研打下坚实的基础。

【知识点】

影响福寿螺分布的因素主要有 8 种(表 16 - S1),福寿螺分布区域受温度影响明显,北半球年平均气温 11.6 ℃等温线(韩国的尚州和容州)到南半球年平均气温月 14.2℃等温线(阿根廷北塔哥尼亚)之间均有福寿螺分布。生长范围较广,文献显示其扩散原因大部分为人为携带和养殖。我国南部的大部分地区都是福寿螺的适宜生长区域,上海地区为危险区域。崇明岛具有离岛属性和生态岛属性,同时具有大量公园、水稻田、河道和湿地这些适合福寿螺生长的区域,需要更早的布置预防工作。

2006 年,中国疾病预防控制中心寄生虫病预防控制所在全国开展了调查,并对流行区内进行了传播扩散风险的分析(图 16 - S1)[6],在此基础上,在严重的流行区内采取了防止管圆线虫的措施。

表 16‑S1　影响福寿螺生存和繁殖的非生物因素及其影响方式

| 非生物因素 | 对福寿螺的影响方式 |
| --- | --- |
| 光 | 影响繁殖，母螺常在夜间产卵 |
| 温度 | 温度会影响福寿螺的代谢，适宜水温 10～35 ℃[5] |
| 水 | 维持正常生理活动不可或缺的物质；影响生殖发育 |
| 土壤 | 提供休眠场所 |
| 空气 | 福寿螺呼吸所必须 |
| 酸碱度 | pH 值在 6.5～8.5 之间有利于福寿螺的生长和繁殖，过酸或过碱性环境会抑制其生长[5] |
| 植被高度 | 影响福寿螺的密度 |
| 氨氮浓度等 | 影响福寿螺的密度 |

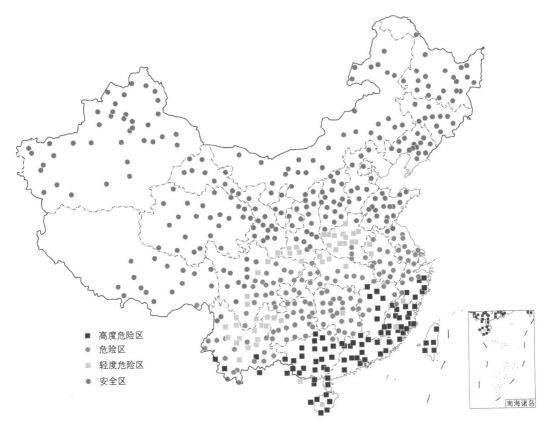

图 16‑S1　福寿螺在中国的潜在风险等级区划分结果［国审字（2021）第 3248 号］

# 参 考 文 献

［1］陈宝雄，孙玉芳，韩智华，等.我国外来入侵生物防控现状，问题和对策[J].生物安全学报，2020(3)：157‑163.

［2］上海市农业农村委员会.关于全市开展福寿螺清除工作的紧急通知［M］.2020,沪农委〔2020〕170 号.

［3］张榕燕,李莉莎,林金祥,等.福建省福寿螺感染广州管圆线虫的调查研究［J］.中国人兽共患病学报,2011,027(8)：683－686.

［4］Essl F, Latombe G, Lenzner B, et al. The Convention on Biological Diversity (CBD)'s Post－2020 target on invasive alien species-what should it include and how should it be monitored［J］. NeoBiota, 2020, 62：99－121.

［5］黄达娜,张仁利,武伟华,等.不同生态环境对福寿螺分布的影响［J］.热带医学杂志,2018,18(2)：229－232.

［6］杨海芳,杨姗萍,王沛,等.福寿螺在中国的潜在地理分布区预测［J］.江西农业学报,2018,30(3)：70－73.

# 附录 1
# 关于全健康的部分媒体报道

况昌勋.沈晓明：高度重视"全健康"理念 加强公共卫生风险防控[N].海南日报，2020-3-14.

陈国强.中国开展"全健康"理论与实践研究势在必行[N].科技导报，2020-3-16.

陈静.中英高校携手成立"全健康研究中心"[EB/OL].中国新闻网.[2020-5-8].

陈静.全国人大代表倡导大力开展"全健康"研究[EB/OL].中国新闻网，2020-5-23.

王晓樱.以"全健康"理念构建公共卫生应急体系——访全国人大代表、海南省省长沈晓明[N].光明日报，2020-5-26.

王金臣.易露茜委员：大力开展"全健康"工作[N].中国食品报，2020-5-29.

范先群.病毒没有国界　疫情不分种族　人类命运休戚与共[N].光明日报，2020-6-3.

杨静.热带病和寄生虫病诊疗联盟成立[N].健康报，2020-6-17.

易蓉.如何实现全健康理念的中国实践？东方科技论坛上院士们这样说[N].新民晚报，2020-8-31.

陈国强."全健康"理念：推进人类健康的新视角[N].中国科学报，2020-9-17.

丁蕾.上海交通大学—世界银行全健康研讨会召开[EB/OL].上海交通大学医学院新闻网.[2020-11-1].

何璐.2020全球"全健康"海南示范项目专家圆桌（上海）会议在沪举行[EB/OL].上海交通大学医学院新闻网.[2020-12-18].

何璐."中国全健康联盟"筹备会议圆满举行[EB/OL].上海交通大学医学院新闻网.[2020-12-31].

# 附录 2
# 全健康研究中心简介

上海交通大学—爱丁堡大学全健康研究中心(以下简称"中心")是由上海交通大学与英国爱丁堡大学强强联合、共同建立的国际教育科研机构。中心将从"人—动物—环境"健康的整体视角,聚焦人群—动物、人群—环境、动物—环境、人—动物—环境和治理体系等五大交叉领域(16 个研究方向)的全健康核心科学问题,搭建国际顶级平台,形成原创性、引领性、可转化的全健康研究成果和治理范式,提高我国公共卫生治理能力,服务于人类卫生健康共同体建设。

中心将致力于以下工作内容:

(1) 以人兽共患病、食品安全、耐药控制等方向为切入点,搭建跨学科、跨地域的研究平台,发展全健康学科体系。

(2) 整合国内外顶级院校全健康学术资源,探索我国全健康人才培养模式,建立引领性的全健康教育体系,培养高水平复合型全健康专门人才。

(3) 凝聚全球智慧、打造高端智库,聚焦全健康"盲点"和"难点"问题,提出前瞻性解决方案,推动公共卫生治理政策转化。

(4) 通过与 WHO、FAO、OIE 等国际组织深度合作,创建辐射"一带一路"沿线国家及世界各国的全健康国际交流协作平台,提升我国全健康的国际影响力。

(5) 依托海南岛和崇明岛建立实践与培训基地,作为"全健康"理念在真实世界研究的"试验田",促进全健康相关产学研合作和成果转化。

中心将根据建设规划,通过 3～5 年建设发展,到 2023 年全健康研究中心将初步在我国全健康研究和治理中发挥重要作用。到 2025 年基本建成具有全球影响力的全健康研究中心,在科学研究、教育培训、政策转化、国际交流、产业应用等方面取得重大进展。